实用产科诊治精要

于 颖◎编著

吉林科学技术出版社

图书在版编目（CIP）数据

实用产科诊治精要/ 于颖编著. -- 长春 :吉林科学技术出版社, 2019.10
ISBN 978-7-5578-6231-2

Ⅰ . ①实… Ⅱ . ①于… Ⅲ . ①产科病-诊疗 Ⅳ . ①R714

中国版本图书馆CIP数据核字(2019)第233867号

实用产科诊治精要
SHIYONG CHANKE ZHENZHI JINGYAO

出 版 人	李 梁
责任编辑	李 征 李红梅
书籍装帧	山东道克图文快印有限公司
封面设计	山东道克图文快印有限公司
开 本	787mm × 1092mm 1/16
字 数	347千字
印 张	14.75
印 数	3000册
版 次	2019年10月第1版
印 次	2020年6月第2次印刷

出 版	吉林科学技术出版社
发 行	吉林科学技术出版社
地 址	长春市福祉大路5788号出版集团A座
邮 编	130000
发行部电话/传真	0431-81629529　81629530　81629531
	81629532　81629533　81629534
储运部电话	0431-86059116
编辑部电话	0431-81629508
网 址	http://www.jlstp.net
印 刷	北京市兴怀印刷厂

书 号	ISBN 978-7-5578-6231-2
定 价	98.00元

前　　言

　　生命有多重要,产科质量就有多重要。妊娠分娩对于大多数人来说是一个生理过程,但在很多情况下又会在分娩过程中出现病理情况。由于妊娠分娩的特殊性、复杂性和西医学的局限性,妊娠分娩仍然充满了极大的风险,关系到母婴的生命安全,存在一定的并发症和不良结局的可能性。

　　全书共七章,详细介绍了产科常见疾病的诊断与治疗技术,内容包括正常妊娠,孕期保健,病理妊娠,胎儿及附属物异常,产力、产道、胎位异常,分娩期并发症,产褥期疾病等内容。大部分内容参考了国内外的最新进展和参考文献。本书内容丰富,语言精炼,编写过程中参考了国内外最新文献资料,具有科学、实用、新颖的特点。

　　由于时间仓促,书中难免的疏漏和不当之处,敬请广大读者朋友不吝批评指正。

编　者

目　　　录

第一章　正常妊娠

第一节　妊娠诊断

妊娠过程全长 40 周，可以分为三个阶段：第 12 周末以前为早期妊娠，第 13～27 周末为中期妊娠，第 28 周及其以后为晚期妊娠。

（一）早期妊娠的诊断

1.病史与症状

（1）停经：有性生活且平素月经周期规则的育龄妇女，月经过期 10 天以上，应高度怀疑妊娠。

（2）早孕反应：多数妇女在妊娠 6 周后出现头晕、乏力、嗜睡、食欲不振、恶心、呕吐、择食、厌油荤等不适，但不影响日常生活。妊娠 12 周后症状可自行消失。

（3）尿频：子宫增大向前压迫膀胱，孕妇可出现尿频，但不伴有尿痛等泌尿系感染征象。

2.体征

（1）乳房变化：乳房逐渐增大，自觉乳房胀痛，检查发现乳头及乳晕着色加深，乳晕周围出现蒙氏结节。

（2）生殖器官变化：阴道壁及宫颈着色。宫颈变软，子宫峡部极软，宫颈与宫体似不相连，称为黑加征。子宫体增大、变软，妊娠 12 周子宫体超出盆腔，可于耻骨联合上方触及。

3.辅助诊断

（1）超声检查：阴道超声较腹部超声诊断早孕更早。B 超探及宫腔内孕囊、胚芽及胎心搏动可确诊宫内妊娠、活胎。停经 12 周测量胎儿头臀长度（CRL）评估孕周较为准确。孕龄 11～13 周测量颈项透明层厚度筛查唐氏综合征患儿。此外，用超声多普勒仪在子宫区域闻及有节律的、单一高调的胎心音，有助于诊断。

（2）妊娠试验：尿 HCG 检测多呈阳性。动态观察外周血 β-HCG 水平有助于分析妊娠状况，与异位妊娠及滋养叶疾病进行鉴别诊断的价值更高。

（3）宫颈黏液检查：取宫颈黏液涂片干燥后在光镜下可见到椭圆形结晶。

（4）基础体温测量：呈双相型，高温相持续 18 天以上，早孕可能性大。

（二）中晚期妊娠的诊断

1.病史与症状

有早期妊娠经过，子宫逐渐增大并出现胎动。

2.体征

（1）子宫增大：测量子宫底高度有助于判断胎儿大小及孕周。

（2）胎动：初产妇妊娠 20 周可自觉胎动，经产妇自觉胎动时间更早。

（3）胎体：妊娠 20 周可自腹壁触及胎体。妊娠 24 周后可区分胎头、胎臀、胎背及胎儿肢体。触诊时，胎头圆而硬，胎臀宽而软且形状略不规则，胎背宽而平坦，胎儿肢体小且有不规则活动。用手指经阴道或腹壁轻触胎体某一部分，得到胎儿漂走又回弹的感觉，尤以胎头明显，称浮球感。

（4）胎心音：正常值每分钟 120～160 次。妊娠 12 周可用超声多普勒仪听到，妊娠 18～20 周可用一般听诊器在腹壁听到。妊娠 24 周后胎心音在胎背侧最清晰。听诊时应注意与子宫杂音、腹主动脉音、胎动音及胎盘杂音鉴别。

3.辅助检查

（1）超声检查：B 超可显示胎儿数目、胎产式、胎方位、胎先露、胎心搏动、胎盘位置及功能、羊水量及分布情况，并能测量胎儿身体各径线判断胎儿大小，检查有无畸形。

（2）胎儿心电图：目前国内常用间接法检测，诊断胎心异常有一定价值。

（三）胎姿势、胎产式、胎先露和胎方位

1.胎姿势

指胎儿在子宫内的姿势。正常情况下，胎头俯屈，脊柱略前弯，四肢交叉屈曲于胸腹之前，整个胎体似椭圆形。

2.胎产式

指胎体纵轴与母体纵轴的关系。两纵轴平行为纵产式，垂直为横产式，呈角度交叉为斜产式，后者属暂时性，临产后多转为纵产式。

3.胎先露

指最先进入骨盆入口的胎儿部分。纵产式有头先露及臀先露，横产式为肩先露。根据胎头屈伸程度，头先露可分为枕先露、前囟先露、额先露及面先露。臀先露可分为完全臀先露、不完全臀先露及单臀先露。复合先露较少见，指肢体与头或臀同时入盆。

4.胎方位

指胎儿先露部指示点与母体骨盆的关系。枕先露以枕骨、面先露以颏骨、臀先露以骶骨、肩先露以肩胛骨为指示点。枕左前位临床较多见，指胎头枕骨位于母体骨盆左前方，其余胎方位可类推。

第二节　妊娠与遗传

一、遗传咨询

遗传咨询始于 20 世纪 30～40 年代。随着人们对遗传病认识的不断加深和遗传病预防、诊断和治疗技术的发展，遗传咨询包含的内容也日益丰富。由于遗传知识的普及，越来越多的人要求就他们自身面临的婚育问题进行遗传咨询。在一些国家，遗传咨询师已成为一种职业，而遗传咨询也成了遗传病诊断不可缺少的一部分。

（一）遗传咨询的定义

什么是遗传咨询？1975 年美国人类遗传学协会规范了遗传咨询的范围并对遗传咨询下

了定义:遗传咨询是由咨询医生和咨询对象(遗传病患者本人或其家属)就某种遗传病在家庭中的发生情况、再发风险、诊断和防治上所面临的问题,进行一系列的交谈和讨论,使患者或其家属对该遗传病有全面的了解,选择最适当的决策。包括:①理解有关遗传病的基本情况,包括诊断、预后和处理措施;②明确疾病的遗传方式和特定家属的再发风险;③了解有关疾病的诊断和防治方法及其可能的选择,如产前诊断、生育方法的改变等,并根据再发风险和咨询者生育目标选择出最合适的措施;④制定妥善安排和照顾已患病的家庭成员的措施,这包括家庭和可能提供的社会福利等。

遗传咨询是一个交流过程,在某些情况下则是一个心理治疗的过程。遗传咨询的目的是让咨询者对有关的疾病性质及其在家庭里的发生有明确的理解,了解对疾病防治的可能性选择并最后做出自己的决定。咨询医生必须经过严格的遗传咨询培训和具备上岗证,应该对常见的遗传病和正在咨询的遗传病有清楚的认识,包括疾病的性质和诊断、遗传类型、再发风险、携带者检出的可能性、可能的防治方法和效果、各种生育方法的选择以及这些选择可能带来的对个体健康、家庭经济和社会的影响。能够熟悉社会问题,了解咨询者的心理并能够做出正确的反应;在遇到不能解决的遗传病时,应建议患者到相关科室就诊,或转诊至上级遗传学研究部门。

(二)遗传咨询的对象和原则

1.遗传咨询的对象

(1)夫妇双方或家系成员患有某些遗传病或先天畸形者,或曾生育过遗传病患儿的夫妇,包括唐氏综合征、智力低下、纤维囊肿、肌营养不良、骨骼问题、侏儒症、癫痫、先天性心脏病、失明等。

(2)不明原因智力低下或先天畸形儿的父母。

(3)不明原因的反复流产或有死胎、死产史的夫妇。

(4)孕期接触不良环境因素以及患有某些慢性疾病的孕妇。

(5)常规检查或常见遗传病筛查发现异常者。

(6)婚后多年不育的夫妇。

(7)35岁以上的高龄孕妇或父亲年龄超过40岁。

(8)三代以内近亲结婚者。

2.遗传咨询必须遵循的原则

(1)尽可能收集证据的原则:为了能够准确地做出诊断,除了要向咨询者了解有关疾病资料外,咨询师还必须获得尽可能多的其他有记录的资料。例如:有关死者的病例、尸解报告、医院记录、以往基因诊断后携带者的检测报告以及流产生育史等。

(2)非指令性原则:临床医生习惯于直接给病人以治疗方案,而病人也是无选择地按照医生的方案去治疗疾病。这种直接性的原则在遗传咨询中是不合适的。因为在遗传咨询的选择中,没有绝对正确的方案,也没有绝对错误的方案。因此,非指令性原则一直是医学遗传咨询师遵循的原则,同时被世界卫生组织遗传咨询专家委员会所认可。Kessler给非指令性遗传咨询提出以下定义:咨询师在咨询过程中应提供可获得的最完全的信息,并在咨询过程中保持公平和客观。咨询师的职责是要将所有可获得的信息告诉给咨询者,并帮助咨询者认识主要的有利方面、信仰、担心的问题等,以使咨询者能够做出对她本人最合适的决定。

(3)尊重隐私权的原则:遗传咨询不宜在有无关人员在场的环境中进行,个人的隐私权应得到充分尊重。必要时咨询医生可以与前来咨询的夫妇分别谈话。这是因为遗传病不像感染性或其他疾病,只涉及患者本人,而家系调查不可避免要涉及亲属,如父母、兄弟、姐妹。除了信任医生以外,咨询者可能不愿其他人,甚至自己的配偶知道自己和家人的情况。因此,咨询医生应当尊重咨询人的隐私权,为获得的资料保守秘密。避免这些资料被他人、单位、雇主和保险商等利用,这将有利于家庭的和谐稳定。

(三)遗传咨询的程序和步骤

1.明确诊断:通过家系调查、家谱分析、临床表现和实验室检查,如皮纹检查、染色体检查、生化检查及基因诊断等方法,明确是否有遗传病。要确认为遗传性疾病,必须正确认识遗传性疾病与先天性疾病、家族性疾病的区别和关系。遗传性疾病是指个体生殖细胞或受精卵的遗传物质存在致病性改变所引起的疾病,具有垂直传递和终生性特征。先天性疾病或称先天缺陷是指个体出生后即表现出来的疾病,如先天梅毒是先天性疾病而不是遗传性疾病,伴有形态结构异常则称先天畸形。家族性疾病是指表现出家族聚集现象的疾病,即在一个家庭中有两个以上成员患相同疾病。

2.确定遗传方式,预测子代再现风险:如果诊断为遗传疾病,则运用遗传学基本原理和方法,确定遗传疾病的遗传方式以及有关血缘亲属,推算再发风险,预测发病的危险率。至于宫内胚胎和胎儿接触致畸因素,则应根据致畸因子的毒性、接触方式、剂量、持续时间、胎龄等因素综合考虑。

3.为咨询者和家属提供有关产前筛查(如染色体病)、产前诊断(染色体病和单基因病)等各种可能的选择并帮助他们实施其做出的选择。

(四)遗传随访

为了确证咨询者提供信息的可靠性,观察遗传咨询的效果和总结经验教训,有时需要对咨询者进行回访,以便改进工作。如果从全社会或本地区降低遗传病发病率的目标出发,咨询医生应利用随访的机会,在扩大的家庭成员中,就某种遗传病的传递规律,有效治疗方法、预防对策等方面,进行解说、宣传,了解家庭其他成员是否患有遗传病,特别是查明家庭中的携带者,可以扩大预防效果。

二、遗传筛查

任何一个筛查项目开展的目的都是为了能向被筛查对象提供有关疾病的信息。这种信息应当有利于疾病的防治,同时也有助于决定筛查阳性者是否进行进一步的检查。因此,遗传筛查项目的普及开展必须遵循一定的标准。

根据世界卫生组织 1968 年提出的要求,这主要包括:①疾病定义明确,临床诊断可靠。疾病会严重危害人体健康,甚至可能致病;②疾病的流行率相对较高且清楚,且患病者和非患病者在人群中的分布情况明确;③疾病的治疗有效;④具有经济效益。筛查项目本身所需要的费用低,其带来的社会和经济效益超过了其给病人和家属带来的心理不良反应;⑤筛查方法简单安全;⑥具备筛查仪器且安装容易;⑦有高度敏感性和特异性的确诊方法配合,并且容易被病人接受。

（一）出生前筛查

出生前筛查是诊断胎儿有无遗传性疾病的过程。出生前筛查是生化遗传、细胞遗传、分子遗传和临床实践相结合的产物，具有很强的实际应用价值。近年来发展很快，国际上目前除染色体病外，还有 100 多种遗传病可做出生前筛查。在遗传咨询的基础上，对有高风险的妊娠经产前诊断判断胎儿患病时，可终止妊娠。这是预防严重遗传病患儿出生的有效手段。

可进行出生前筛查的遗传病包括以下几类：染色体病；特定酶缺陷所致的遗传性代谢病；可进行 DNA 检测的遗传病；多基因遗传的神经管缺陷；有明显形态改变的先天畸形。

（二）新生儿筛查

新生儿疾病筛查是指医疗保健机构在新生儿群体中，用快速、简便、敏感的检测方法，对一些危及儿童生命、危害儿童生长发育、导致儿童智能障碍的一些先天性疾病、遗传性疾病进行群体筛检，从而使患儿在临床上尚未出现疾病征象时就做出早期诊断，进行有效治疗，避免患儿重要器官出现不可逆性的损害，保障儿童正常的体格发育和智能发育的系统服务。新生儿疾病筛查所选择病种的原则，国际新生儿筛查学会做了如下规定：①该病如延误治疗或放弃治疗将会导致儿童严重残疾或死亡；②该病如能早期发现、早期治疗将会有效地改善预后；③该病有准确易行的检查方法；④该病有行之有效的治疗方法；⑤该病有一定的发病率。

随着经济发展和医学技术的进步，遗传代谢病的新生儿筛查及临床诊治取得了显著进步，尤其是串联质谱技术的应用，能够利用干血滤纸片法进行数十种氨基酸、有机酸及脂肪酸氧化代谢病的快速筛查及检测。近几年串联质谱技术的应用又扩展到溶酶体酶活性、类固醇激素及胆汁酸的检测，使更多的遗传代谢病可利用串联质谱技术进行检测。

（三）携带者筛查

遗传携带者是指表型正常，但带有致病遗传物质（致病基因或染色体畸变）的个体，能传递给后代使之患病的个体。一般包括：带有隐性致病基因的个体（杂合子）、带有平衡易位染色体的个体、带有显性致病基因而暂时表现正常的顿挫型或迟发外显者。

携带者筛查是指当某种遗传病在某一群体中有高发病率，为了预防该病在群体中的发生，采用经济实用、准确可靠的方法在群体中进行筛查，筛出携带者后则进行婚育指导，即可达到预期目标。携带者筛查对遗传病的预防具有积极意义，表现在：人群中许多隐性遗传病的发病率较低，但杂合子的比例却相当高，如遇到两个携带者婚配，及时检出这些隐性基因携带者，进行婚育指导，意义很大；染色体平衡易位者可有较大比例出生死胎或染色体异常患儿，如母亲是染色体 14/21 的平衡易位携带者，其子女中，正常儿、携带者和患儿各占 1/3，一部分缺少一条染色体的胎儿不能存活而中途流产，所以及时检出有助于对该病的确诊和发病风险的推算，也便于进行遗传咨询和指导；对显性遗传病的携带者，如能及时检出，更可以预先控制发病的诱因或中间环节，防止发病或阻止病情进展，意义更大。

三、遗传病的诊断

遗传病的诊断是项复杂的工作，需要各个学科的密切配合。遗传病的诊断包括常规诊断和特殊诊断。常规诊断指与一般疾病相同的诊断方法，特殊诊断指利用遗传学的方法，如染色体和染色质检查、家系分析等方法进行诊断。而且，遗传病的特殊诊断往往是确诊的关键。目前，临床上的遗传病诊断主要包括：临症诊断、现症病人诊断和产前诊断。诊断方法主要包括以下几个方面：

（一）病史、症状和体征

遗传病多有家族聚集现象，由此病史的采集极为重要，采集过程中要遵循准确、详细的原则。遗传病有和其他疾病相同的症状和体征，往往又有其本身特异性综合征，为诊断提供线索。由于大多数遗传病在婴儿或儿童期即可有体征和症状表现，故除观察外貌特征外，还要注意身体发育快慢、智力增进情况、性器官及第二性征发育是否异常。

（二）仪器诊断

仪器诊断是直接观察胎儿表型是否改变的主要方法。利用 X 线或超声波、胎儿镜等方法观察胎儿的外部形态及骨骼、心脏等内部结构是否正常。B 型超声仪更具有无创伤、效果好的优点，现已普遍使用。

（三）系谱分析

在遗传病诊断时进行系谱分析有助于区分单基因病与多基因病，以及属于哪种遗传方式。系谱分析时应注意：系谱的系统性、完整性和可靠性；分析显性遗传病时，应注意对已有延迟显性的年轻患者，由于外显不全呈隔代遗传时，不要误以为是隐性遗传；有些遗传病家系除先症者外，家庭成员中找不到其他患者，此时应考虑是否为新的基因突变；要注意显性与隐性概念的相对性，同一遗传病可因观察指标不同而得出不同的遗传方式，从而导致发病风险的错误估计。

（四）细胞遗传学检查

在产前诊断中最常用，主要适用于染色体异常综合征的诊断。它可以从形态学的角度直接观察染色体数目、结构等是否出现异常。主要包括以下两种检查方法：染色体检查或称核型分析以及染色质（包括 X 染色质和 Y 染色质）的检查。

（五）生化检查

生化检查是以生化手段定性、定量地分析酶、蛋白质及其代谢产物，是临床上诊断单基因病的首选方法。其中最常见的是检查酶的缺陷。因为基因控制酶、蛋白质的合成，从而控制着机体的一系列代谢反应，所以基因突变所致的单基因病必然导致酶、蛋白质异常，其参与的代谢过程中的中间产物、底物、终产物也会发生质和量的变化。故通过这些物质的检测可以反映某种基因是否受损从而做出疾病的诊断。如苯丙酮尿症病人，可根据其血清中的苯丙氨酸浓度增高，尿液中含有苯丙酮酸做出诊断。白化病患者可根据毛囊中酪氨酸酶活性降低做出诊断。目前已有 200 种左右的蛋白质和酶活性异常可以通过电泳、层析、免疫、氨基酸顺序分析等技术进行检测。用于检测的材料主要为血清、活体组织（肝、肾、皮肤、甲状腺、肠黏膜等）以及培养的成纤维细胞。应用生物化学技术测定羊水、绒毛、孕妇血清、尿等标本中的某些酶的活性或某些代谢产物的水平，以确定胎儿是否患有遗传性代谢病和分子病。例如：甲胎蛋白（AFP）、乙酰胆碱酯酶（AChE）、蛋白质（酶）的测定可以初筛开放性神经管畸形或缺陷、唐氏综合征、地中海贫血和异常血红蛋白症。

（六）分子遗传学诊断

分子遗传学诊断通常称作基因诊断，是指利用 DNA 重组技术在分子水平上对人类遗传病的基因缺陷进行检测以诊断遗传病的一种方法，又称 DNA 分析法。

1.特点和优点

以探测基因为目标,属于"病因诊断",针对性强。基因诊断的出现使人们对疾病的诊断模式由传统的表型诊断过渡为现在的基因型诊断或称逆向诊断。它和传统的表型诊断方法的主要差异在于越过基因产物直接检测基因结构的改变(如单个碱基置换、缺失、插入、DNA的多态现象和遗传病的遗传异质性等)。基因诊断取材来源广泛,可以是机体各种组织的有核细胞,因此基因诊断不受取材细胞类型和个体发育阶段的限制,可以做出现症病人的诊断及产前、发病前的早期诊断。利用基因探针进行检测,灵敏度高,特异性强,基因探针可以是任何来源、任何种类,其检测目标可以是一个特定基因或一种特定基因组合,可以是内源基因或外源基因。因此,基因探针适用性强,诊断范围广。此外,随着分子生物学技术的飞速发展,从基因水平上诊断遗传病的病种越来越多,操作上日趋简单、方便、快速、准确。所以基因诊断是诊断遗传病最有前途的方法。

2.原理

用已知的核苷酸序列测定未知的核苷酸序列。

3.方法

主要包括分子杂交、DNA体外扩增(PCR)、DNA单链构象多态分析法、DNA测序技术、DNA芯片技术等。

4.应用

1978年Kan首次用DNA重组技术进行镰状细胞贫血的产前诊断,到1982年普遍开始试用基因诊断技术。迄今已对数百种遗传性疾病进行基因诊断和产前基因诊断。随着检测人类基因探针的分离和克隆化,以及基因DNA序列的阐明,将有更多的单基因遗传病能进行基因诊断。

四、遗传病的治疗

遗传病由于发病机制不同,治疗方法也因此不同。染色体病不仅没有办法根治,改善症状也很难。多基因病发病中由于环境因素起重要作用,因而药物、外科手术治疗有一定的疗效。目前随着人们对遗传病发病机制的认识逐渐深入及分子生物技术在医学中的广泛应用,使遗传病的治疗已从常规治疗跨入了基因治疗,为根治遗传病带来了希望。

(一)常规治疗原则

1.手术治疗

如果遗传病已发展到各种临床症状都出现尤其是器官组织已出现损伤,可对某些患者进行手术矫正畸形、器官和组织移植来进行治疗。

2.药物及饮食疗法

遗传病发展到各种症状已经出现时,机体器官已造成一定损害,此时药物治疗主要是对症治疗,或者是针对因代谢过程紊乱而造成的底物或前体物质堆积的情况,进行特殊的饮食疗法或配以药物治疗,以控制底物或前体物质的摄入量,降低代谢产物的堆积。

(二)基因治疗

基因治疗是指运用重组DNA技术,将正常基因导入有缺陷基因患者的细胞中去,使细胞恢复正常功能,达到根治遗传病的目的,是人类征服遗传病的有效手段。

1.类型

根据靶细胞的不同可分为两类：①生殖细胞基因治疗：是将正常基因导入患者生殖细胞、受精卵或胚体内,治疗生殖细胞中的基因缺陷,使有害基因消失。生殖细胞基因治疗不仅能使生殖细胞受精后产生正常个体,而且还能使该个体的后代也免除患遗传病的痛苦,无疑是最理想的治疗遗传病的途径。②体细胞基因治疗：是将正常基因导入患者的体细胞,以纠正基因缺陷,并使之表达,从而达到治疗效果。体细胞基因治疗只限于治疗某种被选择的细胞,并不能阻断遗传病基因传给后代。常选用靶细胞造血干细胞、淋巴细胞、成纤维细胞、肝细胞、肾细胞和内皮细胞等。

2.基本方案

遗传病基因治疗的基本方案包括：①代偿性基因治疗：通过增强有代偿功能的类基因的表达以代偿功能异常的基因。如用某些物质提高 γ 或 δ-珠蛋白基因的表达以校正 β-珠蛋白缺陷,达到治疗 β-地中海贫血的目的。②补偿性基因治疗：导入正常基因以补偿缺陷基因表达的不足。如目前对腺苷酸脱氨酶(ADA)缺陷症和乙型血友病的治疗。③替换性基因治疗：以正常基因原位替换有缺陷的基因。

3.基因治疗的现状与展望

在目前发现的遗传病中,适用于基因治疗者主要是单基因或一簇相连锁基因缺陷引起的蛋白质或酶的缺失。这在 20 世纪 80 年代已开始进入临床尝试阶段。如：①腺苷脱氨酶(ADA)缺乏症的基因治疗：本病是常染色体隐性遗传病,罕见。1990 年在美国进行,治疗对象是一名 4 岁美国女孩,采用的是基因添加法,开创了国际首例人类基因治疗试验,并获得成功。②血友病 B(凝血因子Ⅸ缺乏)的基因治疗：本病是 X 连锁隐性遗传病。中国第一个基因治疗项目,1992 年治疗 2 例(双胞胎),一例成功,一例无效。同样采用的是基因添加法。

基因治疗刚刚起步,已经显示出强大的生命力。全世界已进行基因治疗的遗传病有血友病、ADA 缺乏症、囊性纤维化、苯丙酮尿症、家族性高胆固醇血症、免疫缺陷症、肿瘤、艾滋病、乙型肝炎、血管疾病等。基因治疗尽管困难重重,但正在逐一被克服。随着基因转移技术的高速发展,"人类基因组计划"的完成,相信基因治疗领域的不断扩大,基因治疗将成为根治遗传病、改善人类遗传素质的重要手段,将为人们展示出它在疾病治疗及预防领域中的辉煌应用前景。

第三节　产前诊断

在过去 20 年中,对胎儿遗传性疾病的诊断能力有了很大提高。用超声波和羊水分析对产前诊断进行了大量的试验,已成为诊断先天畸形的重要手段。运用绒膜绒毛活检(CVS)使早孕期产前诊断成为可能,从而可以更早地诊断和决定下一步的处理。对引起疾病的分子基础的进一步了解,使直接分析各种疾病的特异性突变的试验成为可能。随着科技发展,可同时检测多个样本,并能准确、迅速地检测致病突变。有关遗传咨询、产前诊断的需求较前有所增多,很大一部分原因是由于基因普查可指导后人选择节育或生育。基于种族背景和家族史,已能对下列疾病的基因携带者进行常规检测（受孕前检测最佳），包括 Taysachs 病、Gaucher 病、Canavan 病和东、北欧后裔犹太人的囊性纤维病（CF）以及非洲裔镰状细胞贫血。在地中海和东亚人群中，开展杂合子普查以筛选 α 和 β 型地中海贫血病患者已被广泛接受。既往有一个患病子女或有家族遗传病史，要求进行产前诊断时，做出准确的诊断是至关重要的。但只有发现了特有的蛋白质、酶或基因突变才可开展相应的咨询和产前诊断。

越来越多的基因疾病可进行产前诊断，这使我们不可能在简短的综述文章中介绍所有的信息。本节讨论一些产前诊断的常用方法，主要是实用的产前细胞遗传学诊断，并简述 DNA 水平上疾病基因诊断的部分内容。

一、产前诊断所应用的技术

产前诊断所应用技术可分为侵袭性和非侵袭性。前者包括羊膜腔穿刺术、CVS、胎儿镜和胚胎活组织检查。这类技术用以获取细胞或羊水。常用的非侵袭性操作是超声检查，它对那些与已知染色体异常或与代谢性缺陷无关的先天畸形的宫内诊断很有价值。

（一）羊膜腔穿刺术

羊膜腔穿刺术是获取羊水或胎儿细胞以分析各种基因缺陷，如染色体病、代谢性疾病、神经管畸形或可通过 DNA 检测来诊断疾病的最常用的方法。在超声引导下经腹羊膜腔穿刺抽吸术可以吸取 20～40ml 羊水进行细胞培养和对无细胞的液体进行化验。此项检查通常在妊娠 15～20 周时进行。此阶段羊水充足，有活性的细胞所占比例最大。因为只有一小部分羊水细胞有活性，不同类型的细胞生长速度不同，有活性的羊水细胞需要经过培养才能提供大量有分裂活性的细胞进行分析。

在美国和欧洲已开始研究羊膜腔穿刺术的安全性、准确性和有效性。研究表明，这项操作相对来说较为安全，很少出现胚胎的损害和细菌感染等并发症。美国研究文献表明，因羊膜穿刺术而引起的流产率与非随机对照组没有统计意义上的差别（3.5% vs 3.2%）。已有一些研究对妊娠早期的羊膜腔穿刺术进行了报道口。根据这些研究，羊膜腔穿刺术可于妊娠 9～14 周时进行，抽取的羊水量为每孕周 1ml。早期羊膜腔穿刺术为那些因宫颈感染或患有肌瘤而不能经宫颈进行绒毛活检的患者提供了新途径。在诊断上，羊膜腔穿刺术比绒毛活检更有优越性，因为它能用来检测定甲胎蛋白水平（AFP），这对诊断 NTDs、腹壁缺陷和其他与羊水 AFP 升高有关的畸形很重要。但是，早期羊膜腔穿刺术的安全性也存有争议。Shulman 等以及 Brumfield 等报道，与经腹壁穿刺绒毛活检和中期妊娠羊膜腔穿刺术相比，早期羊膜腔穿刺术并发症多、流产率高。其他学者也因其增加假嵌合体数（9.9%）和染色体结构异常增多（2.8%）发生率，而对其用于细胞遗传分析的准确性提出质疑。

（二）绒毛活检

早孕期可应用绒毛活检进行基因分析，产前诊断不需再等到妊娠 16 周即能进行。绒毛活检可在早孕期通过对胚胎组织样本的 DNA 监测来诊断基因疾病，因此减少了必须终止妊娠时给母体带来的危害。这也使得那些由于宗教信仰和社会舆论而不能接受孕中期羊膜腔穿刺术的孕妇可以接受产前诊断，甚至对高风险家族也是可行的。

绒毛活检通过经宫颈或腹壁穿刺来实现，这两项操作均是在超声引导下进行绒毛抽吸。一次成功抽吸可以获得 10～25mg 湿组织，可为细胞遗传学、酶、DNA 等各种分析提供充足材料。Hahnemann 和 Mohr 于 1968 年首次尝试经宫颈绒毛活检,他们的研究表明,妊娠 9～11 周时最适宜获得胎盘活组织检查的样本。

目前绒毛活检在美国和欧洲等专业机构的使用越来越多。现已成立了一个国际性注册处和一份 CVS 时事通讯,同时有世界卫生组织的赞助以及其他临床研究,这使得绒毛活检成为标准的胚胎检验方法。与羊水诊断相似,实施绒毛活检需要考虑的因素主要是对病人和胚胎是否安全,对继续妊娠有无影响,是否能精确表明胚胎状况。文献表明,早孕期在专业机构进行绒毛活检是安全可靠的。经宫颈或经腹部穿刺引起的流产率没有差异(2.5% vs 2.3%)。此外,Smidt-Jensen 等的随机前瞻性研究表明,经腹穿刺绒毛活检和中期妊娠羊膜腔穿刺术引起的流产率没有差别。1991 年,Firth 等的报告指出,在妊娠 55～65 天时进行绒毛活检导致了 5 例严重的新生儿肢体畸形。随后也有许多类似的报道,这令许多人担忧也许以前的研究疏忽了这些特殊的畸形。针对这种担忧,1992 年世界卫生组织建立了一个国际登记处,登记由于经过绒毛活检而发生肢体缺陷的病例。从 138996 例病例分析得出,与正常人群相比,绒毛活检后新生儿发生肢体畸形的风险并未增加。

(三)胎血取样、胎儿镜以及胎儿活组织检查

在直接 DNA 检测应用之前,胎血取样是产前确诊镰状细胞贫血、重型地中海贫血和血友病的唯一途径。目前,胎血取样已不需在胎儿镜下进行,可在妊娠 18～20 周时通过超声引导经皮肤穿刺脐带(PUBS)获得脐血。它可帮助人们区分羊水培养中大部分的真嵌合体和假嵌合体。当妊娠中期需要尽快获知染色体核型,或者双胎妊娠(只有一个羊膜囊),尤其是双胎中的一个经超声检查提示畸形时,进行此项检查尤为重要。

胎儿镜检查可以获得胎儿皮肤或肝脏样本进行化验,这是细胞遗传学技术和对培养的羊水细胞或羊水进行生化分析所不能完成的。胎儿镜检查所致的胎儿和孕妇并发症和取样失败率均很高。据报道,即使是最有经验的胎儿镜检查专家,术后在做过胎儿镜造影术 48 小时内,也有 5% 的自然流产率和 2%～4% 的早产率,羊水渗漏率为 4%。

DNA 技术和直接基因分析技术的引进有效地减少了胎儿镜检查的必要性。过去,胎儿肝脏活组织检查常被用来诊断由于缺乏肝脏特有的酶而引起的疾病,如鸟氨酸转氨甲酰酶(OTC)缺乏症、苯丙酮尿症(PKU)和Ⅰ型肝糖储存疾病。目前,若已知这些疾病特有的突变,大部分这类疾病可通过 DNA 技术来诊断。大约有 90 种不同的突变与 OTC 缺乏有关,与 PKU 有关的突变更多。这些突变中有一些似乎是再发的,但是大多数是的;因而,在产前诊断之前对有患儿家族和父母的基因携带情况进行研究是必需的。一旦证实有突变存在,需进行产前诊断。

目前,胎儿镜仅限于需要通过胎儿皮肤的形态学检查来确诊的疾病,如常染色体隐性遗传导致的严重的大疱性表皮松懈症和鱼鳞病等。Bakharev 等报道,胎儿皮肤活组织检查可通过超声引导下内镜探针经腹部穿刺来实现。这项操作可以减少患有各种遗传性皮肤病的孕妇的不良妊娠结果的风险。

(四)超声检查

实时超声技术的发展为人们提供了详细的胎儿动态影像。在常规Ⅰ级检查中,如果胎儿未发现异常,可根据双顶径和股骨长度来估计孕龄。超声还能确诊多胎妊娠,估计羊水量及确

定胎盘位置。这些检查的任何异常或发现胎儿大体异常,都是进一步诊断的指征。

当产前检查提示有异常时应对孕妇进行Ⅱ级检查。高分辨率的超声使更多的异常能在产前做出诊断,通过对胎儿解剖的非直观评估,可发现胎儿发育异常,如小的面裂、多指畸形以及胚胎脊柱缺陷。产前诊断可以很容易发现与胚胎发育不相称的骨骼发育异常。母体摄入利尿剂可引起胎儿的膀胱充盈或排空,因此可用来判断胎儿泌尿系统功能发育的完善程度。当超声检查显示存在与三倍体相关联的绒毛膜淋巴管囊肿时,是否进行羊膜腔穿刺术尚有争议。一般说来,如果发现了多处异常,染色体异常的风险就会增加,这时需进行羊膜腔穿刺术来进行细胞遗传学研究。

大约在妊娠20周时可以确定胎儿的性别。性别鉴定仅在诊断需要时才进行(举例来说,X连锁性疾病的产前诊断),超声诊断可以作为参考但并非定论。只有染色体组型才能确定胎儿性别。

超声检查与其他手段的联合应用降低了产前检查的有关风险,提高了检查的性能。羊膜腔穿刺术前,进行超声检查可确定胎盘、胎儿和羊水池的位置,减少了穿刺出血。这也使对双胎妊娠的羊膜腔穿刺成为可能。进行胎儿镜检查时,超声可以确定胎盘、脐带和胎头的位置,能够缩短检查时间,并更好地获取胎儿组织样本。超声也可用来引导绒膜绒毛活组织检查。

胎儿超声心动图已被成功地用来诊断先天性心脏病和神经管闭合不全。M超和实时超声心动图能充分显示心脏解剖形象。在妊娠中期可以对有先天性心脏病家族史及腹水的胎儿实施系列超声检查,这与胎心听诊评估胎儿心律不齐有同样效果。由于孕妇非妊娠期糖尿病与先天性心脏病有关,因此对这类高危人群应进行胎儿超声心动图检查。超声心动图也可作为胎儿全面评估的一部分来诊断结构异常的胎儿,如脐疝。畸形的发现提示医生存在染色体异常的可能性,并在分娩时尽量采取最优手段。高分辨率的超声技术完全代替了其他放射性的影像检查。羊水造影术是使用水溶性染料显示胎儿影像的技术;胎儿X线片,常使用易与胎儿皮脂相黏着的液态油性染料,如今已被更安全、无危害的超声检查所代替。

二、产前细胞遗传学诊断的适应证

(一)高龄孕妇

所有要求进行产前诊断的妇女,90%以上是想通过细胞遗传学技术来诊断胎儿染色体是否异常。孕妇年龄越大,卵子形成时减数分裂不分离的现象越容易发生,这使得21-三体、18-三体、13-三体和性染色体非整倍体(如47,XXX和47,XXY)的发病风险加大。Hook和Cross认为孕妇年龄和额外标记染色体有关。高龄是进行细胞遗传学产前诊断的最常见指征。

对在什么年龄需进行羊水监测进行过大量调查,美国绝大多数医疗机构认为分娩时35岁以上的产妇需进行羊水检查。然而,这个年龄点反映的是这个年龄的孕妇孕育畸形胎儿的风险与操作所引起的危险相平衡。由于心情紧张,越来越多的年轻患者要求进行羊水检测。

(二)双亲之一平衡的染色体结构重排

结构畸变由染色体断裂和重排或者减数分裂时染色体分配不均等所致。一个平衡的结构异常表示有完整的基因组,只有个别的染色体结构发生重排。平衡易位的个体有发生重复性流产、不育和后代表型异常的风险。发生胎儿染色体不平衡的风险取决于以下三个因素:①结构重排的类型;②异常染色体组中特定染色体上包含有特定断裂点;③平衡重组是起源于母亲还是父亲。

1.相互易位

相互易位是由非同源染色体或者不同断裂点的同源染色体的片段发生交换所致。如果没有基因丢失或重复,易位是均衡的,个体表型正常。然而由于可产生不平衡的配子,发生早期流产、死产或者后代畸形儿综合征的风险加大。在减数分裂第一阶段,有共同片段的4条同源染色体呈四价体形式。当发生第一次减数分裂时,4条染色体会用很多方式分配给两个子细胞。当两条染色体进入一个细胞而另外两条进入另一个细胞时,我们称之为2∶2分离。在可能的几种组合中,有4种组合子细胞中的染色体会发生重复或缺失,一种为正常核型,另一种为像父母一样的平衡易位。当发现胎儿和父母存在相同的平衡易位时,大多数遗传研究学者认为,胎儿发生表型异常的风险不会增加,虽然断裂点的亚显微重排现象不能排除,但这种现象只在极个别的情况下发生。在3∶1分离(或3∶1不分离)时,3个染色体进入一个子细胞,一个染色体进入另外一个细胞,这种罕见的分离方式形成的配子有24和22条染色体,胎儿细胞将有47或45条染色体,以4∶0分离的胎儿不能存活。

相互易位染色体携带者生育带有非平衡染色体片段后代的风险取决于家族遗传的模式、能使胎儿存活的配子分裂类型、所涉及染色体片段的大小以及受累亲代的性别等因素。Boue、Gallano以及Daniel等认为无论易位染色体来自父亲还是母亲,据估计都有10%～13%的发生风险。在随后的分析中,Daniel等获得的数据表明,若先前有一个不平衡染色体组型的孩子,大约有20%的女性和24%的男性携带者会生出带有不平衡染色体的后代。如果患重复性流产,则生出带有不平衡染色体组型后代的概率分别是3.0%和1.5%。如果父母的易位是偶然发现的,生出不平衡染色体组型后代的概率大约是5%。Mikkelsen和Ayme通过绒毛活检监测75名双亲携带者,发现了17例不平衡染色体组型的后代,这个数字比上面提到的数据略高。

2.罗伯逊易位

罗伯逊易位又称着丝粒融合易位,是由两个近端着丝粒染色体在着丝粒部位断裂和重排造成的。平衡罗伯逊易位的个体每个细胞内含有45个染色体,易位的染色体包含两条完整的长臂,没有短臂。短臂的丢失在临床上没有什么重要意义,这种易位的个体在表型上通常是正常的。最常发生的平衡罗伯逊易位是der(13∶14),发生率为1∶1500,其次是der(14∶21),发生率为1∶5000。这种平衡易位携带者有生育不正常后代的危险。根据所涉及的染色体不同,风险从2%～100%不等。涉及染色体21和13的罗伯逊易位的新生儿有大约5%患有唐氏综合征,至少20%是13三体。

3.倒位

倒位是由一条染色体发生两次断裂,随后片段颠倒重新连接所致。染色体正常带型发生变化,基因的顺序(即连锁)也随之发生变化。如果着丝粒包含在断点中间的片段上,称为臂间倒位;如果片段位于着丝粒的一端,称为臂内倒位。携带倒位基因的个体表型正常。在减数分裂时染色质分配过程中可能会有重复或缺失现象,可致后代异常。一项调查显示,倒位携带者生出异常染色体核型后代的风险为5%～9%,Daniel等的调查显示风险率为10%～15%。如果父母有一人是倒位基因的携带者,建议进行产前检查,若倒位发生在第9染色体上,并且仅涉及次缢痕部位,可以认为是染色体异态现象,没有临床意义。

(三)以前生育过染色体异常的子女

如果母亲年龄在 35 岁以下,有过非整倍体胎儿的妊娠史,在以后的妊娠中出现相同或不同染色体异常的风险是 1%～2%。统计数字表明,孕妇超过 35 岁的,风险与年龄有关,而妊娠史无关。如果由于双亲性腺镶嵌而致的染色体结构重排现象,也应考虑进行产前检查。

(四)母体血清多标志物筛查染色体异常

Merkatz 等于 1984 年首先报道了母体血清 α 胎蛋白(MSAFP)水平低下与常染色体三体的关系,尤其是与唐氏综合征的关系,随后有多篇文章报道。1987 年,Bogart 等报道,唐氏综合征胎儿的母体血清绒毛膜促性腺激素(MS-HCG)水平升。其他报道显示怀有性染色体非整倍体胎儿的孕妇 MS-HCG 水平会升高,18-三体胎儿的孕妇 MS-HCG 水平降低。研究表明,β-HCG 较总 HCG 更为准确。另一项研究指出,唐氏综合征和 18-三体胎儿的母体血清游离雌三醇(MS-uE3)水平都降低。Haddow 等曾推荐应用多指标筛查法,以提高对染色体异常的检出率,这种方法对唐氏综合征的检出率为 60%,而若仅采用 MSAFP 只有 15%～20% 的检出率。尽管现在仍没有妊娠中期母体血清筛查的统一标准,最常用的是 MSAFP 和 HCG 联合筛查,或者 MSAFP、HCG 和 uE3 三者联合使用。影响 MSAFP 的因素包括年龄、体重(稀释作用)和种族背景(黑人妇女 MSAFP 水平比白人妇女或亚洲妇女大约高 10%),还有其他因素如胰岛素依赖型糖尿病(低 15%)。目前已建立适用于不同孕龄白人、黑人、亚洲人、西班牙人的 AFP、HCG、uE3 的中位数水平。因为这三项分析与育龄妇女孕龄有关,为精确地考虑相应的风险,通过超声诊断确定或重新估计孕龄是必要的。在唐氏综合征筛查中不推荐重复试验。当孕龄确定后仍为高风险者,应该进行产前咨询并考虑羊水诊断。对那些患病风险与 35 岁妇女(1∶270)相同或更高的年轻妇女,建议进行唐氏综合征的细胞遗传学产前诊断。

大多数实验室在妊娠 14～20 周时采取样本,美国妇产科学会和美国医学遗传学院建议那些年轻患病风险无增加的妇女也应进行关于实验目的与局限性的咨询,应当让她们明白该实验并不是保证她们生育正常的婴儿,而是作为羊膜腔穿刺前的一种筛查手段,使处于高危风险的年轻妇女接受进一步的产前诊断。

目前正在评价血和尿中其他一些增高的生化指标应用于产前筛查的可能性。已有应用血清抑制素-A 二聚体及其在尿中降解产物进行产前筛查的报道。游离 β-HCG 及妊娠相关血浆蛋白 A(PAPP-A)的联合应用已成为妊娠早期筛查唐氏综合征的适宜方法。

(五)过去有死胎史或自然流产史

40% 早孕期自然流产和 5% 死胎中存在染色体异常。既往有重复性流产、死胎史或生育有畸形胎儿的夫妇应当进行细胞遗传学检查,以排除其中一方为染色体平衡易位或倒位携带者,这两种异常可导致他们将来的妊娠发生流产或生育表型异常的后代。如果已经知道前次妊娠的流产儿或死胎存在染色体异常,再次妊娠时应进行产前诊断。不过,由于流产的组织或死胎很少进行染色体分析,即使没有发现非整倍体变异,进行产前细胞遗传学诊断也是有意义的。

(六)双亲染色体的非整倍体

染色体数目异常的个体可以具有生育功能,但生育畸形儿的概率大大增高。Bovicelli 等列举了 27 个患唐氏综合征的妇女生育后代的报道。患唐氏综合征后代与正常后代之比为 10：17。尚没有患唐氏综合征的男性发育后代的报道。唐氏综合征患者的父亲或母亲均可以是嵌合型 21-三体，18-三体也是如此。这些个体通常因为生育了不止一个唐氏综合征后代而被发现，而不是因为他们的表型异常而提示患有唐氏综合征的。即使不能提供精确的风险系数，也建议对这些个体进行产前诊断。Klinefelter 综合征患者(47,XXY)几乎都没有生育功能，特纳(Turner)综合征(45,XX)中不孕症也很常见。然而，双亲中的一方性染色体非整倍体变异，可以不影响生育能力，比如 47,XXX 或 47,XYY。这些异常通常与染色体异常概率升高没有关联。性染色体嵌合型可导致胎儿染色体异常，因此建议做羊膜腔穿刺。

（七）DNA 修复障碍和染色体断裂

一些以常染色体隐性遗传方式遗传的疾病多存在 DNA 修复异常，其特征是体内或体外实验均可见染色体断裂。这一类的疾病有 Fanconi 贫血、运动失调性毛细血管扩张症、Bloom 综合征、着色性干皮病等。Fanconi 贫血的产前诊断依据是患病胎儿由双环氧丁烷诱导的染色体碎片的数目增加。取自共济失调性毛细血管扩张症病人的染色体标本中有大量的异常染色体，表现为染色体的自发断裂和羊水细胞与正常淋巴细胞共同培养时所显示出的集落生成效应，二者结合起来可做出诊断。

Bloom 综合征可通过培养的羊水细胞中姊妹染色体交换率的增加来诊断。在着色性干皮病中，存在 DNA 修复错误，但细胞遗传学未发现异常。

DNA 的研究已经对部分基因做出识别，这些基因可能与某些 Fanconi 贫血的亚型、共济失调性毛细血管扩张症和 Bloom 综合征有关。在患有这些疾病的病人中已鉴定出多个基因突变。这些突变的进一步研究可能有助于携带者的识别及产前诊断。现已尝试细胞遗传学分析与 DNA 实验联合检测用于产前诊断。

三、产前细胞遗传学诊断中的实际问题

虽然产前细胞学诊断的精确率可达 99% 以上，但仍应使病人知道这项检查并非万无一失。培养的羊水细胞可能不生长，需要重复进行羊膜腔穿刺。普通显微镜可能发现不了小量的染色体缺少或增多。当怀疑有细微缺失时，某些实验如荧光原位杂交(FISH)可能对最后诊断有所帮助。FISH 是一种将克隆的 DNA 片段用荧光素标记后与样本 DNA 杂交，然后在显微镜下观察的一门技术。FISH 可用于染色体特异性 DNA 片段的检测，也可用于绘制整条染色体的图谱。因此当常规细胞遗传学检测不足以诊断时，FISH 可作为一种强有力的诊断手段。当超声检查提示有特异性微缺失综合征时，如颚颅面综合征，可用这种特异性探针来检测可疑的缺失。

（一）母体细胞污染

由于取材途径的缘故，羊水和绒毛标本有时会含有一些母体细胞。当一个培养基中同时生长有男性和女性细胞时，通常可认为发生了母体细胞的污染(MCC)。一项欧洲协作研究显示混合生长的概率为 0.315%，北美的几个实验室得出的结论认为发生率为 0.23%。由于女性胎儿的污染常被忽视，因此实际发生率可能是男性单胎的 2 倍。发生 MCC 时，羊水培养中可有数量不等的母体细胞和胎儿细胞混合生长，因此是造成产前诊断失误的根源。由于培养基中长满了母体细胞，而被认为是正常的，因此至少有 4 例唐氏综合征被漏诊，而胎儿性别鉴定

也发生了错误。

为减少羊膜腔穿刺中 MCC 的发生率,特提出下列建议:

1.羊膜腔穿刺应在超声检测下进行。

2.应使用有针芯的小号针(21 号针)。

3.应弃去最初的数毫升羊水,然后更换注射器再取羊水培养。

当怀疑有 MCC 时,有获得母体核型的必要,以将母体血细胞多态性与女性胎儿细胞多态性进行比较。大多数情况下这将有助于母体细胞的识别,对于排除双胎或罕见的嵌合型也是非常重要的。

取绒毛活检进行产前诊断时也要考虑 MCC 的可能。实施 CVS 的最初几年,有许多关于绒毛与胎儿染色体之间存在差异的报道。Simoni 进行组织培养时发现,有时培养基中长满的母体细胞可导致男性胎儿细胞中出现女性核型。通过仔细去除可见的蜕膜组织,用显微镜鉴别胎儿组织,以及在有充足的组织可利用时直接进行染色体分析大大减少了 MCC 的发生。直接染色体分析是从有丝分裂活跃的细胞中制备中期细胞,这种细胞仅在绒毛中存在,母体样本中不存在,因此与长期培养相比,发生 MCC 的概率更低。尽管还没有发现培养时间是 MCC 的显著影响因素,报道的 MCC 病例中有大部分是进行长时间 CVS 培养的,MCC 发生率为 10%。因此,当前的建议包括直接用 CVS 样本的同时长时间培养样本进行细胞遗传学分析。如果怀疑有 MCC,应比较 CVS 中 XX 细胞和母体细胞染色体多态性。

(二)染色体镶嵌现象

染色体镶嵌现象是指在同一个体上存在有两种或两种以上不同核型的细胞系。当羊水培养出的不同细胞显示有不同的染色体组成时(通常一个正常,另一个异常),对此做出恰当的解释很重要,因为真正的染色体镶嵌可以是胎儿畸形的原因,而假性镶嵌没有临床意义。

真性镶嵌的诊断原则由 Boue 等在 1979 年首先提出。他们认为只有在至少两个独立的细胞培养中均发现两个不同核型的细胞系时,才能诊断为镶嵌现象。当一个细胞培养中出现异常染色体组,而另外两个培养中只有正常染色体组时,可推测为假性镶嵌。无论在一个培养皿中出现一个还是多个异常细胞,很有可能培养出异常核型细胞而并无临床意义。被认为是假性镶嵌而实际上是真性镶嵌的概率尚不清楚。Benn 等推测,即使是应用了先进的细胞遗传学诊断技术,至少有 7% 的真性镶嵌被误诊为假性镶嵌,大约 4.5% 的真性镶嵌未被检出。重复进行羊膜腔穿刺无助于解决这个问题,第二次结果正常也不能因此而推断第一次的结果错误,当第一次的结果重复出现时,有可能是再次取材时取到了同样的胚胎外组织。胎儿血液取样更有助于解决这个问题。然而应当强调的是,永远也不能完全排除真性镶嵌。Hsu 等在研究了 22000 个病例和综述文献的基础上,制定了诊断羊水细胞染色体镶嵌现象的实验室标准。他们建议重点应放在已知的与表型异常有关的常染色体上。他们得出结论,对已确认有染色体镶嵌的病人应进行遗传咨询,关于单细胞/单克隆假性镶嵌的信息应保存在实验室中。

Kalousek 充分研究了镶嵌现象发生时间的重要性,认为染色体镶嵌分为 3 种截然不同的类型:累及所有胚胎组织(胚胎、胎儿、胎盘)全部镶嵌型和组织特异性镶嵌,后者又分为两类:局限于胎盘、局限于胎儿。全部镶嵌型是受精卵第一次和第二次卵裂时发生错误,累及所有胚胎组织,羊水和胎儿血细胞中均可查见嵌合体。这种嵌合体常导致表型异常,这已在大多数常染色体三体及性染色体三体和 X 染色体单体中做出描述。

在 CVS 作为产前诊断手段之前,人们已经认识到,有一些无法解释原因的足月 IUGR 胎儿有胎盘特异性嵌合体存在(CPM)。当染色体镶嵌现象的诊断来自于 CVS 样本时,最常考虑为 CPM,但 CPM 不能在羊水或脐血中发现。CPM 能解释一部分假性嵌合体和妊娠结果的差异。CPM 中最常见的非整倍性变异是 16-三体,其他常见的还有 2、7、9、15 及 22-三体。

胎盘特异性嵌合体可能是受精后滋养层和胚外中胚层细胞分裂时发生错误所致。除此之外,还可来源于其中部分细胞,而不是全部细胞,选择性地去除了多余染色体的三体胎儿(合子营救)。理论上,1/3 的这种三体的营救染色体组中可能有一对染色体完全来自双亲中的一方,称之为单亲二倍体(母方或父方),这样即使核型是正常的,也可能出现表型正常。已经认识到,一些基因是否优先表达,取决于是遗传自母亲还是父亲。因此产前诊断为三体嵌合体的表型受到单亲二倍体的潜在影响。这种现象称为基因组印迹。

1984 年发表的三项大的关于羊水培养中染色体镶嵌现象的研究,数据来自近 119000 个羊膜腔穿刺标本。真性镶嵌的概率为 0.1%~0.3%,无论是在封闭的培养瓶中与受胰蛋白酶作用的细胞一起培养,还是在开放的平皿中培养然后原位收获,其概率变化不大。多细胞假性镶嵌的发生率从 0.64%(美国)到 1.1%(加拿大)不等。当发现单个细胞中只有一条染色体异常时,所有三个组报道的假性嵌合率甚至更高(2.4%~7.0%)。

在体外,最常发生的常染色体三体(假嵌合体)是 2-三体,其次是 20、17 和 7-三体。随诊没有表型异常。羊水细胞学诊断的所有嵌合体中,涉及一条常染色体的真性镶嵌占近 50%。真性镶嵌的 21、8、9、13 及 8-三体胎儿表现出的表型异常与各自的临床表现相符。20-三体是最常见的常染色体真性镶嵌,是唯一的常与表型正常相关联的三体(85%)。表型异常的个体并未表现出恒定的畸形模式。因此,很有可能是偶然的关联,而不是有明确定义的综合征。胎儿血取样对进一步评估 20-三体嵌合体妊娠并无帮助,因为嵌合细胞并不出现在血液中,它们能在特定的胎儿组织中如肾、肺、食管中出现。9 和 17-三体也有相似的情况,还有四体性 12p,即 Palister-Killian 综合征。

Hsu 等最近报道了罕见三体嵌合体病例中核型/表型的相互关系。13 例病人在产前诊断为常染色体单体嵌合体。常染色体单体通常被认为是假嵌合体,不过几乎没有表型异常的病例报道。

最常见的性染色体嵌合体有:45,X/46,XX,46,XX/47,XXX,46,XY/47,XXY,及 45,X/46,XY。除 45,X/46,XY 外,所有其他性染色体嵌合体都能在羊水培养中发现,是真正的嵌合体。性染色体嵌合时显著畸形的比例通常低于常染色体嵌合体。45,X/46,XY 嵌合体应给予特别的重视。尽管产后诊断的 45,X/46,XY 嵌合体的表型异常可以表现为混合性性腺发育不全至女性型,但大多数产前诊断时(90%)均表现为正常男性核型。应在超声下观察男性外生殖器作为附加诊断手段,以便产前确定这些胎儿的性别。

与羊膜腔穿刺相比,细胞遗传学的错误和非确定性结论在 CVS 中更常见。CVS 发现的核型与胎儿核型不相符,可能是由于绒毛标本中仅含有胚外组织的缘故,也可能是胎盘特异性或绒毛组织染色体镶嵌现象,因此不能反映胎儿的真实情况。最常发生数目畸变的染色体有 18、16、3、13 和 7 号染色体。其他常见的细胞系有 45,X 和四倍体。在这些情况下,病人常不得不做羊膜腔穿刺和胎儿血取样,进一步地区分真性镶嵌与假性镶嵌。

新发生的结构重排

尽管羊水细胞培养进行染色体分析已有很多年的历史(CVS 相对较少),但仍会出现临床意义不明的情形。最明显的例子是新发生的结构重排和新形成的标记染色体。

新形成的这个名词是指胎儿细胞中存在染色体畸变,而双亲染色体核型完全正常。羊膜腔穿刺诊断的新发畸变的总发生率为 2/1000。其中平衡性结构重排为 1/1000,非平衡性结构重排为 0.5/1000,大约 0.5/1000 为标记染色体。这些发生率略高于报道的新生儿的发生率,可能由于一些异常胎儿已流产。

新形成的结构重排可以是平衡的也可以是不平衡的。不平衡的结构重排有可见的缺失或表现为染色质增多,因此即使不能辨认多余染色质的来源,也可以对这种结构异常的结果进行预测。虽然如此,判定结构异常所涉及的片段是来自常染色质还是异染色质(用一种特殊的染色方法)是很重要的,因为异染色质对于表型并无明显影响。

当检测到明显的新形成的平衡性的结构异常时,很难预测结局,因很有可能存在亚显微缺失或重复,用目前的细胞遗传学技术不能检测,因而会造成漏检。对新生儿的研究发现,新形成的平衡结构异常可能与智力发育迟缓和躯体畸形有关,尤其是存在非罗伯逊易位时。当出现 X 染色体的新发易位时,重组的染色体可能包含 X 染色体的非活性中心。X 染色体的非活性中心插入到常染色体中,将导致染色体的不平衡和表型异常。

Warbarton 收集了经羊膜腔穿刺证实的关于新形成的畸变断裂点与妊娠结果关系的资料,包含的仅是出生时和胎儿镜检中观察到的畸形。据推测,8%~10% 的后代有表型异常。新形成的平衡性罗伯逊易位通常为正常表型。

最近的研究显示,有相当高比例的新形成结构异常来自父方。应用多种染色技术和异染色质标记来确定重排染色体的父方来源时,Olson 和 Magenjs 发现,32 例标本中,27 例(84%)被确认来自父亲,只有 5 例(16%)来自母亲。

(三)额外标记染色体

染色体标记包括一系列常规细胞遗传学技术通常不能发现的结构发生重组的染色体区。没有与着丝粒相连的染色体片段在有丝分裂或减数分裂时常被丢失。与着丝粒相连的片段可以被当作额外标记染色体进行分裂。因为这些标记在正常个体中也可发现,外观畸形和智力低下的病人中也存在,因此在对羊水培养或 CVS 中发现这些标记在产前咨询时很难做出决定。产前诊断额外标记染色体的概率为 0.6~1.5/1000,其中一部分来自遗传,其他的是自然的新形成的结构重排。这些标记可以在所有细胞中存在,也可仅局限于一部分细胞(嵌合体)。

大约半数标记有随体或双随体。这意味着它们来自于近着丝粒染色体的短臂。因此预后要比无随体者好。

对文献综述发现,在大多数遗传性疾病和部分非家族性疾病中,额外的染色质对表型没有明显影响。然而,在一些非家族性疾病中畸形综合征和神经行为异常有关。因此,当羊水诊断有额外标记染色体时,对父方血液进行染色体分析是很有必要的,而无须考虑标记的特征,这样可以提供恰当的咨询。如果双亲的一方携带标记的染色体,可以推测胎儿畸形的发生率并不升高。若双亲都不是携带者,这种标记可能是新形成的重排,这样对本次妊娠结果做出预测将困难得多。已有种种尝试来研究表型与标记染色体特征的关系。一些标记已被确认为 15号染色体的倒位重复。这些标记与智力低下和癫痫发作有关。其他具有中央着丝粒的标记被认为是来自于 12 号或 18 号染色体短臂的等臂染色体。在大多数病例中，通过 FISH 技术可以判断额外标记染色体的来源。不过尚不能预测其临床意义。一些正在进行的调查发现，是否有异常细胞系的嵌合现象，异常结果的风险为 10％～14％，我们认为，带有着丝粒的异染色体，片段状标记，通常预后较好，判定新形成标记有害影响的关键因素是常染色体本身而不是随体存在与否。

（四）四倍体

培养的羊水细胞中常可见到四倍体，据报道其发生率为 10％～80％。4 例活产的四倍体婴儿的报道引起了人们的关注。但大多数细胞遗传学家认为四倍体只能在体外出现，没有临床意义。

四、与 AFP 升高相关的先天性疾病

（一）羊水中 AFP 升高

Brock 和 Sutcliffe 首先观察到开放性 NTD 胎儿的羊水中 α-胎儿球蛋白升高（AFAFP）。许多实验室对此进行了验证，AFP 开始被作为产前诊断开放性 NTD 的常规检查指标。

AFP 是妊娠头 3 个月胎儿血浆中的主要蛋白质，在去除细胞的羊水中可通过免疫法检测到。其分子质量和电荷与白蛋白相似，但一级结构不同，有其抗原特异性。其基因位于 4 号染色体，通过 cDNA 克隆对基因的初级结构进行了广泛研究。AFP 在卵黄囊、胃肠道、胎儿肝脏中合成，最早在妊娠 30 天时即可测出。正常情况下，胎儿血浆 AFP 可通过胎儿肾脏滤过，排入羊水。孕 13 周时，AFAFP 的浓度达高峰，以后每周下降 10％，直到 20 周，然后持续下降，到 30 周时几乎测不到。每一孕周都设定了一个 AFAFP 的正常值范围。由于超过 90％的 NTDs 为散发，因此无论穿刺的指征是什么，每份羊水标本都应常规测定 AFP 水平。

既往生育过一个 NTD 患儿后，再发风险大约为 2％；生育 2 个 NTD 患儿后，再发风险为6％。双亲之一为 NTD 患者的再发风险尚无可靠证据，因为一些研究包括隐性脊柱裂的父母，其 AFAFP 正常。这种情况下，通常认为再发风险为 2％。

AFP 升高（超过平均值 3 个标准差或超过该孕龄中位数的 2 倍）能够检出 98％～100％的NTD 胎儿。孕龄推算错误是造成假阳性结果的主要原因，可以通过 B 超测量胎儿径线，重新估计孕龄来解决这个问题。AFAFP 的升高通常是其通过胎儿皮肤缺损或黏膜渗出所致。这种机制解释了无脑儿、开放性脊柱裂、腹壁缺损如脐膨出、腹壁裂中 AFAFP 升高的原因。肾脏对蛋白的异常滤过也会导致 AFAFP 升高，如 Finnish 型先天肾病。胃肠道梗阻或吞咽困难使胎儿小肠内的无法重吸收 AFP，因此造成羊水过多和 AFAFP 升高。双胎妊娠、稽留流产、胎儿濒临死亡、胎儿血液标本污染也可引起 AFAFP 结果的假阳性。

（二）羊水乙酰胆碱酯酶

AFAFP 在诊断上没有特异性，胎血污染可使其升高，因此需要一种更特异性的指标来诊断神经组织在宫腔内的暴露。Smith 等发现由神经轴突产生的乙酰胆碱酯酶（AChE），可以与神经组织的非特异性胆碱酯酶区分开。他们还发现它能够被特异性抑制剂阻遏。这种方法被建议用来区分与 NTDs 有关或无关的 AFP 升高。然而后来发现，AChE 也是非特异性的，大

约 67％的脐膨出/腹壁裂胎儿和 57％的囊状淋巴瘤胎儿 AChE 呈阳性。其他胎儿畸形、胎儿死亡及胎血污染时 AChE 也呈阳性。目前,可选用高分辨率超声确定脊柱和腹壁缺损或其他缺陷的诊断,即使很有可能是胎血污染造成的 AFP 升高或 AChE 阳性,也应进行超声诊断。

（三）MSAFP 筛查

Seppala 和 Ruoslahti 首先发现在胎儿死亡或自发流产病例中,MSAFP 的水平明显高于正常。Brock 等在 1972 年对无脑儿妊娠的研究也得出了相似的结果。由于 90％～95％的 NTDs 是散发的,如果把家族史作为评估指标则很难发现 NTDS,因此制定一种措施来识别高危孕妇非常重要。NTDs 胎儿 MSAFP 升高的发现引发了将其用于进行筛查可行性的多中心研究。

孕 16～18 周的 MSAFP 已成为筛查开放性 NTDs 的标准措施。根据 MSAFP 水平界值选择的不同,NTDs 的检出率有很大差别。大多数筛查项目设定的界值为中位数（MoM）的 2～2.5 倍。选用 2.5 倍 MoM 为界值时（大多为第 97 位百分数）,无脑儿检出率大约为 90％,开放性 NTDs 为 69％,假阳性率为 3％～4％。如果选择较低的界值,假阳性率可能更高。MSAFP 假阳性最常见的原因是孕龄估计过小或双胎妊娠。不过也可能是血型（Rh,Kell）,胎盘因素如胎盘溶血、血管瘤或腹膜后出血所致。罕见情况是急性病毒性肝炎或肝脏肿瘤时,MSAFP 也可升高。对下列高危病人进行 MSAFP 筛查尤为重要,如 NTD 发生率升高 4 倍的糖尿病患者和由于孕期摄入丙戊酸或维 A 酸而使 NTD 发病率升高者。非 NTDs 的缺陷也可因 MSAFP 的升高而被检出。

建议 MSAFP 一次或数次结果升高的病人行超声检查,可使 NTDs 诊断的敏感性高达 95％。然而,由于 NTDs 的识别受到缺陷所在部位和范围的限制,而且由于部分结构上的异常是由于染色体突变造成的,因此也建议进行羊水穿刺染色体分析。

研究显示,妊娠期间补充叶酸可降低 NTDs 的发生率。1991 年,医学研究委员会（MRC）报道对既往生育患病婴儿的妇女补充叶酸,使 NTDs 再发率降低了 71％。其他研究显示,叶酸的应用也使非高风险家庭 NTDs 的首次发病率降低了 50％。

美国公众健康委员会建议育龄妇女每天服用 0.4mg 叶酸,以降低 NTDs 的患病风险。在那些既往有患病子女的妇女中,建议妊娠前 3 个月及妊娠后 3 个月每日服用 4.0mg 叶酸。这并不否认 MSAFP 筛查的必要性,因对补充叶酸的妇女来说,仍有 30％生育 NTDs 患儿的风险。

五、代谢性疾病的产前诊断

已发现超过 200 种先天代谢性疾病与特定酶的缺陷有关。这些疾病实验室诊断的基础是特定酶功能低下或蛋白质特性发生改变。必要时,利用羊水细胞或 CVS 获得的组织在培养的成纤维细胞中对所有酶进行测定,这些细胞中酶的含量丰富,可用作产前诊断。不过,成纤维细胞培养技术并不能应用于所有先天性代谢性疾病的研究。

所有黏多糖代谢性疾病都能在产前进行诊断。Tay-Sachs 病、Krabbe 病、异染性脑白质病变和 Niemann-Pick 病是一些涉及神经鞘脂类代谢的疾病,也能在产前进行诊断。Menke 病有铜的累积,胱氨酸病有胱氨酸的累积,可用于这些疾病的产前诊断。同样除特定酶的分析外,对细胞内累积的异常物质进行超微结构检测可诊断Ⅳ型黏多糖累积症和 Pompe 病。在

1985 年由 Desmick 等发表的一个纲要列举了这些能进行产前诊断的遗传代谢性疾病及所采用的产前诊断方法。能进行产前诊断的单基因疾病的数目在不断增加，诊断所采用的技术因具体条件，特别是酶的缺陷或所涉及的突变而定。

由于不同的突变或酶的缺陷可引起相似的临床表现，故每一病例都应个体化对待，从而做出恰当的检测，避免因异质性而造成的误诊。

六、DNA 分析用于产前诊断

有许多基因病是由 DNA 水平上的突变引起的。DNA 分析已成为常规产前诊断的必要组成部分。由于分子诊断不依赖基因产物（蛋白质或酶）在胎儿细胞中表达，因此可通过对羊水细胞、绒毛或胎儿血液进行 DNA 分析来完成产前诊断。

DNA 分析进行产前诊断可通过直接检测致病基因或间接（连锁分析）检测并研究与致病位点紧密相连的 DNA 多态性的遗传模式来完成。

直接检测需要了解家族中特定的突变。常用于诊断的技术包括限制性内切酶技术及等位基因特异性寡核苷酸探针技术。

限制性内切酶是一些细菌产生的酶，能切割 DNA 的特定核苷酸序列（4～6 个碱基对），生成的片段可复制，在琼脂电泳中可以被分开。能被限制性内切酶识别的碱基序列被称为限制性位点。这一位点的任何变化都会使限制性内切酶无法识别，从而阻止对 DNA 的切割。这种变化导致的片段长度的改变可通过 Southernblot 来识别。

等位基因特异性寡核苷酸探针是人工合成的核苷酸序列，长度通常为 14～30 个碱基对。它可用于直接检测特异性 DNA 突变。常用的有两种不同的寡核苷酸链，一种是与正常等位基因配对的核苷酸链，另一种是与突变的等位基因配对的。由于单链 DNA 探针很短，不能与发生改变的基因序列（即使是单个核苷酸）杂交，只能与完全相同的序列杂交。因此，可用于诊断患有特定疾病的胎儿，并能将携带者（杂合子）和未患病的正常胎儿（正常等位基因的纯合子）区分开来。等位基因特异性寡核苷酸探针技术已用于很多疾病的直接检测，携带者可能通过人群普查检出。

直接检测使检查结果的不确定性降至最低，不再总是需要对其他家庭成员进行研究，不过，它不能用于突变基因或特定突变尚不明确的疾病的诊断。对这些疾病，需要应用非直接检测手段，如限制性片段长度多态性和连锁分析。

RFLPs 是位于非编码 DNA 序列的可遗传变异，能引起限制性内切酶的酶切位点的改变，不同个体电泳时可出现不同长度的 DNA 片段，电泳时表现为不同的条带。至少两个不同的等位基因出现于同一位点，且每一基因的出现频率至少为 1%，这称为多态性。每个 RFLP 都以简单的孟德尔方式进行共显性遗传。这提供了大量连锁的遗传标记，能用于追踪家族中的突变基因。当两个或多个 DNA 序列紧密排列时称为连锁。应用 RFLPs 可间接进行产前诊断，它可以与可疑致病基因一起分裂。如果遗传标记和突变基因紧密相连，减数分裂时不会发生分离，就能排除或确定胎儿突变基因的存在。因此，这研究的结论或结果取决于连锁的程度及是否存在遗传标记与疾病基因间的重新连接（有丝分裂时单链 DNA 在染色体之间的交换）。如果发生了重组，疾病基因与连锁的多态性被打乱，会导致诊断上的失误。靠近所研究的基因的多种 RFLPs 的应用降低了出现错误结果的概率。

为进行直接和间接的分析,通过聚合酶链反应技术(PCR)可获得充足的 DNA。这种技术应用热稳定性 DNA 聚合酶(合成新的 DNA 复制链),扩增短链的基因组 DNA,从相关部位扩增大量 DNA。PCR 的应用大大减少了耗时较多的组织培养技术的应用,缩短了出报告的时间。

DNA 分析最初用于各种血红蛋白病的诊断(地中海贫血和镰状细胞贫血)。在镰状细胞贫血中首先报道了与特定基因缺陷有关的第一个 RFLP,这段基因中仅发生了一个核苷酸的替换就导致了整个限制位的丢失。Kan 等报道,正常的 β-A 血红蛋白位于一个 7.6kb 的片段上,而异常的 β-S 血红蛋白基因位于一个由于正常位置的限制性位点丢失所产生的 13kb 的片段上。现在镰状细胞贫血可通过 PCR 扩增联合应用限制性酶切或 ASOs 来诊断。由于用于分析的 DNA 数量相对较少,大多数实验室更倾向于应用 PCR 技术。

镰状细胞贫血或 E 血红蛋白病等是由于血红蛋白产生变异而引起的疾病,与之不同的是,地中海贫血是一组常染色体隐性遗传的血红蛋白病,涉及的基因突变可导致血红蛋白链产生不足(每个 16 号染色体上有两个 α-球蛋白基因,每个 11 号染色体上有一个球蛋白基因)。4 个正常基因中的任何缺失假如不发生致死性的胎儿水肿都可导致 α-地中海贫血,α-型比 β-型临床过程要好。α-型在东南亚、非洲部分地区、地中海、中东地区人群中非常常见。

β-型地中海贫血可导致病人的严重贫血,因此产前诊断主要针对纯合子 β-型地中海贫血。β-型地中海贫血在地中海最常见,东南亚和非洲也很常见。由于这些疾病可导致很严重的后果,美国妇产科医师学会建议通过全血细胞计数对孕妇进行筛查,有指征时进行 DNA 分析和血红蛋白电泳。一旦发现双亲均为携带者,可以认为胎儿患病风险较大,应做产前诊断。

在资料丰富的家庭进行 CF 的产前诊断已有很多年。7 号染色体的基因标记与 CF 位置紧密连锁,在 1985 年和 1986 年多家机构同时对此进行了报道。通过应用多个多态性位点及对羊水中胎儿肠道酶活性(碱性磷酸酶和 γ 谷氨酰转肽酶)的分析可进行产前诊断。CF 基因的克隆取得了重大突破,发现造成 CF 的主要突变是 DF508 特定位点的三个碱基的缺失,白种人中 70% 的病人和德系犹太人中 30% 的病人由此突变造成。当前已鉴别出超过 500 个不同的基因突变。其中 70% 由选定的实验室进行了验证。对有 CF 家族史和通过人群筛查检出的夫妇直接检测 CF 突变,是产前诊断的重大进步。

迄今为止,由 DNA 分析进行产前诊断的疾病的数量迅速增加。对大多数遵循孟德尔定律的疾病,有必要首先对双亲进行检查。当双亲均为常染色体隐性遗传病的携带者时(杂合子),需要进行产前诊断。

Rh 阴性妇女的胎儿 Rh 基因型的确定是对常染色体隐性遗传病分子诊断学的重要补充。Rh 阴性妇女应用 Rh 免疫球蛋白治疗降低了 Rh 抗体滴度和胎儿贫血的发生率。然而仍有部分妊娠妇女处于危险中。建议对 Rh 阴性以及有 Rh 杂合子伴侣的妇女的胎儿进行产前 DNA 检查,确定胎儿 Rh 基因型。

RFLPs 的连锁分析使产前诊断 Duchenne 和 Becker 肌营养不良成为可能。Duchenne 和病情较轻的 Becker 肌营养不良都是 X 性染色体连锁遗传病,由相同的基因突变造成,突变的基因位于 X 染色体短臂上。大部分病例中,存在基因缺失,缺失位点分布于整个基因。两种疾病都有或大或小的缺失存在。大多数病例中,两种疾病的分子差异可通过"阅读框架假说"

进行解释。根据缺失断裂点的不同,可以确定 DNA 转录成信息 RNA 时是否能够维持阅读框架,如能则产生较轻的 Becker 肌营养不良;若改变了阅读框架,将产生缩短的蛋白质,造成较严重的 Duchenne 肌营养不良。

其他能通过 DNA 技术进行产前诊断的 X 性染色体连锁遗传病是血友病 A 和 B。血友病 A,或称Ⅷ因子缺乏症,在男性的发生率大约为 1/5000。过去,通过测定胎儿血液中Ⅷ因子活性来进行产前诊断。自从能够分离出Ⅷ因子基因后,几乎所有产前诊断都能在分子水平进行。Ⅷ因子基因、紧密连锁的遗传标记、基因间多态性的 DNA 探针都可用于产前诊断。已知突变的数据库不断更新。最常筛查的突变是大的基因倒位,它可导致严重血友病,其Ⅷ因子的活性无法检测到口。血友病 B 也是 X 染色体连锁性遗传病,由Ⅸ因子的缺陷造成。与血友病 A 不同的是,血友病 B 尚未发现常见的频发性突变,因此难以提供产前诊断。对父母及患病亲人进行检测获得特定的突变是很重要的,只有确认了突变或提供了详细的多态性的信息,才能进行产前诊断。

双亲一方患病或超声检查怀疑胎儿患常染色体显性遗传病时,如相应的基因突变已被确定,可通过 DNA 分析进行诊断,如成人发病的多囊性肾病、马方综合征、Ⅰ型成骨不全、Ⅰ型神经原纤维增生等。

七、三核苷酸重复延伸

现认为越来越多的遗传性疾病由非传统的遗传模式引起。一种新的人类基因突变的机制是特定三核苷酸重复区的周围区域不稳定,导致了表达序列(基因)内或附近三核苷酸的重复性延伸。

首例报道的由三核苷酸重复延伸造成的疾病是脆性 X 综合征,为智力异常的常见原因。某个包含三个特定碱基的 DNA 片段的延伸被认为是造成一些神经性障碍的原因,如 Huntington 病、肌营养不良、Ⅰ型脊髓小脑运动失调及其他疾病。这些病共同特征是早现遗传(即在后代中发病越来越早,症状越来越严重)。重复序列的重复次数可由 Southernblot 和 PCR 检测。重复次数与临床表现直接相关(患者、无症状携带者和正常人)。只有家族史明确和可进行诊断时才做产前诊断。

脆性 X

脆性 X 综合征是造成遗传性智力低下的常见原因,男性发病率约为 1/1200,在女性约为 1/2500。发病的男性通常表现为特殊面容、青春期后睾丸巨大,某些病例可出现行为孤僻。尽管大多数杂合子男性有智力低下,但有 20% 男性携带者可以是正常表型,后者被称为传带男性。也有证据表明,杂合子女性也可以发病,但症状不严重。脆性 X 综合征的诊断依据最初是 X 染色体长臂上 Xq27.3 有对叶酸敏感的脆性位点。在缺乏叶酸的细胞培养中可诱发染色体异常。用上述方法对羊水细胞进行产前诊断很困难,并不总是能发现细胞遗传学异常,而且由于相同区域其他脆性位点的出现也导致了结果的不确定性。1991 年发现,脆性 X 综合征 FMR1 基因的 5′ 端非翻译区有一个不稳定的三核苷酸重复延伸区(CGG)。FMR1 基因上 CGG 重复的数目在正常人中为 6~50,有前突变者为 50~200,全突变的病人则超过 200。因此 DNA 分析成为产前诊断脆性 X 综合征的方法之一。当母方被证明是携带者时,重复性三核苷酸分析有助于确定胎儿 FMR1 基因正常还是发生了突变。

八、产前诊断的前景

应用上述方法进行产前诊断已成为常规产科检查的组成部分。除超声外,所有的方法实质上都是侵袭性的,应在器官分化完成以后进行。目前正尝试发展基因病早期诊断技术和非侵袭性技术。在植入前基因诊断和母血富集胎儿细胞领域,已朝这些目标迈进了一步。

在过去 10 年中,植入前基因诊断取得了重大进展,已成功用于 100 多名有单基因病和染色体病的高危孕妇的产前诊断。目前,这项技术主要用于由于不孕需要人工授精或单精子胞浆注射获得妊娠的夫妇。对那些在任何情况下都不考虑终止妊娠的夫妇是一个非常有吸引力的选择。

用作 DNA 或细胞遗传学诊断的细胞可来源于极体、卵裂球(即在 8 细胞胚胎上取得的 1～2 个细胞)或胚泡(即从滋养外胚层上采取的 10～30 个细胞,滋养外胚层是由 200 个细胞构成的胚泡的一部分)。

每种技术都有其优缺点,利用极体进行孕前诊断的优点是,极体在胚胎发育中没有功能。其缺点是监测不到父方的等位基因,不能确定胎儿性别,DNA 含量很少。PCR 可由于污染或技术失败而增加失误的风险。胚泡活检提供了大量的组织,但也有诊断错误的报道,对胚胎发育的远期影响尚无充分经验。

随着技术的改进和更精确价廉的分析技术的发展,植入前遗传学诊断有望成为产前诊断的重要方法。

另一个令人关注的无创伤性产前诊断方法是从母血中富集胎儿细胞进行分析。已有大量文献证明,妊娠期间母血循环中可出现胎儿血细胞,但需要富集和提纯。

最有希望用于产前诊断的细胞类型是有核红细胞。胎儿与母血中有核红细胞的比值是 1∶1×10^7 或 10^8。早在妊娠第 10 周它们就在母体循环中出现。其寿命很短,来自前次妊娠的可能性不大。Simpson 和 Elias 报道,发生染色体畸变的胎儿红细胞在母血中出现频率增高的现象,说明在这些病例中跨胎盘转运特别高。Valerio 等发现胎儿红细胞能在体外成功培养增殖。因此在不久的将来,孕早期无创伤性产前诊断具有广阔的现实前景。

第四节　正常分娩的处理

分娩是指妊娠满 28 周以后胎儿及其附属物,从临产发动至从母体全部娩出的全过程。妊娠 28～不满 37 周为早产,满 37 周至不满 42 周为足月产,≥42 周为过期产。在分娩过程中的不同阶段需根据不同情况进行处理。

(一)第一产程的处理

第一产程是以规律宫缩开始至宫口开全为止,又称宫颈扩张期,初产妇需 11～12 小时,经产妇需 6～8 小时。主要表现为宫缩规律,呈进行性加强,子宫颈逐渐扩张,胎头下降及胎膜破裂。

观察产程进展及处理原则:仔细观察,及时发现问题,尽早处理。

目前多采用产程图,对产程做到一目了然。产程图分潜伏期及活跃期。潜伏期是指临产出现规律宫缩开始至宫口扩张 3cm,此期间扩张速度较慢,平均每 1cm/(2~3)h,约需 8 小时,最大时限为 16 小时,超过 16 小时称潜伏期延长。活跃期指宫口扩张 3~10cm,此期扩张速度较快,约需 4 小时,最大时限为 8 小时,超过 8 小时为活跃期延长。活跃期又划分为 3 个阶段,最初是加速阶段,指宫口扩张 3~4cm,约需 1.5 小时,接着是最快速阶段,指宫口扩张 4~9cm,约需 2 小时,最后是减速阶段,指宫口扩张 9~10cm,约需 30 分钟,然后进入第二产程。

1.子宫收缩

定时连续观察宫缩持续时间,强度及间歇时间,并予以记录。还可用胎心宫缩描记图(CTG)进行监护。

2.胎心

用听诊器于潜伏期每 1~2 小时听胎心一次,活跃期后每 15~30 分钟听胎心一次,每次听 1 分钟。用 CTG 观察胎心与宫缩间的关系,判断胎儿在宫内的状态,明显优于听诊器法。若宫缩后胎心不恢复,<120 次/分或>160 次/分均提示胎儿缺氧,应寻找原因进行处理。

3.宫口扩张及胎头下降

潜伏期宫口扩张每 1cm/(2~3)h,约需 8 小时。活跃期指宫口扩张 3~10cm,此时宫口扩张明显加快,约需 4 小时,超过 8 小时为活跃期延长,可能有难产因素存在。胎头下降是以胎头颅骨最低点与坐骨棘平面的关系为标志的。胎头平坐骨棘以"0"表示,坐骨棘平面下 1cm 为"+1",上 1cm 为"-1",以此类推。

4.破膜

胎膜多在宫口近开全时自然破裂,前羊水流出。一旦胎膜破裂,应立即听胎心,并观察羊水的性状、颜色。若先露为胎头,羊水黄绿色混有胎粪,应立即行阴道检查,注意有无脐带脱垂,并给予紧急处理。若羊水清而胎头高浮未入盆,应予以卧床,以防脐带脱垂,若破膜 12 小时未分娩者,应给予抗炎药物预防感染。

5.肛门检查(简称肛查)

肛查可了解宫颈位置、软硬程度、厚薄;宫口扩张程度(以厘米计算),是否破膜;骨盆大小,是否有骨产道异常;确定胎位及胎头下降程度。肛查次数不宜过勤,临产初期 4 小时查肛一次,经产妇或宫缩强者间隔应缩短。

6.阴道检查

适用于肛查不清,疑有脐带先露或脱垂,轻度头盆不称经试产 4~6 小时产程进展缓慢者。应在严格消毒下进行检查,能直接摸清胎头,触清胎头矢状缝及囟门,确定胎位、宫口扩张程度,以决定其分娩方式。

7.其他

第一产程中应每 4~6 小时测量一次血压,若血压升高应增加测量次数,并予以相应处理;鼓励产妇少量多次饮食;临产后每 2~4 小时排尿一次,以免膀胱充盈影响胎头下降;潜伏期未破膜者可行肥皂水灌肠,清除粪便避免分娩时排便造成污染;清洗外阴,剃去阴毛。

(二)第二产程的处理

第二产程是从宫口开全到胎儿娩出。初产妇需 1~2 小时,经产妇数分钟可完成。主要表现为宫口已开全,胎头下降达盆底,产妇有排便感,屏气用力,宫缩强,间隙短,会阴膨隆变薄,肛门松弛。

1.密切监测胎心

此期宫缩频而强,需了解胎儿有无急性缺氧,应勤听胎心,每 10～15 分钟听一次。必要时可使用 CTG 连续检测,若发现胎心确有变化,应立即阴道检查,尽快结束分娩。

2.正确指导产妇屏气

宫口开全后,正确指导产妇用腹压,一旦宫缩出现,先深吸气屏住,然后如解大便样向下用力屏气以增加腹压。若发现第二产程延长应及时找原因,采取措施结束分娩。

3.接生

接生者应按无菌操作常规进行消毒铺巾等,掌握好接生要领,保护会阴防止撕裂伤,若会阴体(会阴中心腱)较高,胎儿较大,母儿有紧急情况,急需结束分娩者就行会阴切开术。胎头娩出后,不要急于娩出胎肩,应先以左手自鼻根部向下挤压,挤出口鼻腔黏液及羊水,然后协助娩出全部胎儿,记录出生时间。断脐并结扎好脐带后交台下处理新生儿。

(三)第三产程的处理

第三产程是从胎儿娩出至胎盘娩出,需 5～15min,不超过 30min。产妇感到轻松,宫腔变小,胎盘剥离。

1.胎盘剥离征象

①宫底重新升高达脐上。②脐带自然下降。③阴道少量出血。④压迫子宫下段脐带不再回缩。胎盘娩出有两种方式:a.舒式,胎盘胎儿面先排出,阴道出血较少。b.顿式,胎盘母体面先排出,阴道出血较多,此种娩出式较少见。仔细检查胎盘及胎膜是否完整,同时检查会阴有无裂伤及侧切伤口,并予以按解剖关系进行缝合。

2.新生儿处理

清理呼吸道,用新生儿吸痰管或导尿管吸净口鼻腔黏液羊水,然后用手轻拍新生儿足底,新生儿大声啼哭,表示呼吸道通畅。

3.阿普加评分

以判断有无新生儿窒息及严重程度,根据出生后 1 分钟时的心率、呼吸、肌张力、喉反射及皮肤颜色 5 项体征为依据,每项 0～2 分,满分为 10 分。4～7 分为轻度窒息,<4 分为重度窒息。

4.预防产后出血

正常分娩多数出血<300ml,若遇子宫收缩乏力的产妇应在胎头娩出后给予催产素 10～20U 静脉注射或胎盘娩出后注射 0.2～0.4mg 麦角新碱,预防产后出血。产后应在产室观察 2小时,注意子宫收缩、宫底高度、阴道出血量及会阴有无血肿等。

第五节　产褥期的处理

从胎盘娩出至产妇全身各器官(除乳腺外)恢复至妊娠前状态,包括形态和功能,这一阶段称为产褥期,一般规定为 6 周。

1.休息与卧位

会阴无伤口者取自由卧位,有伤口者应健侧卧位或平卧。保证充足的睡眠。以便恢复体力。

2.饮食护理

给予易消化和富于营养的饮食,适量的新鲜蔬菜及纤维素,避免吃刺激性食物,少食多餐,并适当补充维生素和铁剂。多喝各种汤类促进乳汁分泌。

3.病情观察

(1)子宫复旧的观察:正常情况下,产后当日,宫底平脐或在脐下1横指,以后逐日下降1～2cm,至产后10日降入骨盆腔内。此期应严密观察子宫收缩情况,子宫不能如期复原常提示异常。

(2)恶露的观察:密切观察恶露情况,注意色、量、气味,正常恶露有血腥味,总量约500ml,持续4～6周,量逐渐减少。如宫缩不良或胎盘胎膜残留,则恶露增多有臭味。

(3)严密观察生命体征,如体温>37.5℃以上者,应测量体温、脉搏、呼吸,每天4次。

4.会阴护理

(1)产妇如有外阴、阴道剧烈疼痛,排尿困难或直肠有压迫症状,应注意有无会阴血肿发生,如发现有会阴血肿,应立即配合医生进行切开、止血及缝合。

(2)会阴切开或自然破裂者,嘱产妇取健侧卧位,每日用5%活力碘棉球擦洗外阴两次并垫消毒卫生垫。保持外阴部清洁干燥。

(3)会阴水肿者可用50%硫酸镁液湿敷,会阴伤口红肿者,可用95%乙醇湿敷,每天2次,每次20分钟。

(4)会阴感染裂开者可提前拆线引流或行扩创处理,产后伤口愈合不佳者,在产后7～10天用1:5000高锰酸钾溶液坐浴,每天2次;并根据医嘱给予抗生素治疗。

5.排尿的护理

产后4～6小时鼓励并协助产妇自行排尿,以防膀胱充盈影响子宫收缩而至产后出血。如不能自行排尿,可用下列方法诱导。

(1)鼓励和帮助产妇下床排尿。

(2)让产妇听流水声,用温开水冲洗外阴诱导排尿。

(3)下腹部正中放置热水袋。

(4)遵医嘱肌内注射新斯的明1mg。

(5)上述方法均无效时给予导尿,并留置导尿管1～2天,定时开放,同时给予抗生素预防感染。

6.排便的护理

产后2天未能大便者给予缓泻剂,如中药番泻叶、酚酞(果导)片、开塞露等,必要时少量肥皂水灌肠,如有痔者可用10%鞣酸软膏涂在消毒纱布上轻轻按摩送入肛门。

7.乳房护理

(1)一般护理:乳房应保持清洁、干燥,哺乳前用温水擦洗乳头及乳晕,切忌用肥皂及乙醇擦洗。每次哺乳前应按摩乳房,刺激泌乳反射;哺乳时应让新生儿吸空乳汁,如乳汁充足未吸尽时,可挤出,以免乳汁淤积,影响再生。

(2)平坦及凹陷乳头护理:①乳头伸展练习,将两拇指平行的放在乳头两侧,慢慢地向头两侧外方拉开,使乳头向外突出;②乳头牵拉练习,用一手托住乳房,另一手的拇指和中、食指抓住乳头向外牵拉,重复多次;③配制乳头罩,对乳头周围组织起稳定作用;④在婴儿饥饿时先吸吮平坦的一侧。

(3)乳房胀痛及乳腺炎护理:产后 3 天内,因淋巴及静脉充血,乳腺管不畅,乳房可胀痛并有硬结、疼痛,可有轻度发热,1 周乳腺管通畅后自然消失,如胀痛明显,可用以下方法缓解:①尽早哺乳,产后半小时哺乳,促进乳汁畅通②热敷乳房,或轻轻拍打乳房;③按摩乳房,使乳腺管畅通,减少疼痛。

(4)退乳:因疾病和其他原因不能哺乳者,应尽早退乳,按医嘱给予退乳药物,如苯甲酸雌二醇;已泌乳者可用生麦芽泡茶服用,每天 3 次,连服 3 天。退乳期间限进汤类食物。

8.健康教育

(1)一般指导:出院后保证合理的营养,适当的活动与休息,注意个人卫生,保持良好的心态。

(2)计划生育指导:指导产妇选择适当的避孕方法。一般产后 42 天采取避孕措施,产后 4 周内禁止性生活。

(3)产褥期保健操:保健操可以促进腹壁、盆底肌肉张力的恢复,防止尿失禁,膀胱直肠膨出及子宫脱垂的发生。

(4)计划生育指导:顺产分娩后 3 个月,剖宫产术后 6 个月可上宫内节育器,产后 6 周在妇产科门诊及辖区妇幼保健院进行产后健康检查。

第二章　孕期保健

第一节　孕妇监护

高危妊娠是指凡可能危害母婴健康或导致难产的妊娠,广义上包括全部病理产科,狭义指孕 28 周后,伴有危及母儿健康的因素者。

一、产前检查时间

从确诊早期妊娠时开始,妇科检查了解软产道及内生殖器有无异常,测量基础血压,检查心、肺,检验血、尿常规。对有遗传病家族史或分娩史者,应行绒毛培养,也可在妊娠中期抽取羊水做染色体核型分析,以降低先天缺陷儿和遗传病患儿的出生率。未发现异常者,于妊娠 20 周起进行常规产前检查,即于 20、24、28、32、36、37、38、39、40 周做 9 次产前检查。对高危妊娠者,根据情况增加产前检查次数。

二、产前检查内容

(一)妊娠早期

1.详询病史

(1)年龄:孕妇年龄小于 20 岁或大于 35 岁,属于高危妊娠。

(2)推算预产期:末次月经第 1 日算起,月份减 3 或加 9,日数加 7,如果是农历,换算为阳历再推算预产期。记不清末次月经或哺乳期无月经来潮者,应根据早孕反应出现的时间及 B 超孕囊大小、头臀径来估算预产期。

(3)月经史及孕产史:了解月经周期有助于准确推算预产期,月经周期延长者预产期需相应推迟。既往是否有不良孕产史,如伴发妊娠期高血压疾病、产力异常、产道异常、死胎、死产和遗传病患儿、先天缺陷儿等。

(4)既往史:孕前是否有原发性高血压、心脏疾病、糖尿病、血液病、肝肾疾病、风湿免疫系统疾病等,以及各种疾病的发病时间及治疗情况。

(5)家族史:家族中是否有原发性高血压、糖尿病、血栓病及遗传病等。

(6)丈夫健康状况:有无遗传性疾病。

(7)本次妊娠情况:了解此次妊娠过程中是否有有害物质接触史,如放射线、苯、化肥、农药等。有无早孕反应、病毒感染及用药史。

2.一般检查

观察发育、营养及精神状况,测量血压及脉搏,检查心、肺有无病变,检查乳房发育情况、乳头大小、是否有凹陷。

3.双合诊检查

首次就诊时需双合诊检查,孕妇排尿后取膀胱截石位,观察外阴、阴道、宫颈是否有畸形或炎症,子宫与妊娠周数是否符合,有宫颈柱状上皮异位或接触性出血者,必须行宫颈细胞学检查。

4.辅助检查

(1)首要检查:

产科 B 超。最早可在妊娠 5 周做出诊断,可以检查子宫和附件是否有异常情况,宫内妊娠囊是否与停经天数相符。妊娠囊形态为圆形或椭圆形,孕 8 周可见原始心管搏动。阴道超声较腹部超声可提前 5～7 日确诊早期妊娠,妊娠 5 周时可以观察到胚芽。妊娠 6 周可以观察到卵黄囊,是子宫内妊娠的标志,位于妊娠囊内亮环状结构,中间为无回声区。妊娠 8 周后可测定头臀径,根据其大小预测胎龄。

首次产前检查时,常规检查血尿常规、空腹血糖、肝肾功能、肝炎分型等,除外妊娠合并内外科疾病,以便早期诊断治疗。

(2)次要检查:根据孕妇情况可以检验甲状腺功能、免疫风湿系列、凝血功能、血脂、心电图检查、肝胆脾 B 超等。

(3)检查注意事项:

根据孕妇个体情况,第一次产前检查要全面系统,对有高危因素的孕妇,应制定详细产前检查计划,并告知孕妇注意事项。

检查动作要轻柔,并耐心做好孕妇思想工作,取得孕妇理解与合作。

(二)妊娠中晚期

1.详询病史

如孕妇为首次就诊,除询问孕妇妊娠早期的表现外,重点询问孕妇中晚期饮食、大小便、睡眠、用药及胎动情况,是否有头痛、眼花、水肿、阴道流血等异常情况发生。

2.一般检查

血压、脉搏、体重,孕妇体重小于 45kg,注意胎儿宫内发育情况,孕妇体重大于 80kg 时,注意体重增长情况,于妊娠晚期体重每周增加不应超过 500g,超过者多有水肿或隐性水肿。观察全身及四肢有无水肿,孕妇仅膝盖以下或踝部水肿,经过休息后可以消退者不属于异常。

3.腹部检查

孕妇排尿后仰卧于检查床上,头部稍垫高,双腿略屈曲分开,腹肌放松,检查者站在孕妇右侧进行。

(1)视诊:注意腹型及大小,有无妊娠纹、手术瘢痕及水肿。腹部过大者考虑可能为双胎、羊水过多、巨大胎儿;腹部过小、宫底过低者,应想到胎儿生长受限(FGR);腹部两侧向外膨出、宫底位置较低者,胎儿横位可能性大;腹部向前突出(尖腹,多见于经产妇)或腹部向下悬垂(悬垂腹,多见于经产妇),应考虑可能伴有骨盆狭窄。

(2)触诊:用软皮尺测量耻骨联合上子宫高度及腹围值,用四步触诊法检查子宫大小、胎产式、胎先露、胎方位及胎先露部是否衔接。在做前三步手法时,检查者面向孕妇,作第四部手法时,检查者应面向孕妇足端。

第一步手法:检查者两手置于宫底部,了解子宫外形及宫底高度,估计胎儿大小与孕周是否符合。用两手指腹相对轻推,判断宫底部的胎儿部分,若为胎头则硬而圆,有浮球感,若为胎臀则软而宽,形状略不规则。若在宫底未触及胎头或胎臀,有可能为横产式。

第二步手法:检查者左右手分别置于腹部左右侧,一手固定,另手轻轻深按检查,两手交替,仔细分辨胎背及胎儿四肢的位置。平坦饱满者为胎背,并确定胎背向前方、侧方或后方。可变形的高低不平部是胎儿肢体,有时感到胎儿肢体活动更易诊断。

第三步手法:检查者右手拇指与其余4指分开,置于耻骨联合上方握住胎先露部,进一步查清是胎头或胎臀,左右推动以确定是否衔接。若胎先露部仍浮动,表示尚未入盆;若已衔接,则胎先露部不能被推动。

第四步手法:检查者左右手分别置于胎先露部的两侧,向骨盆入口方向向下深按,再次核对胎先露部的诊断是否正确,并确定胎先露部入盆的程度。若胎先露部为胎头,在两手分别下按的过程中,一手可顺利进入骨盆入口,另一手被胎头隆起部阻挡,不能顺利进入,该隆起部为胎头隆突。枕先露时,胎头隆突为额骨,与胎儿肢体同侧;面先露时,胎头隆突为枕骨,与胎背同侧,但多不清楚。

(3)听诊:在靠近胎背上方的孕妇腹壁上听胎心音最清楚。枕先露时,胎心在脐左或右下方;臀先露时,胎心在脐左或右上方;肩先露时胎心在靠近脐部下方听诊最清楚。应注意有无与胎心率一致的吹风样杂音。当腹壁紧,子宫较敏感,确定胎背位置有困难时,可借助胎心及胎先露部综合分析后判定胎位。

4.骨盆测量

(1)骨盆外测量:

髂棘间径:孕妇取伸腿仰卧位,测量两髂前上棘外缘的距离,正常值23～26cm。

髂嵴间径:孕妇取伸腿仰卧位,测量两髂嵴外缘最宽的距离,正常值25～28cm。以上两径线间接推测骨盆入口横径长度。

骶耻外径:孕妇左侧卧位,右腿伸直,左腿屈曲,测量第5腰椎棘突下至耻骨联合上缘中点的距离,正常值为18～20cm。第5腰椎棘突下相当于米氏菱形窝的上角。该径线间接推测骨盆入口前后径长度,是骨盆外侧量中最重要的径线。骶耻外径值与骨质厚薄相关,测量的骶耻外径值减去1/2尺桡周径(围绕右侧尺骨茎突及桡骨茎突测得的前臂下端的周径)值,即相当于骨盆入口前后径值。

坐骨结节间径或出口横径:孕妇取仰卧位,两腿弯曲,双手紧抱双膝,使髋关节和膝关节全屈。测量两坐骨结节内侧缘的距离,正常值为8.5～9.5cm;也可用检查者的拳头测量,能容纳成人手拳,则大于8.5cm,属于正常。此径线直接测出骨盆出口横径长度。若坐骨结节间径值小于8cm时,加测出口后矢状径。

出口后矢状径:坐骨结节间径中点至骶骨尖端的长度。检查者戴指套的右手食指伸入孕妇肛门向骶骨方向,拇指置于孕妇体外骶尾部,两指共同找到骶骨尖端,用骨盆出口测量器一端放于坐骨结节间径的中点,另一端放于骶骨尖端处,测量器标出的数字即为出口后矢状径值,正常值为8～9cm。若出口后矢状径值不小,可以弥补稍小的坐骨结节间径值。出口后矢状径值与坐骨结节间径值之和>15cm时,表明骨盆出口狭窄不明显。

耻骨弓角度:用左右手拇指指尖斜着对拢,放置在耻骨联合下缘,左右两拇指平放在耻骨降支上,测量两拇指间角度,为耻骨弓角度,正常值为90°,小于80°为不正常。此角度反映骨盆出口横径的宽度。

（2）骨盆内测量：孕妇取仰卧截石位，外阴部消毒，检查者戴消毒手套并涂以润滑油，动作应轻柔。

对角径：耻骨联合下缘至骶岬上缘中点的距离，正常值为 12.5～13cm，该值减去 1.5～2cm 为骨盆入口前后径长度，又称真结合径。检查者将一手的食指、中指伸入阴道，中指尖触到骶岬上缘中点，食指上缘紧贴耻骨联合下缘，用另一手食指正确标记此接点，抽出阴道内的手指，测量中指尖至此接触点的距离，即为对角径，再减去 1.5～2cm 得出真结合径值。真结合径正常值约为 11cm。若测量时阴道内的中指尖触不到骶岬，表示对角径值＞12.5cm。测量时间在妊娠 24～36 周、阴道松软时进行为宜，过早测量常因阴道较紧，影响操作；近预产期测量容易引起感染。

坐骨棘间径：测量两坐骨棘间的距离，正常值约为 10cm。测量方法是一手食指、中指放入阴道内，分别触及两侧坐骨棘，估计其间的距离。也可用中骨盆测量器，以手指引导测量，若放置恰当，所得数值较准。

坐骨切迹宽度：代表中骨盆后矢状径，其宽度为坐骨棘与骶骨下部间的距离，即骶棘韧带宽度。将阴道内的食指置于韧带上移动，容纳 3 横指为正常，否则属中骨盆狭窄。

5.阴道检查

若于妊娠 24 周以后进行首次检查，除检查外阴、阴道、宫颈外，应同时测量对角径、坐骨棘间径及坐骨切迹宽度。

6.直肠指检

了解胎先露部、骶骨前面弯曲度、坐骨棘间径及坐骨切迹宽度以及骶尾关节活动度，结合直肠指检测出后矢状径值。

7.辅助检查

（1）首要检查：

血常规、尿常规、血型：根据首次检验结果，按需要进行肝肾功能、凝血功能、电解质测定，以及乙型肝炎系列、心电图等项检查。

产科 B 超：妊娠 20 周左右，了解胎儿是否有畸形、胎儿发育、胎盘位置及羊水情况。近预产期了解胎儿发育情况、胎盘成熟度、羊水量及性状、胎先露位置、宫颈成熟度及脐带血流阻力。妊娠早、中、晚期至少行三次 B 超，根据孕妇及胎儿具体情况可以增加产科 B 超次数。

胎心监护：妊娠晚期行胎心率电子监测。

（2）次要检查：

糖筛查试验：妊娠 22～28 周之间进行，如有问题再做糖耐量试验或空腹血糖，除外妊娠期糖尿病。

既往有死胎、死产、胎儿畸形和患遗传性疾病史者：应检查孕妇血甲胎蛋白值、羊水细胞培养行染色体核型分析等。

（3）检查注意事项：妊娠中期第一次 B 超检查，如因体位原因未看清某些部位，需手推胎儿，使胎儿活动后再看，或嘱孕妇几日后复查 B 超；糖筛查试验前晚需正常饮食，避免食过多甜食影响结果。

第二节　孕期体重管理

　　胎儿发育关键时期孕妇的营养以及其他因素可以通过对某些基因表达的影响,即表观遗传学,引发其成年期肥胖、高血压、糖尿病、冠心病及精神分裂症等一系列疾病的发生,而且这种基因调控功能的改变可以隔代遗传。另外,胎儿出生体重与其成年期患 2 型糖尿病的危险性之间呈"U"形关系,即胎儿宫内能量供给过度,胎儿高血糖暴露等可导致胎儿高出生体重,尤其机体所含脂肪组织过多均增加胰岛素抵抗和心血管疾病的发生风险。目前,我国孕期营养缺乏已明显减少,但是,孕期营养过剩、胎儿高血糖的暴露对其健康的影响值得进一步关注。

　　孕期体重增加往往被认为是衡量母体营养状况是否恰当的指标,且多年来一直是孕期保健的重要内容之一。以往临床更多关注孕期体重增加幅度,但孕妇的体重与其身高有着非常密切的联系,身高不同而体重相同的孕妇,即使孕期体重增加相同,其对母儿的影响也是不同的。体重指数(BMI)消除了身高差异对体重的影响,使不同身高的孕妇体重增加有了相对统一的标准,故目前大多数采用 BMI 来反映孕期体重的增长情况。自美国医学研究院(IOM)根据孕前 BMI 的不同推荐相应的孕期适宜的体重增长范围后,国内外学者就孕前 BMI、孕期体重增长与多种妊娠结局的关系及本地人群适宜的体重管理模式进行了大量研究。而 2009 年新的 IOM 指南更加完善和丰富了孕期体重管理的内容。

一、孕前 BMI 和孕期体重变化对母儿结局的影响

　　长期的能量摄入不足导致孕前的低 BMI,减少了脂肪储存、内脏和躯体蛋白的含量。妊娠期间营养状况不良可减少胎盘的重量、表面积,从而进一步减少母儿间的物质交换,即使在怀孕晚期饮食摄入量增加后也无法改变这种状况。一些研究者认为,孕前 BMI 低的妇女孕期增重少会大大增加早产、分娩低出生体重儿的风险。近年来研究显示,分娩小于胎龄儿孕妇发生心脏病的风险较分娩适宜胎龄儿及大于胎龄儿者高。

　　孕前肥胖即高 BMI 者,脂肪组织异常分布,引发代谢和免疫功能障碍。肥胖孕妇不良的代谢状况易导致不良的子宫胎盘环境,引发大于胎龄儿、巨大儿的产生,并为胎儿成年后发生代谢性疾病埋下了隐患。肥胖妇女孕后易并发妊娠期高血压疾病、妊娠期糖尿病、深部静脉血栓形成、巨大儿、围生儿死亡率增加等风险。孕妇肥胖使产道脂肪堆积,肌肉力量差,增加了头盆不称的机会,常伴有宫缩乏力,产程进展缓慢或停滞,阴道助产及剖宫产等手术机会增加,产后出血发生率增加,影响腹部切口或会阴侧切口的愈合。孕期体重增加过多或过少都会对孕妇及胎儿产生不良影响,包括增加子痫前期、妊娠期糖尿病、剖宫产、早产、低出生体重及巨大儿、胎儿窘迫、围生儿死亡等的发生率,甚至对母儿的远期健康也有不良影响。

　　因此,孕前 BMI 过高或过低的妇女,在孕前及孕期应给予合理膳食和运动指导,使其 BMI 在孕前控制在正常范围之内,孕期控制体重适宜增长,以降低不良妊娠结局的发生。

二、孕期适宜增重范围

　　根据孕前 BMI 来推荐孕期体重增加范围的方法已被广泛接受。一般认为孕前 BMI 偏低的妇女妊娠期增重应多一些,而孕前 BMI 较高的妇女妊娠期增重应减少一些。目前,WHO

和西方国家主要采用 2009 年美国医学会修订的《孕期体重增加指南》中孕前 BMI 指数和孕期体重增加适宜标准（孕前 BMI＜18.5,孕期体重适宜增加 12.5～18.0kg;孕前 BMI 18.5～24.9,孕期体重适宜增加 11.5～16.0kg;孕前 BMI 25.0～29.0,孕期体重适宜增加 7.0～11.5kg;孕前 BMI＞30,孕期体重适宜增加 5.0～9.0kg）。我国一些学者认为,中国与欧美人口的体质存在差异,因此对我国孕妇孕前 BMI 指数与孕期体重增加适宜标准做了进一步修订,2009 年美国 IOM 对双胎孕妇孕期体重增长建议如下:孕前正常体重的孕妇,孕期体重增长范围为 17～25kg,孕前超重孕妇为 14～23kg,孕前肥胖孕妇为 11～19kg。

国外已有大量研究证据表明,孕期体重增长值在 IOM 推荐的范围之内与较好的妊娠结局有关。而目前国内尚无研究显示 2009 年 IOM 单胎孕期体重增加标准是否适合中国人群。学者回顾性分析 2005 年 1～12 月和 2009 年 1～12 月两年中在北京大学第一医院分娩的糖代谢正常足月单胎活产 4736 例孕妇的临床资料,结果显示:①孕前低体重组,妊娠期增重低于推荐范围的孕妇低出生体重儿较体重增长符合推荐范围的孕妇有升高趋势（OR 3.71,95％ CI 0.97～14.12）;②正常体重组,与孕期体重增长符合推荐范围组相比,体重增加高于推荐范围组孕妇发生巨大儿的风险较符合推荐范围组明显升高（OR 2.14,95％ CI 1.62～2.83）;③高体重组,孕期增重高于推荐范围组孕妇分娩巨大儿的风险较符合推荐范围组孕妇高（OR 3.25,95％ CI 1.65～6.39）,发生妊娠期高血压的风险增高（OR 1.79,95％ CI 1.04～3.09）。该研究提示美国 IOM 推荐的单胎孕妇孕期体重增长范围比较适合中国孕妇,可以为产科临床实践提供参考,指导孕妇在孕期得到合理的体重增长,从而控制新生儿体重,减少儿童期肥胖症的发生以及改善远期健康水平。同时,国内亦缺乏双胎孕期体重增加模式的研究,IOM 的新标准是否适用于我国双胎孕妇尚需进一步研究。

三、孕期体重管理的措施

对孕期进行体重管理的目的是改善母儿结局。对肥胖妇女不建议孕期减肥,但要避免孕期体重过度增加。为了获得适宜的体重增长,要给予饮食、运动、生活方式等方面的合理建议,尤其要强调平衡健康的饮食,避免不适当的热量摄入。

1.食物摄入

孕早期孕妇每天食物摄入量不需要增加,但应多摄入富含叶酸等维生素丰富的食物,单胎妊娠中后期每日食物摄入总热量平均增加 200kcal。健康的饮食是控制孕期体重合理增长的基础,应按照理想体重和工作性质,参考原来的生活习惯等因素计算每日所需热量,并严格执行,孕妇饮食既要满足孕妇和胎儿的营养需要,又要满足孕妇血糖控制理想、无饥饿症状和酮症发生的需要。

2.体育运动

孕妇在患者身体状况允许的条件下适当进行中等强度有氧运动,如散步、快走、骑车、游泳等,可提高胰岛素敏感性、减轻体重、改善血糖和血脂水平。中等运动强度的评定如下:任何会造成稍有出汗,或是适度增加呼吸或心率的运动;简单计算为快走的运动量（4～6km/h）;孕期运动强度达到最大心率的 60％～70％（最大心率＝220－年龄）。

3.设立孕期营养门诊

建议有条件的医疗机构设立孕期膳食营养门诊,甚至孕前即对准备妊娠的妇女进行宣教,使其意识到合理的膳食的重要性以及巨大儿的危害,从而配合产科医生进行良好的围生期保健。积极采用我国卫计委 2011 年 7 月颁布的妊娠期糖尿病诊断标准进行妊娠期糖尿病的诊断,并对这些患者及早进行营养指导和血糖控制,从而改善不良的宫内环境,减少高血糖对胎儿的影响,进而减少巨大儿的发生,改善围生结局,预防成人期疾病。

第三节　孕期营养

孕妇营养素缺乏可致母体虚弱,易于发生各种妊娠并发症,如妊娠期贫血、妊娠期高血压疾病、甲状腺肿大,并可导致产科异常情况,如死产、流产、胎膜早破、宫缩乏力致产后出血等。另外,可影响胎盘结构与功能,从而减弱胎盘向胎儿输送营养成分的作用。某些营养素严重缺乏可致畸胎,一般营养缺乏可致胎儿生长受限、出生体重低、脑发育受影响、智力发育落后等。

一、热能

妊娠期孕妇体重平均增加 12.5kg 左右,每增加 1g 体重需热能 0.9kJ(5kcal),故每日需多增加 1.25MJ(300kcal)。孕中、晚期体重每周增重 0.45kg 左右,表示热能供给恰当,不可低于 0.4kg 或超过 0.5kg。体重增长过快,需防止妊娠期高血压或巨大胎儿的发生。孕前肥胖的妇女,孕期不要减肥。

二、蛋白质

妊娠期需蛋白质 950g,如自孕中、晚期,每日需增加 5g 蛋白质,如蛋白质来源以植物性蛋白质为主,生物学价值在 60g 左右,则需增加 8.3g。孕期自尿中排出氨基酸较多,再加之消化吸收率的差别与个体差异,因此我国规定孕中期每日多供给蛋白质 15g,孕后期多供给蛋白质 25g。

三、脂类

脂肪供热百分比为总热能的 25% 即可,注意少摄入富含饱和脂肪酸的畜肉、禽肉,多采用植物油。脂类对胎儿的脑及神经系统的发育至关重要。脂质是脑及神经系统的主要成分,为胎儿脑固体物质的 35%～60%。有约 1/3 的胎儿脑脂肪链是长链的亚油酸及亚麻酸。在胎儿脑发育过程中,若无适量的必需脂肪酸,将影响脑细胞的分裂及新生儿的智力。故孕妇每日应有 3～6g 的必需脂肪酸以及适量的磷脂与胆固醇,以保证胎儿神经系统正常发育,这些均可从干果中获取,多摄入富含磷脂的豆类、卵黄,对胆固醇不必过于限制。

四、糖类

摄入糖类可很快供给热能,尤其胎儿以葡萄糖为唯一的能量来源,因此消耗母体的葡萄糖较多,如果摄入不足,母体需动员体内脂肪分解,而脂肪氧化不完全时可产生酮体,酮体过多母亲可发生酮症酸中毒,又影响胎儿智能发育。糖类热能需 60%。因此,以摄入淀粉类多糖为宜,不必直接摄入葡萄糖或过多蔗糖,以免血糖波动。

五、无机盐与微量元素

1.钙

我国推荐的膳食钙供给量为孕中期每日 1000mg,孕后期每日 1500mg。足月胎儿体内共有 32g 钙,多于孕中、后期吸收入胎体,估计最后 1 个月每日要吸收 450mg 钙。为防止骨质疏松及妊娠期高血压疾病,都需要增加钙的摄入。因此每日供给 1000mg 或 1500mg 是必要的,除一般含钙高的牛奶、豆类、芝麻酱、海带、虾米皮之外,也可食用一些强化钙的食品。但大量钙会妨碍铁的吸收,有人给孕妇补充碳酸钙每日 1000mg,12 周后铁蛋白降低,故钙剂使用的品种、剂量、时间要恰当。牛奶和奶制品中的钙容易被吸收,应多饮用。

2.铁

孕中期因血容量增加及胎儿需要,每日需铁 3mg,孕后期为 4mg。动植物混合性食物中的铁吸收率平均为 10%,故需 40mg/d。如为动物性食物,铁的吸收率可达 20%,我国规定推荐孕妇铁供给量每日 28mg,主张妊娠 4 个月开始口服硫酸亚铁 0.3g 或富马酸亚铁 0.2g,每日 1 次。缺铁可致小细胞低色素性贫血,贫血严重时易发生妊娠期高血压疾病、贫血性心脏病、感染性疾病等。

3.锌

一般成年妇女体内锌含量约为 1.3g,妊娠期增至 1.7g,除胎儿、胎盘、孕妇肝中锌含量增加外,羊水中含锌 0.44μg/ml,且随孕周增加而增加,羊水锌有抑菌效果。早产儿羊水中含锌低,重度子痫前期孕妇血清锌低于正常,缺锌可致子宫收缩无力易致产后出血。锌与胎儿关系密切,孕妇严重缺锌者可致胎儿发生中枢神经系统畸形,中度缺锌可致胎儿生长受限,免疫功能差,大脑发育受阻。孕妇多以动物性食物中为锌的来源。我国推荐的孕妇锌供给量为每日 20mg,孕妇血锌正常值为 7.7~23.0μmol/L。

4.碘

孕妇甲状腺功能旺盛,甲状腺素与蛋白质合成有关,可促进胎儿生长发育,妊娠期碘摄入量不足,孕妇易发生甲状腺肿大,严重缺碘可致胎儿大脑与身体发育迟滞,形成克汀病。我国推荐的孕妇碘供给量为 175μg/d。妊娠中、后期以每周进食一次海带为宜。

六、维生素

1.维生素 A

孕期需较多维生素 A,以维持胎儿正常生长发育与母体各组织的增长。我国孕妇维生素当量的摄入量约 600μg/d,其中 90% 来自 β-胡萝卜素,我国推荐的供给量为 1000μg 维生素当量。孕妇维生素 A 不足的临床症状甚少见,但可见到暗适应时间延长。血清维生素 A 含量在 0.7μmol/L 以下即为缺乏。

2.维生素 D

缺乏维生素 D 可致孕妇骨质软化、骨盆畸形。在孕妇有低钙症状,血中钙磷乘积低于 40 时,胎儿可有先天性佝偻病。一般孕妇血中 25(OH)D$_3$ 随孕期逐渐下降,故孕妇应多接受日光照射。我国推荐的孕妇每日膳食中维生素 D 供给量为 10μg。海鱼、禽、畜肝脏、蛋、奶中维生素 D 含量较多。

3.维生素 E

孕妇血浆中维生素 E 含量增高,可为正常非孕妇女血中维生素 E 含量的 2 倍,血维生素 E 水平与维生素 A 含量正相关。胎儿血中维生素 E 仅为母血含量的 1/3,说明维生素 E 经胎盘传递受限。早产儿在产前维生素 E 储备不足,出生后肠道又不能很好吸收,易发生维生素 E

缺乏,出现贫血、水肿、皮肤红疹与脱皮症状,重者发生溶血性贫血。我国推荐的维生素 E 孕妇供给量为 12mg/d。

4.维生素 B 族

叶酸是 B 族维生素的一种,叶酸对于每一个细胞的分裂都是必要的,尤其对骨髓中血液红细胞的生成是必需的,孕期叶酸缺乏,容易发生胎儿神经管缺陷畸形及营养性贫血。我国推荐孕妇每日膳食中叶酸供给量为 0.8mg。主张孕前 3 个月及孕早期服用叶酸,预防胎儿神经管缺陷畸形发生。

5.维生素 C

维生素 C 可促进胶原组织形成,维持骨骼、牙齿正常发育,参与叶酸转化为四氢叶酸的过程,并对铁的吸收有利,故孕期不能缺少。孕期维生素 C 需要量为 80mg/d,目前城市孕妇维生素 C 摄入量已接近需要量,而农村孕妇摄入量仍在 40mg/d 左右。多吃蔬菜,可以增加维生素 C 摄入量。

第四节　孕期用药

一、药物对胎儿的影响因素

1.药物性质

药物的性质是指药物有什么药理作用、毒性和理化学特性,药物的功效是什么,药物在动物实验中有无致畸作用,药物是否容易通过胎盘等。脂溶性、离子化程度低及分子量小的药物容易经胎盘转运至胎儿。

2.用药时期

根据胎儿对外源性有害物的敏感性,将胎儿在宫内的发育分为三个时期。

(1)全或无的效应时期:指受精至 2 周的胚胎。此期胚胎对药物高度敏感,极易受到药物的损害。但此期是以细胞分裂为主,分化程度不高,胚胎受损后可能造成的后果只有两种,一是胚胎严重受损,造成胚胎死亡而发生早期流产;二是受损不严重,胚胎可完全修复并继续发育,不发生后遗症,即全或无的效应。

(2)药物敏感时期:指胚胎发育的 3～12 周,胎儿对药物的敏感性极高,胚胎和胎儿各器官处于高度分化,迅速发育和形成阶段。药物在此期的影响可使某些系统和器官发生严重畸形。

(3)相对不敏感时期:指胚胎发育 12 周以后,胎儿对药物的敏感性降低,绝大多数系统和器官已经形成,器官在此期以生长和功能的发育为主。但大脑和小脑皮质及泌尿生殖系统在此期仍在发育,继续分化,仍对一些药物敏感。所以在妊娠 12 周以后用药一般影响胎儿生长发育过程,使全身发育迟缓(包括中枢神经系统的发育)。

3.用药剂量

药物效应及剂量有很大关系,小剂量的药物可能只造成暂时的机体损害,而大剂量的药物则可造成胚胎死亡或永久的机体损害。用药时间愈长,重复使用都会加重对胚胎或胎儿的损害。药物的量除了取决于服用量外,还取决于通过胎盘的量。

4.机体对药物的亲和性

因遗传素质不同,所以对药物的反应也不尽相同。如人类较小鼠对沙利度胺(反应停)的敏感性强 60 倍,比大鼠敏感性强 100 倍。所以,动物的致畸试验对人只能作为参考。

二、药物的分类

根据药物可能对胚胎和胎儿的危害性,美国药物和食品管理局对药物进行危害性等级分类,分类标准如下。

1.A 类

在有人类作为对照组的研究中未见对胎儿有危害,是最安全的一类药物。如维生素 E、叶酸等。

2.B 类

动物试验显示对胎仔有危害,但临床研究未能证实;或动物试验未发现有致畸作用,但无临床验证资料。多种临床常用药属此类,例如红霉素、青霉素、克林霉素、甲硝唑等。

3.C 类

仅在动物实验证实对胎仔有致畸或杀胚胎作用,但在人类缺乏研究资料证实。此类药物只有在权衡了对孕妇的好处大于对胎儿的危害之后方可应用。如庆大霉素、氯霉素、磺胺类药物等。

4.D 类

临床有一定资料表明对胎儿有危害的迹象,但治疗孕妇疾病的疗效肯定,如孕妇有严重疾病或受到死亡威胁急需用药时,可考虑应用。

5.X 类

动物验证和临床研究均表明它可使胎儿异常。此类药物禁用于妊娠期妇女。

三、妊娠期用药的选择

(一)抗感染药

1.抗生素

(1)青霉素(B 类):青霉素是妊娠期常用的一种抗感染药,在妊娠期内任何时期用药均对母儿无害。除早期妊娠外,药物能很快通过胎盘达到胎儿体内及羊水内。氨苄西林与蛋白结合率低,可以通过胎盘,治疗胎儿宫内感染的效果好。

(2)头孢菌素类(B 类):产科领域应用广泛,目前无对母儿有害报道。由于药物应用时间不长,尚无大量病例分析报道。药物能很快通过胎盘,胎儿体内及羊水中有足够的杀菌浓度。

(3)氨基苷类:这类药物包括链霉素(D 类)、阿米卡星(C 类)、庆大霉素(C 类)、卡那霉素(D 类)、新霉素(D 类)等。氨基苷类药物的毒副作用主要有耳毒性、肾毒性等。对人类胚胎无致畸报道,动物实验也无致畸作用。卡那霉素有新生儿听力丧失报道,庆大霉素及阿米卡星尚无孕期用药引起新生儿先天性耳聋的报道,但用药应慎重,不可大量、长时间使用。链霉素对蜗神经及前庭功能有轻度损伤作用,在全妊娠期都会有影响,故孕期应慎用链霉素。

(4)大环内酯类:药物通过胎盘的量少,孕期使用尚未见有致畸报道。红霉素及阿奇霉素属于 B 类药物,妊娠期使用比较安全。依托红霉素(无味红霉素)可以引起黄疸和肝脏损害,克拉霉素动物实验中对胚胎和胎儿有毒副作用,需慎用。

(5)四环素类(D类):药物对孕妇肝脏有毒性作用,严重者可引起妊娠期特发性急性脂肪肝。药物易通过胎盘使胎儿骨骼发育异常,牙釉发育不全,出生后牙呈灰色或棕色色素沉着,是典型的孕期致畸药物,为孕期禁用药,主要包括四环素、土霉素、多西环素等。

(6)酰胺醇类:氯霉素(C类)可通过胎盘,并进入乳汁,抑制骨髓。大剂量应用可引起"灰婴综合征",特别是在早产儿中,故孕期禁用。

(7)喹诺酮类(C类):主要为诺氟沙星(氟哌酸)、环丙沙星等。主要机制为抑制细菌DNA旋转酶,影响胎儿软骨发育,孕期禁用。

(8)磺胺类(C类):磺胺类药物在妊娠任何阶段都会很快通过胎盘,磺胺类药物不致畸。但磺胺类药物对有些动物可致畸,如大剂量应用可使大鼠发生唇裂及骨骼畸形。磺胺类药物在体内和胆红素竞争与清蛋白结合,使胎儿游离胆红素增加,游离胆红素可自由通过血-脑脊液屏障,可能引起新生儿黄疸,故近预产期时应避免使用。尤其是可能发生新生儿黄疸的孕妇,如葡萄糖-6-磷酸脱氢酶缺乏症者,更不宜使用。

(9)抗结核药:①异烟肼(C类):有抗DNA的作用,其代谢产物乙酰异烟肼可引起肝中毒,属慎用药;②乙胺丁醇(B类):无致畸报道,此药是次于异烟肼的药物,相对安全且对胎儿无害,孕期可以应用;③利福平(C类):对小鼠有致畸作用,人类用药后的胎儿致畸率为4.4%。除非病情严重,否则孕期不必三种药同时应用。

(10)抗真菌药:妊娠期患真菌性阴道炎比较常见,应用克霉唑(C类)、制霉菌素(B类)未见对胎儿有明显不良影响。但灰黄霉素(C类)有致联体双胎的报道,酮康唑(C类)对动物致畸,人类尚无证据。

(11)抗寄生虫病药:滴虫性阴道炎孕期更为常见,对硝基咪唑类如替硝唑、甲硝唑的应用有争议。甲硝唑在动物试验中有致畸作用,孕期使用尚未见有畸形报道,属于B类药物。建议孕早期慎用该类药物,孕中、晚期可选用。抗疟原虫的奎宁(D类)致畸作用较肯定,应禁用。

(12)抗病毒药:抗病毒药物的安全性临床资料不多,而且孕期感染病毒本身就可能引起胎儿宫内感染,造成流产、畸形、死胎、胎儿宫内发育迟缓等,因此,孕期能否应用抗病毒药物治疗值得进一步探讨。常用的抗病毒药物有利巴韦林(X类)、阿昔洛韦(B类)、阿糖腺苷(C类)、更昔洛韦(C类)等。

2.解热镇痛药

(1)阿司匹林(C/D类):为常用解热镇痛药物,有可能使胎儿宫内发育迟缓、死胎甚至新生儿死亡。有报道分娩前一周使用小剂量阿司匹林引起新生儿凝血功能不良,出现轻度出血症状。孕晚期药物容易通过胎盘,并且新生儿血中浓度较母血高,故孕期慎用。

(2)对乙酰氨基酚(扑热息痛):与阿司匹林不同,不影响血小板功能,孕晚期不增加母儿的出血危险性,未发现与致畸有相关性,故对乙酰氨基酚是孕期解热镇痛的首选药物,短期应用治疗量是安全的。

(3)解热镇痛片:该药含阿司匹林、非那西丁(B类)及咖啡因(B类),非那西丁及咖啡因在孕期使用未增加新生儿畸形率,但孕妇每日饮用7杯咖啡,可能引起新生儿低体重的发生,故孕期应慎用。

（二）强心和抗心律失常药

治疗心功能不全的强心剂如地高辛、洋地黄毒苷、毛花苷 C 等属于 B 类药物,正确使用均对母儿无害。减轻心脏前负荷的药物硝酸甘油、硝酸异山梨酯,减轻心脏后负荷药物酚妥拉明（C 类）可在妊娠期使用,而硝普钠（D 类）在妊娠期需慎用,其代谢产物可引起胎儿氰化物中毒。

（三）治疗妊娠期高血压疾病药物

1.硫酸镁（B 类）

目前尚未见致畸的报道,是治疗子痫前期和子痫的首选药物,能够预防和控制子痫的发作。镁离子可以通过胎盘,正常用药量对母儿无害。长期使用可能与胎儿持续低钙血症导致先天性佝偻病相关,新生儿可有呼吸抑制、肌无力和反射消失。

2.肼屈嗪（肼苯哒嗪,C 类）

α 受体直接作用于血管平滑肌,使周围血管扩张,末梢血管抵抗力减弱,从而出现降压效果,同时还有增加或维持脑血流量和肾血流量的作用,对母儿双方不良反应都较小,目前无先天缺陷的报道,是理想的降压药。妊娠期高血压性心脏病心力衰竭者,不宜应用此药。不良反应为头痛、心率加快等。但也有个别由于血压急骤下降而导致急性胎儿窘迫的情况发生,因此,用药开始时应反复测试血压。患有心绞痛、冠状动脉硬化的孕妇不宜使用。

3.甲基多巴（B 类）

甲基多巴其作用机制为兴奋中枢 α 受体,降低末梢血管抵抗力,常用于妊娠期高血压疾病,对母儿不良反应较小,未发现胎儿有畸形,长期服用比较安全。但也有报道可引起胎盘血流量减少,从而引起胎儿震颤和对刺激过敏。另外,甲基多巴可使胎儿脑脊液中去甲肾上腺素减少,影响胎儿组织单胺代谢途径,近年已较少使用。

4.硝苯地平（C 类）

钙离子拮抗剂,能松弛血管平滑肌,扩张周围小动脉,降低外周血管阻力从而使血压下降。常用于妊娠合并高血压或高血压并发子痫前期的患者。但目前有关药物对母儿的影响报道不多。

5.尼莫地平（C 类）

钙离子通道阻滞剂,可选择性的扩张脑血管,不良反应有头痛、恶心、心悸及颜面潮红。每日总量不超过 360mg。

6.尼卡地平（C 类）

钙离子通道阻滞剂,通过抑制 Ca^{2+} 流入血管平滑肌细胞而发挥血管扩张作用,而且能抑制磷酸二酯酶,使脑、冠状动脉及肾血流量增加,起到降压作用。可用于妊娠合并高血压或高血压并发子痫前期的患者,降压效果好,少部分患者有心悸、心动过速反应。静脉滴注法,以葡萄糖溶液或生理盐水稀释后输注,不能与 5% 碳酸氢钠溶液或乳酸林格液配伍,开始治疗时以 5.0mg/h 速度滴注,根据降压效果,每 15 分钟增加 0.5mg/h,直至获得满意的降压效果,维持 24~48 小时后改为口服 20~40mg,每日 2 次。

7.拉贝洛尔（C 类）

为 α、β 受体阻滞剂,降低血压但不影响肾及胎盘血流量,并可对抗血小板凝集,促进胎儿肺成熟,该药显效快,不引起血压过低或放射性心动过速,已广泛用于妊娠高血压疾病的治疗。开始口服每次 100mg,每日 2～3 次,如疗效不佳,可增至每次 200mg,每日 3～4 次。常见不良反应有眩晕、乏力、幻觉、胃肠道障碍等。妊娠期患者禁用静脉注射治疗。

8.硝普钠(C 类)

为强有力的速效血管扩张剂,扩张周围血管使血压下降。由于药物能迅速通过胎盘进入胎儿体内,并保持较高浓度,其代谢产物(氰化物)对胎儿具有毒性作用,妊娠期不宜应用。分娩期或产后血压过高,应用其他降压药效果不佳时,可考虑使用。用法为硝普钠 50mg 加于 10％葡萄糖溶液 500ml 内,缓慢静脉滴注。

用药注意事项:避免药物受光线照射而产生代谢产物(氰化物)导致中毒,药物在肝内代谢后以硫氰化物形式经肾排出,临床应用不宜超过 72 小时,用药期间严密监测血压及心率。

9.血管紧张素转换酶抑制剂(C/D 类)

血管紧张素转换酶抑制剂有卡托普利、依那普利、贝那普利等,这类药对胎儿有损害,在妊娠期禁用。临床第二代血管紧张素转换酶抑制剂群多普利拉,不仅降压效果好,而且尚未见有对胎儿不利的报道,但能否用于妊娠期高血压疾病的治疗,还需进一步探索。

10.地西泮(D 类)

具有镇静、肌肉松弛及抗惊厥作用,用于子痫前期、癫痫和精神疾病患者,临床资料对人类无致畸作用。产程中适当应用对母儿无不良影响。妊娠晚期长期应用且剂量大于每日 30～40mg,药物可产生蓄积作用,使新生儿肌张力下降,可能发生吸吮困难。

(四)利尿药

1.呋塞米(C 类)

作用于髓攀升支粗段髓质部和皮质部,对近曲小管也有一定作用。其特点为作用快,有较强的排钠、排钾作用,可使孕妇血容量减少,影响胎盘灌注量,长期应用可致胎儿生长受限,电解质紊乱。

2.氢氯噻嗪(D 类)

主要抑制髓攀升支皮质部对 Na^+ 和 Cl^- 的重吸收,使肾脏对氯化钠的排泄增加而产生利尿作用,是一种中效利尿药,无致畸报道,长期应用可致电解质紊乱。分娩前应用,新生儿可出现黄疸、血小板减少,溶血性贫血。

3.甘露醇(C 类)

为脱水剂,亦为渗透性利尿药,静脉注射后,可以提高血浆渗透压,造成血、脑间的渗透压差,使脑内水分移向血循环,从而降低颅内压,减轻脑水肿。由于甘露醇不进入细胞内,故一般不致引起颅内压反跳现象。静脉快速滴注后,由肾小球滤过,极少由肾小管再吸收,在尿内排出甘露醇时,即带出大量水分。如肾功能不全及颅内压增高时,给予本药可有一定疗效。剂量为 20％甘露醇 200～250ml 或山梨醇 200～250ml,每 6～8 小时 1 次,或每日 2 次,于 15～20 分钟内迅速静脉滴注,但可致低钠血症,需定期检测血钾、钠等,短期使用对母儿无大的影响。

4.依他尼酸(D 类)

动物实验有致畸,长期应用可致母儿电解质紊乱。

（五）抗惊厥药

1.苯妥英钠（D 类）

抗癫痫药物。动物试验有致畸作用,如腭裂、四肢短小、肾畸形及脑积水。在人类也有致畸报道,如腭裂、鞍鼻及指萎缩,称为先天性苯妥英钠综合征。

2.卡马西平（D 类）

抗惊厥药物,其致畸形尚有争议。药物可大量通过胎盘,胎儿血浓度为母血的 $50\%\sim80\%$,孕妇服药其新生儿可多发畸形。但另有学者认为癫痫患者的胎儿易发生畸形并非药物所致,与癫痫、脑缺氧等复杂因素有关。妊娠早期需慎用。

3.巴比妥类（B/C 类）

广泛用于抗惊厥的安全药物,但药物可引起胎儿维生素 K 缺乏,甚至新生儿出血,故用药同时应补充维生素 K,巴比妥类药物无致畸报道。

（六）平喘药

氨茶碱类治疗哮喘的药属 C 类药,虽为临床常用药,但应注意剂量和用药时间。特布他林(间羟沙丁胺醇)疗效较满意,且对胎儿安全,属 B 类药。在急性哮喘发作时,皮下注射肾上腺素也未见明显不良反应。但要及时停药,不可长期使用。

（七）降血糖药

妊娠合并糖尿病可能对孕妇和胎儿造成严重危害,其母婴病死率仍处于高危妊娠中的较高水平。药物治疗时,应首先选择胰岛素（B 类）,安全性大,不能通过胎盘,动物试验无致畸作用,是目前最常用的降血糖药。磺酰脲类降糖药如甲苯磺丁脲（C 类）有致畸作用的报道；二甲双胍（B 类）动物试验大剂量时有胚胎毒性,在人类未证实有致畸作用,但因其能通过胎盘,主张在无胰岛素选择的情况下可以使用。

（八）止吐药

吩噻嗪类(氯丙嗪、异丙嗪)属于 C 类药物,该药虽然增加了出生缺陷的发生率,但大多数研究认为小剂量使用对母儿是安全的,由于有孕妇低血压及其对新生儿不良影响,近预产期应避免使用；甲氧氯普胺(胃复安)属 B 类药物,流行病学调查及动物试验尚未发现有致畸作用。

（九）激素类药物

1.肾上腺皮质激素

泼尼松、氢化可的松属 C 类药物,很多报道妊娠期使用不会引起畸形,但妊娠早期使用有增加唇腭裂的风险。地塞米松被列为 C 类药,其在动物试验中发现孕小鼠腭裂的发生率增加,但孕妇中未发现有致畸作用。上述的肾上腺皮质激素均可通过胎盘,但只有地塞米松通过胎盘不被代谢,故在妊娠期需长期使用肾上腺皮质激素时多选用泼尼松或氢化可的松,而用于促进胎儿肺成熟时选用地塞米松。

2.性激素

(1)雌激素:天然雌激素（D 类）包括雌二醇、雌酮和雌三醇。合成的衍生物有长效雌激素苯甲酸雌二醇、戊酸雌二醇、环戊酸雌二醇,以及口服的炔雌醇、炔雌醚。雌三醇激素活性比雌二醇弱。此外还有非甾体合成雌激素己烯雌酚（X 类）,曾用于防止流产、早产、胎死宫内,但以后发现可造成小儿长至青春期后发生阴道或宫颈的透明细胞癌、阴道腺癌、生殖道畸形等,在男胎可能引起不育。故妊娠期不应使用己烯雌酚,特别是在孕早期。

(2)孕激素:天然孕激素为黄体酮,未发现有致畸作用。合成的衍生物有甲羟黄体酮、炔诺酮等属 D 类药物,有弱的致畸作用。有报道称孕激素可使女性胎儿男性化,并可发生脊柱、肛门、心脏、气管、食管、肾以及肢体的综合缺陷,但是动物实验大剂量的黄体酮对鼠类母仔无害。故作为保胎,或诊断妊娠最好应用黄体酮,避免使用甲羟黄体酮等人工合成的孕激素。

(3)避孕药(D 类):口服短效避孕药是雌孕激素复方药物,国外近年报道认为口服短效避孕药后短期内妊娠或妊娠后短期内服用了短效避孕药,对胎儿无不利影响,一旦发现已怀孕应及时停药。如用长效避孕药、探亲避孕药或阴道避孕药膜(杀精剂)后失败者应终止妊娠。

(4)米非司酮:用作催经止孕有 5% 的失败率,如胚胎继续发育者有报道致畸,故服药失败者应终止妊娠。

(5)氯米芬(克罗米芬):促排卵药,一旦发现妊娠,立即停药。

(十)甲状腺素和抗甲状腺药物

1.甲状腺素

用于治疗妊娠合并甲状腺功能低下者,药物通过胎盘的量极少,对母儿无害。

2.甲状腺素药物

硫脲类药物是临床应用的主要抗甲状腺药物。妊娠期首选丙硫氧嘧啶(D),药物可通过胎盘,致畸报道少。胎儿在 12 周前,甲状腺尚未发育,故孕早期用药对胎儿无影响。孕 12 周以后胎儿甲状腺开始发育,如用药量过大,可造成甲状腺功能减退,影响胎儿脑及骨骼的发育,少数情况下胎儿甲状腺可肿大,故孕期应小剂量用药。

(十一)抗凝药

低分子肝素(C 类)无明显致畸作用,肝素分子量大,不易通过胎盘,孕期可以使用,但注意用药的剂量和时机,避免出现出血倾向。双香豆素(D 类)可顺利通过胎盘,对胎儿有危害,有报道孕早期使用,有 25%～50% 致畸率,孕晚期应用胎儿、新生儿有出血倾向,故孕期应避免使用。华法林(D 类)对胎儿有致畸报道,孕期避免使用。

(十二)子宫松弛剂

常用子宫松弛药有:特布他林(间羟舒喘灵)(C 类)、沙丁胺醇(硫酸舒喘灵)(C 类)、硫酸镁(B 类),镁离子很快通过胎盘,正常用药量时对母儿无害,是预防早产的首选药物。而前两种药物在孕早期使用有致畸报道,故在孕早期慎用。

(十三)抗肿瘤药(D/X 类)

大多数抗肿瘤药物影响蛋白质及核酸的合成。在动物试验中,所有抗肿瘤药物对胚胎的正常发育有潜在的不良影响,应禁用。孕期发现癌症应终止妊娠,癌症治疗后原则上不宜妊娠。

(十四)抗精神失常药

1.抗精神疾病药物

这类药物包括氯丙嗪(C 类)、奋乃静(C 类)、氟奋乃静(C 类)、氟哌啶醇、氟哌利多、氯普噻吨(泰尔登)等。多数人认为这类药物对母儿无害,但也有个别报道认为奋乃静、氯普噻吨可能致畸,故孕期应慎用。

2.抗焦虑药物

有地西泮(D类)、奥沙西泮(去甲羟基安定)、氯硝西泮(氯硝安定)等,药物无致畸作用。但在妊娠后期长期使用该类药物或在分娩前大量使用该类药物,可能造成新生儿呼吸抑制。

3.抗躁狂和抗抑郁药物

(1)锂制剂(D类):为目前临床最常用的抗躁狂药物。孕早期用药可能引起胎儿畸形,主要是心血管系统的畸形。药物可以通过胎盘,孕晚期用药可使胎儿中毒,但出生后可以恢复。

(2)阿米替林(C类):抗抑郁药物,有致畸作用,妊娠期禁用。

(3)马普替林(C类):抗抑郁药物,无致畸报道,动物试验无致畸、致癌和致突变或影响生育的报道。

(4)哌甲酯(C类):抗抑郁药物,服药期间畸形率未见增高。

(十五)维生素类药物(A/C类)

维生素 A、维生素 B_1、维生素 B_2、维生素 B_6、维生素 B_{12}、维生素 C、维生素 D、维生素 E、维生素 K 及叶酸在妊娠期内都可服用。但服用维生素 A 过量可使胎儿骨骼发育异常或发生先天性白内障。服用维生素 D 过量可使胎儿或新生儿血钙过高、智力发育障碍。服用维生素 K 过量可使新生儿发乍高胆红素血症和胆红素脑病。

(十六)减肥药物

安非拉酮(B类)、芬氟拉明(C类)均为食欲抑制剂,对中枢有兴奋作用,不增加先天畸形的发生,但为保证胎儿合理营养,妊娠期不能服用减肥药,准备妊娠也不应服用。

第三章 病理妊娠

第一节 流产

【定义与发病率】

1.我国流产的定义

妊娠 28 周前(胎儿体重不足 1000g)自然终止者称为流产。如在妊娠 12 周前自然终止者称早期流产,在妊娠 13～27 周自然终止者为晚期流产。国内:孕周＜28 周,胎儿体重＜1000g。国外:孕周＜24/22/20 周,胎重＜500g。

2.发病率

在临床明确诊断的妊娠中,流产占 15％～20％,而隐性流产率则占 30％～40％,甚至超过 50％,有报道认为,流产的发生与年龄有关,20～30 岁发生率约 12％,34～41 岁为 31％。流产发生的次数:一次者 15％,二次者 4％,三次者 3％,连续三次者 0.34％～1％。

【病因】

1.胚胎因素

(1)染色体异常:是流产的主要原因。早期自然流产中有 50％～60％的妊娠物有染色体异常,夫妇任何一方有染色体异常,可传至子代,或导致流产或反复流产。

数量异常

①三体:除 1 号染色体外,均有报道出现数量异常导致流产。其中以 13、16、18、21、22 号染色体最常见,母亲的年龄越大,该类异常的发生率越高。

②单体 X(45X):染色体异常中,发生率仅次于三体,如存活,出生后即为特纳综合征。

③三倍体:常与胎盘的水泡样变性共存,发生流产较早。

④四倍体:绝大多数极早即流产。

(2)结构异常:利用分带技术,可以发现各种异位、缺失等染色体异常。染色体正常的流产,发生时间晚于非整倍体流产;3/4 非整倍体流产发生在妊娠 8 周以前;染色体为整倍体的流产,发生高峰期在妊娠 13 周。

(3)基因突变:目前无法作遗传学统计,比例不明。

2.母体因素

(1)感染因素(约占 0.5％)

1)支原体:引起子宫内膜炎、绒毛膜炎和胚胎死亡。

2)衣原体:引起绒毛膜炎和胎盘损伤。

3)细菌:李斯特杆菌、淋病奈瑟菌、B 族链球菌等,可导致孕妇菌血症波及胎儿胎盘而引起流产。

4)病毒:CMV、HSV、RV、HBV、HIV、腮腺炎病毒、微小病毒 B_{19} 等。

5)原虫:弓形体、梅毒螺旋体(存在争议)。

(2)内分泌异常

1)黄体功能不足。

2)多囊卵巢综合征。

3)甲状腺功能异常(导致细胞氧化过程异常)。

4)严重糖尿病未控制(早孕血糖控制不佳,流产率 15%～30%)。

5)子宫内膜异位症(盆腔粘连、黄素化未破裂卵泡综合征)。

6)高催乳素血症等。

(3)免疫功能异常

1)父母的人类白细胞抗原/组织相容性抗原(HLA)过分相似,引起母体-胚胎间免疫排斥反应,可导致反复流产。

2)滋养层细胞抗原。

3)血型抗原系统:ABO 血型与 Rh 血型不合。

4)抗磷脂抗体(APA):引起血管收缩、血栓形成,导致胎盘灌注不足、梗死(多引起 10 周或以上的流产)。

5)抗核抗体(ANA):作用机制与 APA 相似。

6)抗精子抗体存在。

7)封闭抗体的缺乏:抗配偶淋巴细胞的特异性 IgG 缺乏。

8)其他自身免疫性疾病:系统性红斑狼疮、硬皮病、鱼鳞病、进行性全身硬化症等。

(4)母体全身性疾病:心血管疾病、肾脏疾病、血液系统疾病、重度营养不良、结核、恶性肿瘤等全身性疾病,有可能引起胎盘功能不全、胎盘血栓形成、胚胎发育不良等而导致流产。

(5)不良习惯:过量吸烟(每天吸烟＞10 支)、酗酒、过量饮用咖啡、毒品等。

(6)子宫缺陷

1)先天性子宫畸形(12%～15%):子宫过小、双角子宫、单角子宫、子宫纵隔、子宫不完全纵隔、鞍状子宫等。

2)宫颈功能不全(0.3%～0.5%):先天性、局部创伤、胚胎时期接触己烯雌酚,宫颈重度裂伤、宫颈内口松弛、宫颈过短等。

3)子宫肿瘤:子宫黏膜下肌瘤等。

4)宫腔粘连(Asherman 综合征)。

5)子宫动脉异常:2 条上行支影响子宫内膜蜕膜化和胎盘形成、发育。

(7)遗传性血栓形成倾向:如 C 蛋白、S 蛋白、抗凝因子Ⅲ的缺陷,Ⅴ因子突变、高胱氨酸等。

(8)创伤

1)直接创伤:挤压或撞击腹部、子宫手术、开腹手术、性交过度等。

2)间接创伤:严重休克。

3)精神创伤:过度恐惧、焦虑、忧伤、愤怒等。

3.环境因素

(1)过量接触砷、铅、汞、甲醛、苯、氯丁二烯、氧化乙烯等化学物质,长期接触麻醉气体(如笑气)。

(2)放射线的过量暴露、严重的噪声污染和震动、过重的体力劳动等。

4.存在争议的因素

(1)宫内节育器的放置。

(2)多次人工流产。

(3)自然流产史。

【病理】

1.妊娠 8 周前流产病理

无胚胎、结节状胚、圆柱状胚、发育阻滞胚、肢体畸形、神经管缺陷等。

2.妊娠 8 周后流产病理

血肿样或肉样胎块、结节性胎块、微囊腺型胎盘,胎盘梗死、胎盘后血肿、胎膜绿染、部分水泡状胎块、绒毛发育不良/炎症性改变,压缩胎儿、纸样胎儿、浸软胎儿、脐带扭曲、脐带缠绕、脐带打结等。

【临床分类及临床表现】

1.先兆流产

停经后出现少量阴道流血,继而出现阵发性下腹痛或腰痛。检查宫口未开,胎膜未破,无妊娠物排出,子宫大小与停经时间相符。

2.难免流产

即不可避免流产,阴道流血较多,腹痛加剧,可出现阴道流液。检查见宫口已扩张,有时可见胚胎组织堵塞于宫颈口,子宫大小与停经时间基本相符或略小,流产已不可避免。

3.不全流产

妊娠物部分排出宫腔,有部分残留于宫腔,影响子宫收缩,阴道流血较多,甚至休克。检查见宫口扩张,有血自宫口流出,有时可见妊娠物堵塞于宫颈口,子宫小于停经时间。

4.完全流产

有流产的症状,妊娠物已全部排出,阴道流血明显减少且逐渐停止,腹痛逐渐消失。检查见宫口闭,子宫接近正常大小。

5.稽留流产

即过期流产,指胚胎或胎儿死亡后滞留于宫腔内,未及时排出。有早孕的过程,有或无先兆流产的症状,早孕反应消失,子宫不再增大或反而缩小,胎动消失。检查宫口未开,子宫小于停经时间,质地不软,不能闻及胎心。

6.复发性自然流产

连续两次自然流产,多数发生在 14 周之前。

7.习惯性流产

连续自然流产三次或以上。流产常发生在妊娠的相同周数,其临床过程与一般流产相同。

8.流产合并感染

即感染性流产,流产过程中,若阴道流血时间过长、不全流产、不洁流产,有可能引起宫腔内感染,严重时可扩展至盆腔、腹腔,甚至全身,并发盆腔炎、腹膜炎、败血症、感染性休克等。

6.7.8 为临床上几种特殊的流产情况。

部分稽留流产患者可以完全无任何症状,仅自觉胎动消失或靠检查时 B 超发现或多普勒无法闻及胎心。

【诊断】

根据病史、临床表现,多数可确诊,有些病例需要结合辅助检查。流产的类型涉及相应的处理,诊断时应该予以确定。

1.病史

询问有无停经史、早孕反应及出现时间,阴道流血量、持续时间、与腹痛的关系,腹痛的部位、性质,有无妊娠物的排出。了解有无发热、阴道分泌物有无臭味,可以协助了解流产合并感染,询问反复流产史有助于诊断习惯性流产。一般身体状况,月经、生育史,孕期毒物、射线接触、环境因素,不良生活习惯,既往诊疗史也有帮助。

2.体格检查

测量体温、脉搏、呼吸、血压,有无贫血及急性感染征象,外阴消毒后妇科检查了解子宫颈是否扩张、有无妊娠物堵塞或羊膜囊膨出;子宫有无压痛、与停经时间是否相符,双附件是否压痛、增厚或包块。疑为先兆流产者,操作应轻柔。还需注意是否有生殖道感染、生殖道畸形。

3.辅助检查

(1)B 型超声检查:测定妊娠囊的大小、形态、胎心搏动,有助于诊断流产类型,如妊娠囊形态异常,提示妊娠预后不良。宫腔和附件检查有助于稽留流产、不全流产以及异位妊娠的鉴别诊断。

(2)妊娠试验:连续测定血 β-HCG 的动态变化,对妊娠的诊断和判断预后有帮助。妊娠 6～8 周时,血 β-HCG 是以每日 66% 的速度增加,正常 2～3d 翻倍,如果血 β-HCG 每 48h 增加不到 66%,则提示妊娠预后不良。

(3)孕激素:血孕激素低于 10ng/ml,先兆流产中 83% 胚胎死亡。血孕激素低于 5ng/ml,几乎可以肯定妊娠物死亡(无论宫内还是宫外)。

(4)感染源检测:支原体、衣原体、β-溶血链球菌、李斯特杆菌等检查,但 TORCH 检测意义不大,除非有慢性感染的病史。

(5)免疫检测:血型(ABO、Rh)、抗精子抗体、抗核抗体、抗磷脂抗体、封闭抗原、HLA 抗原等。

(6)遗传学检查:系谱调查,夫妻双方或反复流产者胚胎的染色体检查,基因检测(目前仅可诊断单基因病)。

(7)其他检查:孕激素、HPL 的连续测定有助于判断预后;习惯性流产患者可行妊娠物及夫妇双方的染色体检查。

【鉴别诊断】

首先鉴别流产类型,同时需要与异位妊娠、葡萄胎、功能失调性子宫出血、盆腔炎症以及急性阑尾炎进行鉴别。

【处理】

1.先兆流产

应卧床休息,严禁性生活,足够的营养支持。保持情绪稳定,对精神紧张者可给予少量对胎儿无害的镇静剂。黄体功能不足者可给予黄体酮10～20mg,每日或隔日肌内注射一次,过量应用可致稽留流产;或 HCG 3000IU,隔日肌内注射一次;也可以口服维生素 E 保胎。甲状腺功能低下者可口服小剂量甲状腺素。如阴道流血停止、腹痛消失、B 型超声证实胚胎存活,可继续妊娠。若临床症状加重,B 型超声发现胚胎发育不良,β-HCG 持续不升或下降,表明流产不可避免,应终止妊娠。

2.难免流产

一旦确诊,应及早排出胚胎及胎盘组织。可行刮宫术,对刮出物应仔细检查,并送病理检查。晚期流产时子宫较大,出血较多,可用缩宫素10～20U 加入 5%葡萄糖液 500ml 静脉滴注促进收缩,必要时实行刮宫术,清除宫内组织。术后可行 B 型超声检查,了解有无妊娠物残留,并给予抗生素预防感染。

3.不全流产

由于部分组织残留宫腔或堵塞子宫口,极易引起大量出血。故应在输液、输血的同时立即行刮宫术或钳刮术,并给予抗生素预防感染。

4.完全流产

症状消失、B 型超声检查宫腔内无残留物。如无感染,可不予特殊处理。

5.稽留流产

排除或纠正凝血功能异常后,行清宫术。

6.习惯性流产

治疗同一般流产,重点在于寻找原因。

7.流产合并感染

原则为迅速控制感染,尽快清除宫内残留物。严重感染性流产可能并发盆腔脓肿、血栓性静脉炎、感染性休克、急性肾衰竭、DIC 等,应高度重视、积极预防,必要时切除子宫去除感染源。

【随访】

流产后一月门诊随访,注意了解月经是否恢复正常,了解有无生殖道有否炎症等病变。进一步查找流产病因,指导优生或计划生育。

第二节　早产

早产是围生医学中的一个重要、复杂而又常见的妊娠并发症,根据 1961 年世界卫生组织倡议凡妊娠满 28 周(孕 196d)至 37 周(259d)间分娩者定义为早产。此时娩出的新生儿称为早产儿,体重为 1000～2449g,各器官发育尚不够健全,早产儿存活率相对较低,并发症多,如呼吸窘迫综合征、坏死性小肠炎、颅内出血、缺血缺氧性脑病、视听觉缺陷、脑瘫等,尤其是出生体重低于 800g 的早产儿。全世界早产儿现象日益严重,在发展中国家,早产已成为新生儿发病及死亡的首要原因。对于离足月时间较长的低孕龄儿,昂贵的 NICU 抢救费用及不可估计的远期并发症等因素使家庭、社会、健康和教育服务系统陷入不断增长的负担和压力之中。因此,早产在全世界范围受到越来越多的重视和研究。

【发病率】

早产仍然是新生儿死亡的主要原因。每年全世界大约有 1300 万例早产发生,占分娩总数的 8%～12%,约 15% 早产儿于新生儿期死亡。

【病因】

1.孕妇因素

孕妇合并急性或慢性疾病:妊娠期高血压疾病、ICP、前置胎盘、胎盘早剥、GDM、羊水过多等妊娠并发症为早产的高危因素,其中子痫前期、ICP、前置胎盘、胎盘早剥更是导致医源性早产的主要原因。

妊娠期高血压疾病是一种严重威胁母儿健康的妊娠特发性疾病。孕妇因子宫螺旋小动脉痉挛收缩导致狭窄,使子宫肌层放射动脉开口进入绒毛间隙的血流受阻,蜕膜层螺旋动脉血流减少,易发生胎儿生长受限及胎儿宫内窘迫。此外妊娠期高血压疾病孕妇易发生累及心、脑、肝、肾等终末器官的严重并发症,因此为保证母婴安全而需要提前终止妊娠。妊娠期肝内胆汁淤积症对胎儿的危害之一为早产。前置胎盘及胎盘早剥所致产前出血较多时,需要提前终止妊娠以保证母婴安全。

2.胎儿、胎盘因素

双胎妊娠、羊水过多,胎膜早破、宫内感染、胎盘功能不全,母儿血型不合,前置胎盘及胎盘早剥。羊水过多、双胎等可使子宫过度膨胀,宫腔压力逐渐增大,羊膜囊或胎先露压迫子宫下段反射性刺激下丘脑的垂体释放缩宫素,使子宫收缩,促进子宫下段逐渐延长,致使子宫下段与宫颈组织不能承受宫腔内压力而被动扩张,使宫颈闭锁功能消失,附着的羊膜和蜕膜错位性剥离,导致羊膜、蜕膜内前列腺素释放,致使子宫收缩发生早产。双胎并发妊娠期高血压疾病比单胎多 3～4 倍,且容易出现心肺并发症;双胎妊娠期肝内胆汁淤积症的发生率是单胎的 2 倍,贫血、产前出血、FGR 等发生率也较单胎高,这些因素也增加了早产的发生率。

【分类】

根据早产发生的原因将早产分为医源性早产和自发性早产,再将自发性早产分为足月前胎膜早破(PPROM)和特发性早产。

医源性早产是指由于产科并发症或内外科并发症的存在,继续妊娠将严重危及母婴安全,需要早产终止妊娠者,多具有明确的导致早产的原因。医源性早产的主要原因有慢性高血压、子痫前期、胎儿生长受限和多胎妊娠。足月前胎膜早破是造成早产的重要原因。在早产的孕妇中,约 1/3 并发胎膜早破。正常情况下妊娠中期以后,胎膜停止生长,到妊娠晚期胎膜变薄。维持胎膜弹性和张力主要依靠分布于胎膜的结缔组织中的胶原纤维和弹力纤维,多数学者认为感染是胎膜早破的主要原因,最常见的感染途径为来自下生殖道的上行性感染。常见的感染病原体有 B 族溶血性链球菌、解脲支原体、沙眼衣原体、生殖支原体、淋球菌和加德纳菌及阴道毛滴虫。微生物产生蛋白水解酶,水解胎膜的细胞外物质,降低了组织的张力强度,使胶原纤维Ⅲ减少,膜的脆性增加,感染的微生物内毒素也可诱导产生前列腺素,引起宫缩,致使胎膜早破而早产。

目前多将特发性早产同 PPROM 合为自发性早产进行研究,其高危因素主要包括既往早产史、年龄<18 岁、>40 岁的初产妇、体重过轻、吸毒、酗酒、妊娠期中重度贫血、宫颈功能不全、妊娠期孕妇外周血淋巴细胞记数的绝对值升高、多胎妊娠、不正规的产前检查、宫颈手术史、人种差异、体外受精-胚胎移植等因素;另外低收入者,营养缺乏,医疗卫生条件不足,使用了不当的药物,感受过大压力在早产的发展中也扮演了一定的角色。PPROM 是指在 37 周之前先出现胎膜早破,继而出现早产分娩,可有或无自发性早产临产。感染是胎膜早破发生的主要原因,其次有手术操作如羊膜腔穿刺术、诊断性胎儿镜术、手术性胎儿镜术;另外宫颈功能不全、年龄<18 或者>35 岁、工作紧张、体重指数<25 等也是 PPROM 的危险因素。特发性早产是指妊娠 28~37 周自发出现的临产,继而分娩,在入院分娩前胎膜完整。早产儿的预后主要与孕周、出生时体重有关。孕周越小、出生体重越低,其呼吸中枢和肺发育不全越明显,更容易发生严重窒息、肺透明膜病、肺出血等疾病而死亡。

【临床症状】

早产的主要临床表现是子宫收缩,最初为不规则宫缩,伴有少许阴道流血或血性分泌物,后逐渐发展成规则宫缩,胎膜早破,宫颈管逐渐消退,然后扩张。

【诊断】

妊娠满 28 周至不足 37 周出现至少 10min 1 次的规则宫缩,伴宫颈管缩短,可诊断先兆早产。子宫收缩较规则,间隔 5~6min 持续 30s 以上伴子宫管消退≥75%,进行性宫颈扩张 2cm以上,诊断为早产临产。早产应与妊娠晚期出现的生理性子宫收缩相区别,生理性子宫收缩不规则、无痛感,不伴宫颈管消退等改变。

【预测】

1.阴道 B 型超声检查宫颈长度及宫颈内口漏斗形成情况。

2.阴道后穹棉拭子检测胎儿纤维连接蛋白,预测早产的发生。

【治疗】

治疗原则:若胎儿存活,无胎儿窘迫、胎膜未破,应设法抑制宫缩,尽可能使妊娠继续维持。若胎膜已破,早产已不可避免时,应尽力设法提高早产儿的存活率。

1.卧床休息

一般取左侧卧位,减少自发性宫缩,提高子宫血流量,改善胎盘功能,增加胎儿氧供和营养。

2.抑制宫缩药物

(1)β-肾上腺素受体激动药

利托君:150mg 加于 5% 葡萄糖注射液 500ml,稀释为 0.3mg/ml 的溶液行静脉滴注,待宫缩抑制后至少持续滴注 12h,再改为口服 10mg,4/d。

沙丁胺醇:口服 2.4~4.8mg,通常首次 4.8mg,以后每 8 小时口服 2.4~4.8mg,直至宫缩消除时停药。

（2）硫酸镁:镁离子直接用于子宫肌细胞,拮抗钙离子对子宫收缩的活性,从而抑制子宫收缩。一般采用 25％硫酸镁注射液 16ml 加于 5％葡萄糖注射液 100～250ml 中,在 30～60min 缓慢静脉滴注,然后用 25％硫酸镁注射液 20～40ml 加于 5％葡萄糖注射液 500ml 中以每小时 1～2g 速度静脉滴注,直至宫缩停止。

用药过程中应注意:呼吸(每分钟不少于 16 次),膝反射存在,尿量(每小时不少于 25ml)。

（3）前列腺素合成酶抑制药:常用的药物有吲哚美辛及阿司匹林,此类药物已较少应用,必要时仅能短期(不超过 1 周)服用。

3.钙拮抗药

抑制钙进入子宫肌细胞膜,抑制缩宫素及前列腺素的释放,常用硝苯地平 10mg,舌下含服,3～4/d。

4.新生儿呼吸窘迫综合征的预防

分娩前给予孕妇,地塞米松 5mg 肌内注射,3/d,连用 3d。紧急时,经羊膜腔内注入地塞米松 10mg,并行胎儿成熟度检查。

5.其他

产程中应给孕妇氧气吸入,分娩时可做会阴切开。

【预防】

预防早产是降低围生儿死亡率的重要措施之一。

1.定期产前检查指导孕期卫生重视可能引起早产的因素。

2.切实加强对高危妊娠的管理治疗妊娠并发症预防胎膜早破预防亚临床感染。

3.宫颈内口松弛者应于妊娠 14～16 周做宫颈内口环扎术。

【诊治禁忌】

1.镇静药

临产后忌用镇静药,因不能有效抑制宫缩,却能抑制新生儿呼吸,仅在孕妇精神紧张时作为辅助用药。

2.临产后慎用吗啡、哌替啶

第三节　难产

一、产力异常性难产

【概述】

分娩指妊娠满 28 周(196 日)及以上,胎儿及其附属物从临产开始到全部从母体娩出的过程。影响分娩的主要因素为产力、产道、胎儿及精神心理因素,这些因素在分娩过程中相互影响。任何一个或一个以上的因素发生异常以及四个因素间相互不能适应,而使分娩进展受到阻碍,称为异常分娩,又称难产。产妇的精神心理因素能够影响机体内部的平衡、适应力和健康,使产力、产道和胎儿三方面发生异常而导致难产的发生,所以在传统的意义上还是将难产分为:产力异常引起的难产、产道异常引起的难产、胎位异常引起的难产和胎儿发育异常引起的难产。产力是指将胎儿及其附属物从子宫腔内排出体外的力量。产力包括子宫收缩力、腹压和提肛肌的收缩。其中子宫收缩力贯穿分娩全过程,在分娩过程中,子宫收缩的节律性、对称性及极性不正常或强度、频率有改变,称为子宫收缩力异常,简称产力异常。子宫收缩力异常临床上分为子宫收缩乏力(简称宫缩乏力)和子宫收缩过强(简称宫缩过强)两类,每类又分为协调性子宫收缩和不协调性子宫收缩。

【流行病学】

难产是比较常见的产科病理,其发生率在世界各地很多地方都呈逐年上升的趋势,其中产力异常性难产,使用催产素加速产程尤为常见。1980 年国内 35 个医院报道在 57002 例初产妇、单胎中有 10448 例(18.33%)被诊断为难产,12.56% 是头位(头位难产)。美国的初产剖宫产率在 1998 年为 14.9%,50% 初产妇剖宫产的指征是难产。而到了 2005 年,剖宫产率超过 30%(逐年上升创历史最高,Martin 等 2007 年报道)。美国妇产科学会 2003 年的报道,有 60% 的剖宫产的诊断为难产。其中根据美国国立死亡统计中心的资料所述,1995 年分娩人数为 39000000,其中 34% 的孕妇涉及引产和加速产程的情况(Venture 等,1997),而此数字亦从 1989 年的 20% 增加到 2002 年的 38%(Martin 等,2003)。在 Parkland 医院约有 35% 的产程是由缩宫素引产和加速产程的。在 Alabama 大学的 Birmingham 医院,从 1996 年到 1997 年有 17000 名孕妇分娩,其中 35% 的妇女予缩宫素加速产程。

【病因】

产力是一种肌肉活动,其中最重要的是子宫肌活动,现代妇产科分娩动因方面研究显示子宫肌活动的调节包括:神经调节、激素及受体的调节、旁分泌与自身分泌因子的调节、机械性调节、代谢性调节和子宫平滑肌细胞膜离子通道对子宫收缩的调节。因此,产力异常的原因归纳为以下三方面:

1.子宫肌源性

(1)子宫肌壁过度膨胀,使子宫肌纤维过度伸长而收缩能力减弱,如多胎妊娠、羊水过多、巨大儿等。

(2)子宫结构异常,如子宫畸形(双子宫、单角子宫等)造成宫缩不协调;子宫发育不良、幼稚性子宫则因肌纤维、神经分布异常,肌肉数目少、弹性差,容易引起子宫收缩乏力;而子宫肌瘤因肌核的存在,可直接影响子宫的收缩力量及阻断子宫收缩波的扩展。

(3)多产妇曾患过子宫感染,使子宫肌壁发生纤维变性,因而不能推动正常收缩功能,致使产力异常。

(4)绒毛膜羊膜炎,感染本身在异常子宫活动的产生中扮演重要角色。Satin(1992)在 266 例妊娠妇女研究中显示约 40% 需要缩宫素刺激宫缩的妇女发生绒毛膜羊膜炎。

2.神经源性

子宫受交感神经和副交感神经的支配。交感神经使子宫肌兴奋,促进子宫肌和子宫血管收缩;副交感神经则抑制,并使子宫血管扩张。

(1)精神因素:宫缩乏力多发生于初产妇,尤其高龄初产,对正常分娩活动缺乏理解,思想有顾虑或恐惧,临产后精神过度紧张,致使大脑皮层抑制,从而影响子宫正常收缩。此外,对疼痛耐受力差、睡眠减少等,同样可导致宫缩乏力。

（2）头盆不称和胎儿位置异常：先露部不能紧贴子宫下段和宫颈，不能刺激子宫阴道神经丛而引起有力的反射性子宫收缩，导致继发性宫缩乏力。一般多见于头盆不称、先露部浮动、臀先露、横位、前置胎盘等（膀胱长时间胀满也可致宫缩乏力）。

（3）药物影响：临产后使用大剂量镇静剂、镇痛剂及麻醉药，如吗啡、氯丙嗪、硫酸镁、苯巴比妥钠等，可以使宫缩受到抑制。Shama 和 Leveno（2000）的研究发现硬膜外麻醉可能会延长产程，但不增加剖宫产率的发生。

3.激素及电解质

影响子宫收缩和舒张功能的激素很多，大致可分三类：①兴奋性激素、抑制性激素和具双重作用的激素。其中兴奋性的激素有：前列腺素、缩宫素和内皮素等；②抑制性激素有：黄体酮、松弛素、β-内啡肽和甲状旁腺相关蛋白等；③双重作用的激素有：雌激素、胎盘促肾上腺皮质激素释放激素等。钙离子通道的激活是子宫收缩的必要条件，很多调节子宫收缩或舒张的物质就是通过这条途径对子宫活动进行调节的。

（1）体质与内分泌失调：产妇合并有急慢性疾病，体弱，身体过于肥胖或瘦小，妊娠晚期产妇体内雌激素、缩宫素、前列腺素、乙酰胆碱不足或孕激素水平下降缓慢，以及子宫对乙酰胆碱敏感性减低等，均可影响子宫肌兴奋域而影响子宫收缩。

（2）电解质及代谢紊乱：电解质浓度如钾、钠、钙、镁等异常，可影响子宫肌肉的兴奋域，而影响收缩功能。滞产后引起的电解质、蛋白质及酶类的新陈代谢障碍可加重子宫收缩乏力。

【临床表现及诊断】

1.产程异常

产程是一动态过程。其特征是宫缩频率和强度逐渐增加，持续时间逐渐延长，使得宫颈逐渐展平，宫口进行性扩张，胎头沿产道不断下降。Friedman 在其有关分娩的论文中指出：除宫颈扩张和胎头下降，似乎没有哪种临产特征对监测产程有用。因此正常分娩产程的划分最常引用的定义来自其研究资料，使用检查宫颈扩张和先露下降的方法估计产程进展。可见，产程异常既是难产的临床表现也是难产的结果，更是难产重要的诊断依据。

（1）临产的诊断：临产开始的标志为规律且逐渐增强的子宫收缩，持续 30 秒或 30 秒以上，间歇 5～6 分钟（每 10 分钟 1～2 次），并伴随进行性宫颈管消失、宫口扩张和胎先露部下降。临产的诊断非常关键，错误的诊断可导致无根据的、危险的干预。

（2）宫缩乏力导致的产程异常

1）潜伏期延长：从临产规律宫缩开始至宫口扩张 3cm 称为潜伏期。初产妇潜伏期正常约需 8 小时，最大时限 16 小时，超过 16 小时（经产妇 14 小时）称为潜伏期延长。

2）活跃期延长：从宫口扩张 3cm 开始至宫口开全为活跃期。初产妇活跃期正常约需 4 小时，最大时限 8 小时，若超过 8 小时，而宫口扩张速度初产妇<1.2cm/h，经产妇<1.5cm/h，称为活跃期延长。

3）活跃期停滞：进入活跃期后，宫口不再扩张 2 小时以上，称为活跃期停滞。

世界卫生组织为发展中国家设计的产程图标准为潜伏期不超过 8 小时，活跃期宫颈扩张速度不低于 1cm/h，并建议设立警戒线和处理线。

4）第二产程延长：第二产程初产妇超过 2 小时、经产妇超过 1 小时尚未分娩，称为第二产程延长。硬膜外麻醉,使得大多数孕妇第二产程延长,这一数据表明当局部麻醉时,第二产程允许多加 1 小时,这一报道也影响了 1995 年美国妇产科学会(1995)修改先前有关第二产程持续时间的规定,在硬膜外麻醉时其上限均可额外增加 1 小时。最近研究表明第二产程超出这些时间限制时并不对新生儿的预后产生不利影响,但是经阴道分娩的可能性却降低。

5)第二产程停滞:第二产程达 1 小时胎头下降无进展,称为第二产程停滞。

6)胎头下降延缓:活跃期晚期及第二产程,胎头下降速度初产妇<1.0cm/h,经产妇<2.0cm/h,称为胎头下降延缓。

7)胎头下降停滞:活跃期晚期胎头停留在原处不下降达 1 小时以上,称为胎头下降停滞。

8)滞产:总产程超过 24 小时。

(3)宫缩过强导致的产程异常:急产:宫口扩张速度>5cm/h(初产妇)或 10cm/h(经产妇)。总产程<3h结束分娩。

2.宫缩异常

产力异常性难产除了表现出难产的特点外最重要的表现是出现异常的产力,产力包括宫缩力及腹压(包括肛提肌的收缩)两部分,宫缩力主要促进子宫颈口开大及胎头下降,其作用贯穿分娩全过程。而腹压和肛提肌的收缩则主要帮助胎儿娩出,所以又称辅力。因此,宫缩异常是产力异常性难产诊断的重要依据。

(1)监测宫缩的方法

1)宫缩疼痛感觉:正常临产时子宫收缩疼痛是因为子宫收缩牵伸子宫颈和产道的关系。每次子宫收缩的疼痛感觉比临床上所触知的子宫收缩时间要短,实际上,每次子宫收缩患者疼痛只有 30 秒,而临床上触摸子宫收缩约为 70 秒。

2)触摸宫缩:子宫收缩开始的 0~2.67kPa(0~20mmHg)是不痛的,也不能在腹部摸到,所触摸到子宫收缩仅 70 秒,短于真正的 200 秒(测量羊水压力所记录的子宫收缩是 200 秒),而感觉痛时羊水压力在 2.67~6.67kPa(20~50mmHg)时只有 30 秒。当子宫收缩的强度未达 5.33kPa(40mmHg),宫壁很容易被手指压下去,如超过 5.33kPa(40mmHg)时,宫壁变得很硬,手指就压不下去了。

3)内测法:常用的是开口导管法,此法有利于科研工作,不便于普及应用,其缺点是应用时需在破膜后,无菌技术要求较高,且在胎先露入盆后导管不便插入,勉强插入会影响效果。导管本身还可被胎脂、血液及黏液等阻塞,需反复用生理盐水冲掉,故使用不便。与导管法相似者有囊球法及压力传感法。这些方法的共同点是操作麻烦,无菌要求高,不便使用。此外还有胎盘早剥、子宫穿孔等风险,国内尚未普及,国外内测法建议用于:子宫收缩触诊困难,如肥胖患者;不能确定是否需要适当增加子宫收缩力(如静脉点滴催产素)来促进产程进展的;分娩数据用于科研。美国妇产科学院(1995)同时建议,应该达到以下的标准,才能在第一产程诊断产程停滞:①潜伏期已经结束,宫颈已经扩张至 4cm 或以上;②10 分钟内宫缩达 200 Montevideo 单位(内测法)或以上,且已经持续 2 小时,但宫颈没有变化。

4)外测法:这是由腹壁外面间接测定宫缩压力的方法,用一特制的压力传感器作为宫缩压力探头,将其缚在产妇腹壁,宫缩时子宫凸起,腹壁随之凸起变硬,对探头产生压力,使探头传感器件发生位移而检出表示压力大小的电信号,通过仪器显示并记录下来,也就是我们平时使用的电子胎心监护仪的宫缩探头。外测法所检出的数值是相对宫缩压，不能得到真实的压力值。但它也能反映出宫缩变化的情况，如宫缩周期，持续时间及压力变化的趋势等。此法因操作简便、无损伤、不需无菌等，故被广泛使用。外监护宫缩曲线没有内监护曲线圆滑，因影响腹壁压力的各因素，如产妇呼吸及胎动等均被记录下来，故使曲线波动较大。

（2）宫缩强弱的诊断标准

1）宫缩乏力：宫缩持续时间短，间歇时间长且不规则，宫缩<2次/10min，子宫收缩力弱，宫腔内压<2kPa，宫缩高峰时宫体隆起不明显，以手指按压宫底部肌壁仍可出现凹陷。

2）宫缩过强：子宫收缩过频（5～6次/10min），收缩力过强（持续时间超过60s）。

3）分娩各期的宫缩强度、宫缩周期及持续时间诊断标准：由于国内对宫缩强度、宫缩持续时间的各种宫缩监护方法缺乏明确的诊断标准。

（3）外测法宫缩异常的类型特点：由于宫缩疼痛和触摸宫缩的不准确性以及内测法使用尚未普及，现重点介绍外测法宫缩异常的特点。

异常宫缩波形：原发性宫缩乏力宫缩曲线可表现为振幅小而不规则，或宫缩周期延长，多见于宫颈管未成熟、胎头高浮、双胎及羊水过多等，在应用药物引产时也可见此类图形。

继发性宫缩乏力产程开始宫缩良好，经过数小时，宫口开大3～4cm后，宫缩逐渐变弱，直至消失，大多是由于胎头高浮、头盆不称、骨盆狭窄及胎头旋转异常所致。

宫缩过强表现宫缩压力大，且时有双峰出现，产程较短或发生急产，多由产道异常或胎儿因素所致。

强直性宫缩是指一次宫缩持续时间超过2分钟，多数发生于药物引产或乳房按摩的初期，在产程进展中，如胎先露阻力大，也可以发生这种宫缩。

高张性子宫收缩监护图表现为无明显宫缩峰，宫缩曲线也不能完全降为零点，是由于精神紧张或产道异常引起，应注意与胎盘早剥或先兆子宫破裂鉴别。

3.各类型宫缩异常的其他临床表现

产力异常性难产除以上产程异常和宫缩异常外还伴有以下临床表现，其诊断思路如下：

（1）病史要点

1）宫缩乏力常见原因：存在头盆不称或胎位异常；子宫壁过度膨胀、子宫发育不良、子宫畸形等子宫因素；精神因素；内分泌失调因素；镇静剂等药物影响。

2）协调性宫缩乏力属继发性，临产早期正常，在第一产程活跃期后期或第二产程时宫缩减弱，对胎儿影响不大。

3）不协调性宫缩乏力多属原发性，为无效宫缩。产妇的自觉症状和主诉明显，如下腹部持续疼痛、拒按、烦躁不安、尿潴留等，可导致胎儿宫内窘迫。

4）协调性宫缩过强多见于经产妇。如产道无阻力，常表现为急产。

5）强直性子宫收缩必有外在因素。产妇因持续性腹痛表现为痛苦、烦躁不安。

6）子宫痉挛性狭窄环也多有外在因素。产妇出现持续性腹痛，烦躁不安；产程表现常有产力好、产道无狭窄、头盆相称，却产程进展缓慢现象；第三产程常出现胎盘嵌顿。

（2）查体要点

1）协调性宫缩乏力在宫缩高峰时，宫体隆起不明显，用手指压宫底下肌壁仍可出现凹陷。

2)不协调性宫缩乏力在部分表现为宫底部不强,而是子宫下段强,于间歇期子宫壁不完全放松,下部有压痛,胎心率不规则,宫口不能如期扩张,先露下降受阻。

3)协调性宫缩过强的产妇宫口扩张迅速,若存在产道梗阻或瘢痕子宫,可发生病理性缩复环或子宫破裂,腹部触诊,宫体呈痉挛状态,子宫下段有明显压痛,在下腹耻骨联合上 10cm 至脐部之间可触及此环,呈一环形凹陷,并逐渐上移,腹壁薄者可以看得到。

4)强直性子宫收缩的宫缩间歇短或无间歇,常不易查清胎位,胎心常听不清。若合并产道梗阻,可出现病理性缩复环、血尿等先兆子宫破裂征象。

5)子宫痉挛性狭窄环:此狭窄环不随宫缩上升,腹部检查很难发现此环,手取胎盘时卡在宫颈内口触及此环。

【治疗】

出现产程异常或者产力异常,不论是原发性还是继发性,首先应寻找原因,检查有无头盆不称与胎位异常,阴道检查了解宫颈扩张和胎先露部下降情况。不管何种产力异常,若发现有头盆不称,为梗阻性原因,估计不能阴道分娩者,应及时行剖宫产术。若判断无头盆不称和胎位异常,估计能经阴道分娩者,则应按照以上的临床表现和诊断要点针对产力异常不同的分类采取相应的措施。原则上,协调性宫缩乏力以加强宫缩为主;不协调性宫缩乏力首先应该阻断不协调宫缩;协调性宫缩过强要提前做好接产准备,保护软产道及新生儿,预防产后出血;不协调性宫缩过强要注意抑制宫缩。

1.一般治疗及心理指导治疗

对于精神过度紧张者,心理辅导,消除产妇对分娩的顾虑和恐惧,产时施行 Doula 陪伴分娩、水针减痛、分娩球的利用、专医专护一对一的产时全程陪产等服务。第一产程,消除产妇精神紧张,可以活动者适当活动,鼓励多进食,注意营养与水分的补充。自然排尿困难者,先行诱导法,无效时及时导尿,便秘者适当使用缓泻剂排空直肠大便。

2.药物治疗

(1)营养及水、电解质、酸碱平衡药物

1)不能进食者静脉补充营养,静脉滴注 10% 葡萄糖注射液 500~1000ml 内加维生素 C 2g。

2)伴有酸中毒时应补充 5% 碳酸氢钠 100~200ml。

3)低钾血症时应给予氯化钾缓慢静脉滴注。

4)已破膜达 12 小时者应给予抗生素预防感染。

(2)镇静、镇痛药物

1)产妇过度疲劳或出现不协调性宫缩乏力、子宫痉挛性狭窄环时,可缓慢静脉注射地西泮 10mg 或哌替啶 100mg 肌内注射,以镇静放松,有利于恢复体力,不协调性宫缩能得到纠正,若不协调性宫缩已被控制,但宫缩仍弱,可予宫缩素加强宫缩。

2)地西泮能使宫颈平滑肌松弛,软化宫颈,促进宫口扩张,尤其适用于宫口扩张缓慢及宫颈水肿时,间隔 4~6h 可重复应用,与缩宫素联合应用效果更佳。但在分娩前 15h 内应用地西泮 30mg 以上,尤其是肌内或静脉注射,可使新生儿窒息、肌张力减退、低温、厌食、对冷刺激反应微弱并抑制代谢,因此,注意使用量不宜过大。

3）宫缩抑制剂的使用：对于不协调性宫缩过强可给予宫缩抑制剂，如 25%硫酸镁 20ml 加入 5%葡萄糖 20ml 内缓慢静脉注射（不少于 5 分钟），或用羟苄羟麻黄碱（盐酸利托君）100mg 加入 5%葡萄糖液 500ml 静脉滴注，目的是减缓子宫收缩，放松子宫张力。

（3）缩宫（催产）素

1）指征：破膜 6 小时未临产或经阴检证实无头盆不称，不存在不能经阴道产的异常先露，疑有协调性宫缩乏力引起的潜伏期或活跃期获第二产程延长、胎头下降缓慢、活跃期或第二产程停滞和胎头下降停滞者均可用之催产。

2）禁忌证：骨盆狭窄或头盆不称；需选择性剖宫产分娩的异常胎位（如臀位及横位等）；子宫过度膨胀（如多胎妊娠、巨大胎儿，或羊水过多）而行子宫容积减少之前；妊娠合并严重心血管异常、心肺功能不良、血液病（如高血压、心脏病、严重的血小板减少性紫癜等）；胎盘早剥或胎盘边缘超过子宫内口；畸形子宫或瘢痕子宫妊娠（如双角子宫妊娠、子宫肌瘤剔除术或剖宫产术后妊娠）；高位广泛的严重阴道狭窄；广泛的大面积阴道尖锐湿疣；宫颈癌；影响胎先露入盆的子宫下段及宫颈的较大肌瘤和活动期的生殖器疱疹；严重的宫内感染或妊娠高血压疾病病情尚未稳定；严重胎盘功能减退或胎儿窘迫；子宫不协调收缩所致产程延长；对缩宫素过敏者；多次分娩史（6 次以上）的产妇也应尽量避免使用缩宫素，否则易导致子宫破裂。

3）使用常规及注意事项：静脉滴注 5%葡萄糖液 500ml 调节至 8 滴/min，然后加入催产素（2.5U）摇匀，排出滴管中首部分的 15ml 液体后滴入催产素。由专人直接监护其胎心率、宫缩及宫口开大情况下，间歇 15～30min 增加催产素 4 滴/min（刚开始使用催产素须行 OCT 试验者按照 OCT 试验操作常规调速）。宫缩调节［宫缩持续时间（秒）/宫缩间期（分）］：潜伏期（宫口开大<3cm）25～35/5～6；活跃期早期（宫口开大<5cm）36～46/3～4；活跃期晚期（宫口开大 5～10cm）46～60/1～2。初次用催产素必须十分小心并严密监测，特别在开始的 40min，一旦发生过度反应（10min 内有 5 次以上的宫缩或 15 分钟内有超过 7 次；或宫缩持续时间达 60～90s），必须立即中止滴入催产素，除个别出现过敏反应者须同时进行抗过敏处理外，停药后期血浆浓度将会迅速下降（催产素半衰期一般为 1～6min）。如人工破膜后加滴催产素应在破膜后 2～6h 未临产才用该药。对于怀疑为假临产或不协调性宫缩乏力均不应使用催产素，可在使用镇静剂（如地西泮或哌替啶）抑制假临产或恢复协调的子宫收缩后再考虑使用催产素。对于羊水过少、胎儿生长受限或怀疑胎盘功能减退的情况使用催产素行 OCT 试验须慎重，向家属交代清楚使用风险（特别是强调胎儿窘迫可能），如足月宜尽快行人工破膜观察羊水情况，结果一切正常后严密监护下使用。遇有子宫收缩乏力，注药时间不宜超过 6～8h。

3.手术治疗

（1）人工破膜：破膜后胎头将直接紧贴子宫下段及宫内口，引起反射性子宫收缩，加速产程进展。Gamt 等（1993）发现在产程早期行选择性人工破膜可减少催产素用量，而且更为重要的是对胎儿、新生儿均无不良影响。但同时他的研究中也发现选择性人工破膜可导致轻中度脐带受压而致胎心率的变化。尽管如此，却未见因明显的减速而致胎儿窘迫行剖宫产概率增加。

1）适应证：潜伏期或活跃期延长或进展缓慢，正常产程进入活跃期，宫口开大 3～5cm，胎膜未破且张力大者；疑有胎儿宫内窘迫或相对头盆不称或决定分娩方式之前需要了解羊水性状者。国外主张如有胎儿情况危险,需要内置监护仪行宫内情况评估者也是人工破膜的适应证。

2)禁忌证:头盆不称、产道梗阻、胎位不正、脐带先露。

3)操作方法及注意事项:破膜最好用鼠齿钳或一次性破膜器,要在严格消毒下进行,破膜前要先听胎心,检查有无头盆不称,排除脐带先露,如有宫缩,应在宫缩间歇期进行人工破膜。破膜后术者手应停留在阴道内,经过1~2次宫缩待胎头入盆后,术者再将手取出。破膜后要注意检查有无脐带脱垂,要注意听胎心。羊水过多者破膜前可先经腹壁羊膜腔穿刺放液,或用长针头做高位破膜,使羊水缓慢流出,防止脐带脱垂或胎盘早剥。如胎膜破口较大,羊水流出过快,可用拳头置于阴道或堵塞阴道口,尽量减慢羊水流速。国外主张破膜时助手轻按宫底,并于耻骨联合上方按压体部可减少脐带脱垂的危险。

(2)阴道助产:进入第二产程,如胎头双顶径已通过坐骨棘平面,可等待自然分娩;若出现第二产程延长,则可行阴道助产。包括胎头负压吸引术和产钳术。

1)适应证:第二产程延长,初产妇宫口开全已达2小时,经产妇宫口开全已达1小时,无明显头盆不称,胎头已较低者;胎头位置不正;母亲有内科疾病需缩短产程者;剖宫产史或子宫有瘢痕者;胎儿窘迫。

2)禁忌证:胎膜未破,宫口未开全;胎头未衔接,明显的头盆不称。胎头双顶径未达坐骨棘水平,胎先露在+2以上;严重的胎儿畸形;死胎;异常胎位。

胎头负压吸引术不适用于臀位、颜面位、额位等其他异常胎位,早产儿不宜行胎头负压吸引术(通常孕周<34周,脑室内出血的危险性大)。

不适用产钳的胎位有颏先露、额先露、高直位以及明显的不均倾位。

(3)剖宫产术:若胎头未衔接、头盆不称或伴有胎儿窘迫征象,应行剖宫产。当对产程进展不良的干预无效时,亦应考虑行剖宫产术。如宫口开全时间大于2小时且胎头颅骨最低点未达S=0者应行剖宫产。宫口开全,胎心率正常,出现宫缩乏力者,经催产素催产半小时后胎先露骨质部分<+3cm或胎头位置异常难于转到助产手术所需位置者也应剖宫产,尽量避免第二产程延长,不要发生滞产。

二、胎头位置异常性难产

胎位异常临床上主要分为三大类:①胎头位置异常(头位难产),如持续性枕横位、枕后位、胎头高直位、前不均倾位、面位、额位;②臀位;③横位。

胎位异常是造成难产的常见因素之一。分娩时枕前位约占90%,而胎位异常约占10%,其中胎头位置异常居多,占6%~7%。胎产式异常的臀先露占3%~4%,肩先露已极少见。此外还有复合先露。

胎头位置异常(头位难产)多在分娩过程中发现,是急诊剖宫产的主要指征。头位难产由凌萝达教授首先提出,约占总难产发生率的65%。对母体可引起产程延长,继发性宫缩乏力,增加产后出血与感染概率;对胎儿产程延长可增加手术助产和剖宫产率风险,出现胎儿宫内窘迫、新生儿窒息,增加围产儿死亡率。诊断头位难产的诊断标准为:胎先露为头、骨盆测量正常,胎儿大小估计能阴道分娩,阴道检查胎头位置异常,继发宫缩乏力。临床表现主要有:①胎膜早破,常为难产的早期信号;②产程延长,包括潜伏期延长、活跃期延长和第二产程延长;

③宫颈水肿；④胎头下降延缓或阻滞；⑤宫缩乏力。

（一）持续性枕横位、枕后位

正常胎位多为枕先露，占分娩总数的95％以上。在分娩过程中，胎头以枕后位或枕横位衔接。在下降过程中，胎头枕部因强有力宫缩绝大多数能向前转135°或90°，转成枕前位自然分娩。过去概念认为如果产程中活跃晚期（宫口开≥8cm）胎头枕骨仍位于母体骨盆侧方、后方，致使分娩发生困难者，称为持续性枕横位、枕后位。目前概念修改为：凡正式临终后，经过充分试产，积极处理，产程仍无进展，当分娩以任何方式结束时，不论胎头在骨盆的哪一个平面，只要枕骨仍位于母体骨盆后方，即称持续性枕后位，是导致头位难产的重要原因。国内外报道其发生率均为5％。

【发生原因】

发生与产力、产道及胎儿三者关系密切，常常是多因素共同作用。

1.骨盆异常

是发生持续性枕后位、枕横位的重要原因。常发生于男型骨盆或类人猿型骨盆。这两类骨盆的特点是骨盆入口平面前半部较狭窄，不适合胎头枕部衔接，后半部较宽，胎头容易以枕后位或枕横位衔接。这类骨盆常伴有中骨盆平面及骨盆出口平面狭窄，影响胎头在中骨盆平面向前旋转。为适应骨盆形态而成为持续性枕后位或持续性枕横位。由于扁平骨盆前后径短小，较小骨盆各径线均小，而骨盆入口横径最长，胎头常以枕横位入盆，由于骨盆偏小，胎头旋转困难，胎头便持续在枕横位。

2.胎头俯屈不良

持续性枕后位、枕横位胎头俯屈不良，以枕额径（11.3cm）通过产道，较枕下前囟径（9.5cm）增加1.8cm，影响胎头在骨盆内旋转。若以枕后位衔接，胎儿脊柱与母体脊柱接近，不利于胎头俯屈，胎头前囟成为胎头下降的最低部位，而最低点又常转向骨盆前方，当前囟转至前方或侧方时。胎头枕部转至后方或侧方，形成持续性枕后位或持续性枕横位。

3.子宫收缩乏力

影响胎头下降、俯屈及内旋转，容易造成持续性枕后位或枕横位。

4.头盆不称

头盆不称使内旋转受阻，而呈持续性枕后位或枕横位。

5.其他

前壁胎盘、膀胱充盈、子宫下段宫颈肌瘤均可影响胎头内旋转，形成持续性枕后位或枕横位。

【诊断】

1.临床表现

临产后胎头衔接较晚及俯屈不良，由于枕后位的胎先露部不易紧贴子宫下段及宫颈内口，常导致协调性宫缩乏力及宫口扩张缓慢。若枕后位，因枕骨持续位于骨盆后方压迫直肠，产妇自觉肛门坠胀及排便感，致使宫口尚未开全时过早使用腹压，容易导致宫颈前唇水肿和产妇疲劳，影响产程进展。持续性枕后位，枕横位常致产程图曲线异常，宫颈扩张曲线常停滞于6～8cm，长时间无进展，或进入活跃期宫颈扩张缓慢，<1cm/h，胎头下降缓慢，以及第二产程延

长。若在阴道口虽已见到胎发,历经多次宫缩时屏气却不见胎头继续顺利下降时,应想到可能是持续性枕后位。

2.腹部检查

在宫底部触及胎臀,胎背偏向母体后方或侧方,在对侧明显触及胎儿肢体,枕横位、枕后位,母体腹部2/3和1/2被胎儿肢体占据。若胎头已衔接,有时可在胎儿肢体侧耻骨联合上方扪到胎儿额部。胎心在脐下一侧偏外方听得最响亮,枕后位时因胎背伸直,前胸贴近母体腹壁,胎心在胎儿肢体侧的胎胸部位也能听到。

3.肛门检查或阴道检查

当肛查宫口部分扩张或开全时,若为枕后位,感到盆腔后部空虚,查明胎头矢状缝位于骨盆斜径上。前囟在骨盆右前方,后囟(枕部)在骨盆左后方则为枕左后位,反之为枕右后位。查明胎头矢状缝位于骨盆横径上。后囟在骨盆左侧方。则为枕左横位,反之为枕右横位。当出现胎头水肿、颅骨重叠、囟门触不清时,需行阴道检查借助胎儿耳郭及耳屏位置、方向判定胎位。阴道检查是确诊枕后位的必要手段,准确率可达$80\%\sim90\%$。若耳郭朝向骨盆后方,诊断为枕后位;若耳郭朝向骨盆侧方,诊断为枕横位。

4.B型超声检查

根据胎头颜面及枕部位置,能准确探清胎头位置以明确诊断。

【分娩机制】

胎头多以枕横位或枕后位衔接,在分娩过程中,若不能转成枕前位时,其分娩机制有:

1.枕左(右)后位胎头枕部到达中骨盆向后行45°内旋转,使矢状缝与骨盆前后径一致。胎儿枕部朝向骶骨呈正枕后位。其分娩方式有:

(1)胎头俯屈较好:胎头继续下降,前囟先露抵达耻骨联合下时,以前囟为支点,胎头继续俯屈使顶部及枕部自会阴前缘娩出。继之胎头仰伸,相继由耻骨联合下娩出额、鼻、口、颏。此种分娩方式为枕后位经阴道助娩最常见的方式。

(2)胎头俯屈不良:当鼻根出现在耻骨联合下缘时,以鼻根为支点,胎头先俯屈,从会阴前缘娩出前囟、顶部及枕部,然后胎头仰伸,使鼻、口、颏部相继由耻骨联合下娩出。因胎头以较大的枕额周径旋转,胎儿娩出更加困难,多需手术助产。

2.枕横位:部分枕横位于下降过程中无内旋转动作,或枕后位的胎头枕部仅向前旋转45°成为持续性枕横位。持续性枕横位虽能经阴道分娩,但多数需用手或行胎头吸引术将胎头转成枕前位娩出。

【对母儿的影响】

1.对产妇的影响

胎位异常导致继发性宫缩乏力,使产程延长,常需手术助产,容易发生软产道损伤,增加产后出血及感染机会。若胎头长时间压迫软产道,可发生缺血坏死脱落,形成生殖道瘘。

2.对胎儿的影响

第二产程延长和手术助产机会增多,常出现胎儿窘迫和新生儿窒息,使围生儿死亡率增高。

【处理】

对于持续性枕后位、枕横位性难产,要达到早诊断、早处理,以免造成产妇衰竭、胎儿宫内窘迫、新生儿死亡、围产儿病率及围产儿死亡率增加的不良结局,最好的办法依然是最常用和最传统的办法,密切观察产程进展,勤听胎心音,绘制产程图,可以及早发现胎头旋转异常,及时处理。以枕横位、枕后位入盆者,除外头盆不称者,均应试产。始终保持良好的产力可推动胎头旋转和下降。处理持续性枕后位、枕横位的分娩方式关键是要正确判断持续性枕后位、枕横位的原因,如骨盆狭窄、头盆不称,则应及早采用剖宫产术结束分娩,以确保母儿平安。

1.第一产程

(1)潜伏期:需保证产妇充分营养与休息。若有情绪紧张,睡眠不好可给予哌替啶或地西泮,让产妇朝向胎背的同(对)侧方向侧卧,以利胎头枕部转向前方。若宫缩欠佳,应尽早静脉滴注缩宫素。

(2)活跃期:宫口开大 3～4cm 产程停滞除外头盆不称可行人工破膜。若产力欠佳,静脉滴注缩宫素。若宫口开大＞1cm/h,伴胎先露部下降,多能经阴道分娩。在试产过程中,出现胎儿窘迫征象,应行剖宫产术结束分娩。若经过上述处理效果不佳,每小时宫口开大＜1cm 或无进展时,则应剖宫产结束分娩。宫口开全之前,嘱产妇不要过早屏气用力,以免引起宫颈前唇水肿,影响产程进展。如宫口开大≥8cm,胎头位于 S＋2,可试行徒手矫正为枕前位,等待自然分娩。

2.第二产程

若第二产程进展缓慢,初产妇已超 1 小时,经产妇已超半小时,应行阴道检查。当胎头双顶径已达坐骨棘平面或更低时,可先行徒手将胎头枕部转向前方,使矢状缝与骨盆出口前后径一致,或自然分娩,或阴道助产(低位产钳术或胎头吸引术)。若转成枕前位有困难时,也可向后转成正枕后位,再以产钳助产。若以枕后位娩出时,需做较大的会阴后一侧切开,以免造成会阴裂伤。若胎头位置较高,疑有头盆不称,需行剖宫产术。

3.第三产程

因产程延长,容易发生产后宫缩乏力,胎盘娩出后应立即静注或肌注子宫收缩剂,以防发生产后出血。有软产道裂伤者,应及时修补。新生儿应重点监护。凡行手术助产及有软产道裂伤者,产后应给予抗生素预防感染。

(二)胎头高直位

胎头呈不屈不仰姿势,以枕额径衔接于骨盆入口,其矢状缝与骨盆入口前后径相一致,左右偏差小于 15°称为胎头高直位。发病率国内文献报道为 1.08％,国外资料报道为 0.06％～1.6％。胎头枕骨向前靠近耻骨联合者称胎头高直前位,又称枕耻位;胎头枕骨向后靠近骶岬者称胎头高直后位,又称枕骶位。胎头高直位对母儿危害较大,应妥善处理。

【病因】

与下述因素可能有关:

1.头盆不称

是胎头高直位发生最常见的原因。常见于骨盆入口平面狭窄、扁平骨盆、均小骨盆及横径狭小骨盆,特别是当胎头过大、过小及长圆形胎头时易发生胎头高直位。

2.腹壁松弛及腹直肌分离

胎背易朝向母体前方,胎头高浮,当宫缩时易形成胎头高直位。

3.胎膜早破

胎膜突然破裂,羊水迅速流出,宫缩时胎头矢状缝易被固定在骨盆入口前后径上,形成胎头高直位。

【诊断】

1.临床表现

由于临产后胎头不俯屈,进入骨盆入口的胎头径线增大,胎头迟迟不衔接,使胎头不下降或下降缓慢,宫口扩张也缓慢,致使产程延长,常感耻骨联合部位疼痛。当高直前位时,胎头入盆困难,活跃期早期宫口扩张缓慢或阻滞;一旦胎头入盆后,产程进展顺利;若胎头不能衔接,表现活跃期阻滞。即使宫口能开全,由于胎头高浮也易发生滞产、先兆子宫破裂或子宫破裂。

2.腹部检查

胎头高直前位时,胎背靠近腹前壁,不易触及胎儿肢体。胎心位置稍高在近腹中线听得最清楚。胎头高直后位时,胎儿肢体靠近腹前壁。有时在耻骨联合上方可清楚触及胎儿下颏。

3.阴道检查

因胎头位置高,肛查不易查清,此时应做阴道检查。发现胎头矢状缝与骨盆入口前后径一致,后囟在耻骨联合后,前囟在骶骨前,为胎头高直前位,反之为胎头高直后位。

4.B型超声检查

可探清胎头双顶径与骨盆入口横径一致,胎头矢状缝与骨盆入口前后径一致。

【分娩机制】

胎头高直前位胎头枕骨向前靠近耻骨联合,临产后胎头极度俯屈,以胎头枕骨在耻骨联合后方为支点,使胎头顶部、额部及颏部沿骶岬下滑入盆衔接、下降,双顶径达坐骨棘平面以下时,以枕前位经阴道分娩。若胎头高直前位胎头无法入盆,需行剖宫产术结束分娩。高直后位胎头枕骨向后靠近骶岬,临产后,胎背与母体腰骶部贴近,妨碍胎头俯屈及下降,使胎头处于高浮状态迟迟不能入盆,即使入盆下降至盆底也难以向前旋转180°,故以枕前位娩出的可能性极小。

【处理】

胎头高直前位时,若骨盆正常、胎儿不大、产力强,应给予充分试产机会,加强宫缩促使胎头俯屈,胎头转为枕前位可经阴道分娩或阴道助产。若试产失败再行剖宫产术结束分娩。胎头高直后位因很难经阴道分娩,一经确诊应行剖宫产术。

(三)前不均倾位

枕横位的胎头(胎头矢状缝与骨盆入口横径一致)胎头侧屈,以前顶骨先入盆称前不均倾位,其发病率约为0.68%。在头位难产中居第4位。主要原因是头盆不称、骨盆倾斜度过大、入口狭窄等。

【诊断】

1.临床表现

前不均倾位是一种胎头位置异常,因此具有头位难产的共性。在试产过程中可出现多种产时并发症,产程时间延长,产程图亦有异常。产程中常发生胎膜早破,胎头迟迟不衔接,由于后顶骨被阻于骶岬之上,难以顺利下降致产程延长或停滞,多在宫口扩张 3～5cm 时即停滞不前。当顶骨紧嵌于耻骨联合后方时,压迫尿道及宫颈前唇,导致尿潴留、血尿、宫颈前唇水肿及胎膜早破。胎头受压过久,可出现胎头水肿及胎儿窘迫。由于胎头下降受阻,常导致继发性宫缩乏力,有时可发生先兆子宫破裂。

2.腹部检查

由于胎头以前顶骨先入盆,因而胎头不易正常入盆。在临产早期,于耻骨联合上方可扪及胎头前顶部。随着宫缩加强,胎头继续侧屈,使胎头与胎肩折于骨盆入口处。因胎头折叠于胎肩之后使胎肩高高耸起,于耻骨联合上方只能触到一侧胎肩而触不到胎头,易误认为胎头已入盆。

3.阴道检查

由于临床表现缺乏特异性,诊断主要依靠阴道检查,当发现胎头矢状缝位于骨盆入口横径上且向后移向骶岬时要考虑前不均倾位。随着产程进展矢状缝不断后移,向后移靠近骶岬,同时前后囟一起后移。前顶骨内嵌于耻骨联合后方,产瘤大部分位于前顶骨,因后顶骨的大部分尚在骶岬之上,致使盆腔后半部空虚,此时即可诊断为前不均倾位,但往往太迟。

4.产后诊断

判断产瘤位置与矢状缝的关系非常重要。一般枕横位时,胎头产瘤多在矢状缝上,往往摸不清矢状缝,而前不均倾位时,矢状缝后移,产瘤位于前顶骨上。剖宫产后检查儿头产瘤位置,若左枕横位时,产瘤在右顶骨上;右枕横位时,产瘤在左顶骨上,即可最后确诊前不均倾位。

【对母婴的影响】

这种异常胎位是枕横位时胎头侧屈、以前顶骨入盆而形成的,一旦发生难产,产程时间延长导致多种产时并发症发生,胎头侧屈加重使剖宫产手术取头位非常困难。一方面造成子宫撕裂,致晚期产后出血和产褥感染增加,另一方面新生儿窒息的发生率明显增高。因此需要提高对这种严重异常胎位的认识。

【处理】

目前前不均倾位大多数是在充分试产过程中产程进展停滞时或剖宫产术中诊断。前不均倾位自然分娩极少,究其原因,由于前顶骨先入盆、耻骨联合后平直无凹陷,前顶骨紧嵌于耻骨联合后方,致使后顶骨无法越过骶岬入盆,故需行剖宫产术。一旦确诊为前不均倾位,除极个别胎儿前不均倾位小、宫缩强、骨盆宽大可给予短时间试产外,均应尽快以剖宫产结束分娩。

预防方法:凡会引起前不均倾位的因素在临产前或临产早期尽量予以去除。腹壁松弛或悬垂腹者,可加用腹带纠正胎儿的倾斜姿势,避免前顶骨先入盆。产程早期应纠正骨盆倾斜度,如在第一产程取坐位或半坐卧位等方法。

(四)面先露

面先露多于临产后发现,系因胎头极度仰伸,使胎儿枕部与胎背接触。面先露以颏骨为指示点,有颏左前、颏左横、颏左后、颏右前、颏右横、颏右后 6 种胎位,以颏左前及颏右后位较多见。经产妇多于初产妇。

【病因】

1.骨盆狭窄

有可能阻碍胎头俯屈的因素均可能导致面先露。胎头衔接受阻,阻碍胎头俯屈,导致胎头极度仰伸。

2.头盆不称

临产后胎头衔接受阻,造成胎头极度仰伸。

3.腹壁松弛

经产妇悬垂腹时胎背向前反屈,胎儿颈椎及胸椎仰伸形成面先露。

4.脐带过短或脐带绕颈

使胎头俯屈困难。

5.胎儿畸形

无脑儿因无顶骨,可自然形成面先露。先天性甲状腺肿,胎头俯屈困难,也可导致面先露。

【诊断】

1.临床表现

潜伏期延长、活跃期延长或阻滞,胎头迟迟不能入盆。

2.腹部检查

因胎头极度仰伸入盆受阻,胎体伸直,宫底位置较高。颏前位时,在孕妇腹前壁容易扪及胎儿肢体,胎心由胸部传出,故在胎儿肢体侧的下腹部听得清楚。颏后位时,于耻骨联合上方可触及胎儿枕骨隆突与胎背之间有明显凹沟,胎心较遥远而弱。

3.肛门检查及阴道检查

可触到高低不平、软硬不均的颜面部,若宫口开大时可触及胎儿口、鼻、颧骨及眼眶,并依据颏部所在位置确定其胎位。

4.B型超声检查

可以明确面先露并能探清胎位。

【分娩机制】

面先露分娩机制包括:仰伸、下降、内旋转及外旋转。

颏前位时,胎头以仰伸姿势衔接、下降,胎儿面部达骨盆底时,胎头极度仰伸,颏部为最低点,故转向前方,胎头继续下降并极度仰伸,颏部因位置最低而转向前方,当颏部自耻骨弓下娩出后,极度仰伸的胎颈前面处于产道小弯(耻骨联合),胎头俯屈时,胎头后部能够适应产道大弯(骶骨凹),使口、鼻、眼、额、前囟及枕部自会阴前缘相继娩出,但产程明显延长。

颏后位时,胎儿面部达骨盆底后,多数能经内旋转135°,后以颏前位娩出。少数因内旋转受阻,成为持续性颏后位,胎颈已极度伸展,不能适应产道大弯,故足月活胎不能经阴道自然娩出。

【对母儿的影响】

1.对产妇的影响

颏前位时,因胎儿颜面部不能紧贴子宫下段及宫颈内口,常引起宫缩乏力,致使产程延长;颜面部骨质不能变形,容易发生会阴裂伤。颏后位时,导致梗阻性难产,若不及时处理,造成子宫破裂,危及产妇生命。

2.对胎儿及新生儿的影响

胎儿面部受压变形,颜面皮肤青紫、肿胀,尤以口唇为著,影响吸吮,严重时可发生会厌水肿影响吞咽。新生儿于生后保持仰伸姿势达数日之久。生后需加强护理。

【处理】

额前位时,若无头盆不称,产力良好,有可能自然分娩。若出现继发性宫缩乏力,第二产程延长,可用产钳助娩,但会阴后斜切开要足够大。若有头盆不称或出现胎儿窘迫征象,应行剖宫产术。持续性额后位时,难以经阴道分娩,应行剖宫产术结束分娩。若胎儿畸形,无论额前位或额后位,均应在宫口开全后行穿颅术结束分娩。产时如何正确处理胎头位置异常:

1.剖宫产术

头位分娩有以下情况需要考虑剖宫产:

(1)重度头盆不称:头盆评分≤5分者。

(2)骨盆明显畸形者:左斜径与右斜径相差2cm以上。

(3)胎儿畸形:无法阴道娩出者。

(4)胎头位置异常:如胎头高直后位、前不均倾位、额位、颏后位经阴道检查确定者。

2.试产

(1)潜伏期延长的处理:潜伏期超过9小时可注射哌替啶给予休息,宫缩无明显改善者应用催产素以产生规则宫缩,或做人工破膜以加强宫缩。

(2)活跃期宫颈扩张延缓或阻滞:宫颈开3cm后扩张速度<1cm/h,应做阴道检查,了解骨盆及胎头情况。如为严重胎头位置异常及头盆不称应及时剖宫产结束分娩,若无头盆不称及不可从阴道分娩的头位异常,可使用催产素,若2~4h无进展,亦考虑剖宫产结束分娩。

3.产程停滞于第二产程

宫口开全后胎头下降情况分五类:①宫口开全后胎头下降迅速,可自然分娩;②开全后边宫缩边下降;③开全后1~2小时内下降;④开全后1~2小时仍不下降;⑤开全后>2小时仍不下降。第④⑤点属于第二产程停滞,要根据情况及时处理。

主要是肯定先露是否真正入盆,以BDP与坐骨棘关系为指导,可腹部诊与阴道检查相结合,如胎头BDP未过中骨盆,强行阴式牵引可造成母儿严重损伤。双顶径在坐骨棘以上应考虑剖宫产。难以从阴道分娩的明显头盆不称,严重胎头位置异常:如胎头高直后位、前不均倾位、面先露的颏后位等应行剖宫产术。

三、臀先露

臀先露是最常见的异常胎位,占妊娠足月分娩总数的3%~4%。多见于经产妇。因胎头比胎臀大,分娩时后出胎头无明显变形,往往娩出困难,加之脐带脱垂较多见,使围生儿死亡率增高,是枕先露的3~8倍。臀先露以骶骨为指示点,有骶左前、骶左横、骶左后、骶右前、骶右横、骶右后6种胎位。

【原因】

妊娠30周以前,臀先露较多见,妊娠30周以后多能自然转成头先露。临产后持续为臀先露的原因尚不十分明确,可能的因素有:

1.胎儿在宫腔内活动范围过大

羊水过多、经产妇腹壁松弛以及早产儿羊水相对偏多,胎儿易在宫腔内自由活动形成臀先露。

2.胎儿在宫腔内活动范围受限

子宫畸形(如单角子宫、双角子宫等)、胎儿畸形(如无脑儿、脑积水等)、双胎妊娠及羊水过少等,容易发生臀先露。胎盘附着在宫底及宫角部易发生臀先露,占73%,而头先露仅占5%。

3.胎头衔接受阻

狭窄骨盆、前置胎盘、肿瘤阻塞骨盆腔及巨大胎儿等,也易发生臀先露。

【临床分类】

根据胎儿两下肢所取的姿势分为以下3类。

1.单臀先露或腿直臀先露

胎儿双髋关节屈曲,双膝关节直伸,以臀部为先露。最多见。

2.完全臀先露或混合臀先露

胎儿双髋关节及双膝关节均屈曲,有如盘膝坐,以臀部和双足为先露。较多见。

3.不完全臀先露

以一足或双足、一膝或双膝,或一足一膝为先露。膝先露是暂时的,产程开始后转为足先露,较少见。

【诊断】

1.临床表现

孕妇常感肋下有圆而硬的胎头。由于胎臀不能紧贴子宫下段及宫颈内口,常导致宫缩乏力,宫口扩张缓慢,致使产程延长。

2.腹部检查

子宫呈纵椭圆形,胎体纵轴与母体纵轴一致。在宫底部触到圆而硬、按压时有浮球感的胎头;若未衔接,在耻骨联合上方触到不规则、软而宽的胎臀。

3.肛门检查及阴道检查

肛门检查时,触及软而不规则的胎臀或触到胎足、胎膝。若胎臀位置高,肛查不能确定时,需行阴道检查。阴道检查对,了解宫口扩张程度及有无脐带脱垂。若胎膜已破,能直接触到胎臀、外生殖器及肛门,此时应注意与颜面相鉴别。若为胎臀,可触及肛门与两坐骨结节连在一条直线上。手指放入肛门内有环状括约肌收缩感,取出手指可见有胎粪。若为颜面,口与两颧骨突出点呈三角形,手指放入口内可触及齿龈和弓状的下颌骨。若触及胎足时,应与胎手相鉴别。

4.B型超声检查

能准确探清臀先露类型以及胎儿大小、胎头姿势等。

【分娩机制】

在胎体各部中,胎头最大,胎肩小于胎头,胎臀最小。头先露时,胎头一经娩出,身体其他部位遂即娩出。而臀先露时则不同,较小且软的臀部先娩出,最大的胎头却最后娩出。胎臀、胎肩、胎头需按一定机制适应产道条件方能娩出,故需要掌握胎臀、胎肩及胎头3部分的分娩机制。以骶右前位为例加以阐述。

1.胎臀娩出

临产后,胎臀以粗隆间径衔接于骨盆入口右斜径,骶骨位于右前方。胎臀逐渐下降,前髋下降稍快故位置较低,抵达骨盆底遇到阻力后,前髋向母体右侧行 45°内旋转,使前髋位于耻骨联合后方,此时粗隆间径与母体骨盆出口前后径一致。胎臀继续下降,胎体稍侧屈以适应产道弯曲度,后髋先从会阴前缘娩出,遂即胎体稍伸直,使前髋从耻骨弓下娩出。继之双腿双足娩出。当胎臀及两下肢娩出后,胎体行外旋转,使胎背转向前方或右前方。

2.胎肩娩出

当胎体行外旋转的同时,胎儿双肩径衔接于骨盆入口右斜径或横径,并沿此径线逐渐下降,当双肩达骨盆底时,前肩向右旋转 45°转至耻骨弓下,使双肩径与骨盆出口前后径一致,同时胎体侧屈使后肩及后上肢从会阴前缘娩出,继之前肩及前上肢从耻骨弓下娩出。

3.胎头娩出

当胎肩通过会阴时,胎头矢状缝衔接于骨盆入口左斜径或横径,并沿此径线逐渐下降,同时胎头俯屈。当枕骨达骨盆底时,胎头向母体左前方旋转 45°,使枕骨朝向耻骨联合。胎头继续下降,当枕骨下凹到达耻骨弓下时,以此处为支点,胎头继续俯屈,使颏、面及额部相继自会阴前缘娩出,随后枕部自耻骨弓下娩出。

【对母儿的影响】

1.对产妇的影响

胎臀形状不规则,不能紧贴子宫下段及宫颈内口,容易发生胎膜早破或继发性宫缩乏力,使产后出血与产褥感染的机会增多,若宫口未开全而强行牵拉,容易造成宫颈撕裂甚至延及子宫下段。

2.对胎儿及新生儿的影响胎

臀高低不平,对前羊膜囊压力不均匀,常致胎膜早破,发生脐带脱垂是头先露的 10 倍,脐带受压可致胎儿窘迫甚至死亡;胎膜早破,使早产儿及低体重儿增多。后出胎头牵出困难,常发生新生儿窒息、臂丛神经损伤及颅内出血,颅内出血的发病率是头先露的 10 倍。臀先露导致围生儿的发病率与死亡率均增高。

【处理】

1.妊娠期

于妊娠 30 周前,臀先露多能自行转为头先露。若妊娠 30 周后仍为臀先露应予矫正。常用的矫正方法有以下几种。

(1)胸膝卧位:让孕妇排空膀胱,松解裤带,做胸膝卧位姿势,每日 2 次。每次 15 分钟,连做 1 周后复查。这种姿势可使胎臀退出盆腔,借助胎儿重心改变,使胎头与胎背所形成的弧形顺着宫底弧面滑动而完成胎位矫正。

(2)激光照射或艾灸至阴穴:近年多用激光照射两侧至阴穴(足小趾外侧,距趾甲角 1 分),也可用艾条灸,每日 1 次,每次 15～20 分钟,5 次为一疗程。

(3)外转胎位术:应用上述矫正方法无效者。于妊娠 32～34 周时,可行外转胎位术,因有发生胎盘早剥、脐带缠绕等严重并发症的可能,应用时要慎重,术前半小时口服沙丁胺醇片

4.8mg或安宝片20mg。行外转胎位术时,最好在超声监测下进行。孕妇平卧,两下肢屈曲稍外展,露出腹壁。查清胎位,听胎心率。操作步骤包括松动胎先露部(两手插入胎先露部下方向上提拉,使之松动)、转胎(两手把握胎儿两端,一手将胎头沿胎儿腹侧,保持胎头俯屈,轻轻向骨盆入口推移,另一手将胎臀上推,与推胎头动作配合,直至转为头先露)。动作应轻柔,间断进行。若术中或术后发现胎动频繁而剧烈或胎心率异常,应停止转动并退回原胎位观察半小时。外转胎位成功后,用小毛巾2块叠成长条状置于胎头两侧,大毛巾包裹腹部,大扣针松紧适度固定胎头。防止胎儿回复原位。嘱孕妇注意自我监测胎儿。

2.分娩期

应根据产妇年龄、胎产次、骨盆类型、胎儿大小、胎儿是否存活、臀先露类型以及有无并发症,于临产初期做出正确判断,决定分娩方式。

(1)择期剖宫产的指征:狭窄骨盆、软产道异常、胎儿体重大于3500g、胎儿窘迫、高龄初产、有难产史、不完全臀先露、胎头过度仰伸等,均应行剖宫产术结束分娩。

(2)决定经阴道分娩的处理

1)第一产程:产妇应侧卧,不宜站立走动。少做肛查,不灌肠,尽量避免胎膜破裂。一旦破膜,应立即听胎心。若胎心变慢或变快,应行阴道检查,了解有无脐带脱垂。若有脐带脱垂,胎心尚好,宫口未开全,为抢救胎儿,需立即行剖宫产术。若无脐带脱垂,可严密观察胎心及产程进展。若出现协调性宫缩乏力,应设法加强宫缩。当宫口开大4~5cm时,胎足即可经宫口脱出至阴道。为了使宫颈和阴道充分扩张,消毒外阴之后,使用"堵"外阴方法。当宫缩时用无菌巾以手掌堵住阴道口,让胎臀下降,避免胎足先下降,待宫口及阴道充分扩张后才让胎臀娩出。此法有利于后出胎头的顺利娩出。在"堵"的过程中,应每隔10~15分钟听胎心一次,并注意宫口是否开全。宫口已开全再堵易引起胎儿窘迫或子宫破裂。宫口近开全时,要做好接产和抢救新生儿窒息的准备。

2)第二产程:接产前,应导尿排空膀胱。初产妇应做会阴后一侧斜切术。有3种分娩方式:①自然分娩:胎儿自然娩出,不做任何牵拉。极少见,仅见于经产妇、胎儿小、宫缩强、骨盆腔宽大者。②臀助产术:当胎臀自然娩出至脐部后,胎肩及后出胎头由接产者协助娩出。脐部娩出后,一般应在2~3分钟娩出胎头。最长不能超过8分钟。后出胎头娩出有主张用单叶产钳的,效果佳。③臀牵引术:胎儿全部由接产者牵拉娩出,此种手术对胎儿损伤大,一般情况下应禁止使用,常用于宫口近开全,脐带脱垂;或双胎分娩第二胎臀位,胎儿窘迫。

3)第三产程:产程延长易并发子宫收缩乏力性出血。胎盘娩出后,应肌注缩宫素或麦角新碱,防止产后出血。行手术操作及有软产道损伤者,应及时检查并缝合,给予抗生素预防感染。

四、肩先露

胎体纵轴与母体纵轴相垂直为横产式。胎体横卧于骨盆入口之上,先露部为肩,称肩先露。占妊娠足月分娩总数的0.25%,是对母儿最不利的胎位。除死胎及早产儿胎体可折叠娩出外,足月活胎不可能经阴道娩出。若不及时处理,容易造成子宫破裂,威胁母儿生命。根据胎头在母体左或右侧和胎儿肩胛朝向母体前或后方,有肩左前、肩左后、肩右前、肩右后4种胎位。发生原因与臀先露类同。

【诊断】

1.临床表现

胎先露部胎肩不能紧贴子宫下段及宫颈内口,缺乏直接刺激,容易发生宫缩乏力;胎肩对宫颈压力不均,容易发生胎膜早破。破膜后羊水迅速外流,胎儿上肢或脐带容易脱出,导致胎儿窘迫甚至死亡。随着宫缩不断加强,胎肩及胸廓一部分被挤入盆腔内,胎体折叠弯曲,胎颈被拉长,上肢脱出于阴道口外,胎头和胎臀仍被阻于骨盆入口上方,形成忽略性(嵌顿性)肩先露。子宫收缩继续增强,子宫上段越来越厚,子宫下段被动扩张越来越薄,由于子宫上下段肌壁厚薄相差悬殊,形成环状凹陷,并随宫缩逐渐升高,甚至可以高达脐上,形成病理缩复环,是子宫破裂的先兆,若不及时处理,将发生子宫破裂。

2.腹部检查

子宫呈横椭圆形,子宫长度低于妊娠周数,子宫横径宽。宫底部及耻骨联合上方较空虚,在母体腹部一侧触到胎头,另侧触到胎臀。肩前位时,胎背朝向母体腹壁,触之宽大平坦;肩后位时,胎儿肢体朝向母体腹壁,触及不规则的小肢体。胎心在脐周两侧最清楚。根据腹部检查多能确定胎位。

3.肛门检查或阴道检查

胎膜未破者,因胎先露部浮动于骨盆入口上方,肛查不易触及胎先露部。若胎膜已破、宫口已扩张者,阴道检查可触到肩胛骨或肩峰、肋骨及腋窝。腋窝尖端指向胎儿头端,据此可决定胎头在母体左或右侧。肩胛骨朝向母体前或后方,可决定肩前位或肩后位。例如胎头在母体右侧,肩胛骨朝向后方,则为肩右后位。胎手若已脱出于阴道口外,可用握手法鉴别是胎儿左手或右手,因检查者只能与胎儿同侧的手相握。例如肩右前位时左手脱出,检查者用左手与胎儿左手相握,依此类推。

4.B型超声检查

能准确探清肩先露,并能确定具体胎位。

【处理】

1.妊娠期

妊娠后期发现肩先露应及时矫正。可采用胸膝卧位、激光照射(或艾灸)至阴穴。上述矫正方法无效,应试行外转胎位术转成头先露,并包扎腹部以固定胎头。若行外转胎位术失败,应提前住院决定分娩方式。

2.分娩期

根据胎产次、胎儿大小、胎儿是否存活、宫口扩张程度、胎膜是否破裂、有无并发症等,决定分娩方式。

(1)足月活胎,伴有产科指征(如狭窄骨盆、前置胎盘、有难产史等),应于临产前行择期剖宫产术结束分娩。

(2)初产妇、足月活胎,临产后应行剖宫产术。

(3)经产妇、足月活胎,也可行剖宫产。若已临床,胎膜未破,可行外倒转;若宫口开大5cm以上破膜不久,羊水未流尽,可在乙醚深麻醉下行内转胎位术,转成臀先露,待宫口开全助产娩出。若双胎妊娠第二胎儿为肩先露,可行内转胎位术。

（4）出现先兆子宫破裂或子宫破裂征象，无论胎儿死活，均应立即行剖宫产术。术中若发现宫腔感染严重，应将子宫一并切除。

（5）胎儿已死，无先兆子宫破裂征象，若宫口近开全，在全麻下行断头术或碎胎术。术后应常规检查子宫下段、宫颈及阴道有无裂伤，若有裂伤应及时缝合。注意产后出血，给予抗生素预防感染。

五、复合先露

胎先露部（胎头或胎臀）伴有肢体（上肢或下肢）同时进入骨盆入口，称复合先露。临床以一手或一前臂沿胎头脱出最常见，多发生于早产者，发病率为 0.8‰～1.66‰。

【病因】

胎先露部不能完全充填骨盆入口或在胎先露部周围有空隙均可发生。以经产妇腹壁松弛者，临产后胎头高浮、骨盆狭窄、胎膜早破、早产、双胎妊娠及羊水过多等为常见原因。

【临床经过及对母儿影响】

仅胎手露于胎头旁，或胎足露于胎臀旁者，多能顺利经阴道分娩。只有在破膜后，上臂完全脱出则能阻碍分娩。下肢和胎头同时入盆，直伸的下肢也能阻碍胎头下降，若不及时处理可致梗阻性难产，威胁母儿生命。胎儿可因脐带脱垂死亡，也可因产程延长、缺氧造成胎儿窘迫，甚至死亡等。

【诊断】

当产程进展缓慢时，行阴道检查发现胎先露旁有肢体即可明确诊断。常见胎头与胎手同时入盆。诊断时应注意和臀先露及肩先露相鉴别。

【处理】

发现复合先露，首先应查清有无头盆不称。若无头盆不称，让产妇向脱出肢体的对侧侧卧，肢体常可自然缩回。脱出肢体与胎头已入盆，待宫口近开全或开全后上推肢体，将其回纳，然后经腹部下压胎头，使胎头下降，以产钳助娩。若头盆不称明显或伴有胎儿窘迫征象，应尽早行剖宫产术。

第四节　过期妊娠

凡月经周期正常，妊娠达到或超过 42 周者，称过期妊娠。过期妊娠的发病率占总妊娠的 5%～15%，其围生儿的发病率及病死率均增高，并随着妊娠周数的延长而增加。尽管近年来由于产前及新生儿阶段的检测及处理的进步，围生儿的病死率已明显下降，但在过期妊娠中剖宫产率、胎儿窘迫、羊水粪染、难产以及新生儿神经损伤的发病率均明显高于妊娠期分娩者。

【主诉】

孕妇妊娠达到或超过预产期 2 周，部分患者自觉胎动减少。

【临床特点】

1.主要症状

妊娠达到或超过预产期 2 周，对月经规律，周期为 28～30 日者，按末次月经计算孕周达到或超过 42 周。月经不规律者,以基础体温升高时为受孕日计算孕周,妊娠≥40 周;月经不规律,未测基础体温者,根据早孕反应出现时间或 20 孕周 B 超检查的胎儿大小推算预产期,超过预产期 2 周以上者。

2.次要症状

过期妊娠常伴有胎盘功能不良,患者可自觉胎动减少。

3.体征

通常无特殊的腹部体征,检查时可能会发现胎儿比较大,并发羊水过少时很容易触及胎儿肢体。

4.鉴别诊断

(1)足月妊娠:过期妊娠的诊断需要结合月经史、早孕检查、早孕反应等仔细鉴别,尤其是孕期未经规律检查的,应该尽量采集有用的信息,核实孕周。否则易误诊为足月妊娠。

(2)因过期妊娠常伴有胎盘功能不良:临产后出现胎儿窘迫较多见,常需要鉴别窘迫原因,应除外胎盘早剥、前置胎盘、脐带脱垂等因素。

【辅助检查】

(一)首要检查

重点监测胎盘功能、胎儿大小及生长发育情况。

1.胎动计数过期妊娠胎动多少是胎儿在宫内状态的重要指标。孕妇每日上午 8:00~9:00,下午 2:00~3:00,晚上 7:00~8:00,静坐计算胎动次数,然后将三段时间胎动次数相加之和乘以 4,代表 12 小时内的胎动次数。如果 12 小时小于 10 次或逐日下降超过 50%而不能恢复,或突然下降 50%,均提示胎盘功能不良,胎儿有缺氧存在,应立即告知医务人员。

2.B 型超声检查

可以据此推断胎龄,同时还可以了解羊水量及胎盘成熟度。羊水量减少是胎儿慢性缺氧的信号。羊水过少在分娩前 B 超诊断标准是:妊娠晚期羊水池最大深度≤2cm 或羊水指数≤5cm 者;羊水池最大深度 2~3cm 或羊水指数<8cm 为可疑羊水过少。最终应根据临床羊水小于 300ml 做出诊断。

3.尿雌三醇含量和雌三醇/肌酐(E/C)比值测定

每周检测 2~3 次。24 小时<10mg,或 E/C 比值<10,或下降 50%为胎盘功能低下。

4.胎儿电子监护仪检测

包括无应激试验(NST)及缩宫素激惹试验(OCT),可以了解胎儿贮备能力。

(二)次要检查

1.羊水检查

穿刺羊膜囊,行羊水泡沫震荡试验,了解胎儿肺成熟度,同时可行羊水染色体检查。

2.羊膜镜检查

观察羊水量及颜色以了解胎粪污染程度,确定有无胎儿窘迫。羊膜镜检只适用于宫颈口已开大,胎膜完整者。

3.胎盘催乳素(HPL)测定

随着胎盘的发育而血浓度升高,至孕 35 周时达到高峰,胎盘一旦娩出,7 小时后血中已测不出 HPL。HPL 的血浓度能反映胎盘大小和功能状态。

(三)检查注意事项

1.过期妊娠的腹部体征可能不明显,B 超及胎心监护是重要的辅助检查,对选择分娩方式至关重要。

2.对于过期妊娠者进行 B 超检查应了解是否有无脑畸形。因为无脑儿没有下丘脑,使垂体-肾上腺轴发育不良,导致胎儿产生的肾上腺皮质激素和雌三醇的前体硫酸脱氢表雄酮水平下降,无法分娩。

3.在预测过期妊娠胎儿贮备能力方面,NST 有相对较高的假阴性率(假阴性是指 NST 正常,但一周内胎儿死亡),故单纯 NST 有反应型,不能说明胎儿贮备能力良好。常配合 B 型超声检查估计胎儿宫内安危,一般每周 1~2 次,或进行 OCT,如在良好宫缩下,无频繁晚期减速,提示胎儿贮备能力良好。

4.HPL 的血浓度因其变异范围大,且不能及时反映胎儿情况,现在临床上已很少应用。

【治疗要点】

(一)治疗原则

过期妊娠影响胎儿安危,应避免过期妊娠的发生。国内学者多主张妊娠达 41 周应终止妊娠。国外有学者主张定期检测胎盘功能,每日行 NST 监测,每周 2 次 B 超检查,若胎儿缺氧,需立即终止妊娠。

(二)具体治疗方法

终止妊娠方式要根据宫颈条件、胎盘功能决定。

1.引产

(1)引产的方法:

对宫颈成熟、宫颈 Bishop 评分＞7 分者,胎盘功能正常,胎心好,OCT 阴性,无引产禁忌者,应给予引产。对于胎头已衔接者,可行人工破膜,如羊水较多且清亮者,给予静脉滴注缩宫素引产。

对宫颈不成熟、宫颈 Bishop 评分＜7 分者,先促胎肺成熟,然后行人工破膜加缩宫素引产。

(2)引产过程中的注意事项:需要严密观察产程进展,监护胎心率,有条件者应采用胎心监护仪持续监护,注意羊水性状,有条件者可取胎儿头皮血测 pH 值,及早发现胎儿窘迫,并及时处理。因为过期妊娠的胎儿对缺氧的耐受力下降,虽然有些胎儿产前监护正常,但临产后宫缩应激力显著增加,可超过胎儿的贮备力,导致宫内窘迫,甚至死亡。为避免缺氧,产程中应鼓励产妇左侧卧位,吸氧,静脉滴注葡萄糖溶液,以增加胎儿对缺氧的耐受能力。

2.剖宫产

如具有下列情况之一者,应考虑剖宫产终止妊娠。

(1)胎盘功能不良,胎儿贮备能力差,不能耐受宫缩。

(2)巨大儿,估计胎儿体重≥4000g,特别是大于 4500g,头盆不称,肩难产的危险性大者。

(3)合并胎位异常臀先露者。

(4)同时合并存在其他妊娠并发症及并发症,如糖尿病、慢性肾炎、妊娠期高血压疾病、妊娠期胆汁淤积症等。

（5）产时胎儿窘迫，短时间内不能经阴道结束分娩者。

（6）引产失败或产程进展缓慢，疑有头盆不称者。

3.过期产儿的处理

胎儿分娩前做好一切抢救准备。对于羊水Ⅲ度污染者，胎头娩出后应立即清理口咽部的黏液，胎儿娩出后，立即在直接喉镜指引下清理呼吸道，并气管插管，吸出气管内的黏液，以减少胎肺吸入综合征的发生。

（三）治疗注意事项

1.临床孕周的确诊直接影响过期妊娠的诊断，需结合月经史、早孕检查、早孕反应等仔细鉴别，尤其孕期未经规律的检查，应尽量采集有用的信息，反复核实孕周。

2.目前临床上以引产方法预防过期妊娠的做法值得商榷。孕41周等待自然临产是可能的，孕41周后是否引产应根据实际孕周、胎心监护情况、宫颈成熟度、羊水量、胎儿体重的估计以及产妇的意愿等进行综合评价，强调个体化处理，权衡利弊，尤其对于宫颈不成熟的孕妇，建议密切监护胎心变化，等待自然临产，如孕42周仍未临产，可再考虑引产。

3.如果孕妇希望42周以前引产，必须告知引产失败、剖宫产、高张性宫缩导致胎儿窘迫、阴道助产机会增加的风险。

4.过期妊娠常伴有胎盘功能不良，临产后出现胎儿窘迫者较多见。临产是过期妊娠特别需要关注的时刻，危险常发生于该阶段。应予立即做胎心电子监护。

5.在过期妊娠而胎盘功能未受限者，胎儿继续生长发育，因而增加了巨大儿、头盆不称的发生概率，重新评估胎儿大小并判断有无头盆不称，尽量避免肩难产的发生。

第五节　高危妊娠

一、高危妊娠概述

（一）定义

本次妊娠对孕产妇及胎婴儿有较高危险性，可能导致难产及（或）危及母婴者，称高危妊娠。具有高危妊娠因素的孕妇，称为高危孕妇。

具有下列情况之一的围生儿，定为高危儿：①胎龄不足37周或超过42周；②出生体重在2500g以下；③小于胎龄儿或大于胎龄儿；④胎儿的兄弟姊妹有严重新生儿病史，或新生儿期死亡者，或有两个以上胎儿死亡史者；⑤出生过程中或出生后情况不良，Apgar评分0～4；⑥产时感染；⑦高危产妇所生的新生儿；⑧手术产儿。

（二）高危妊娠的范畴

具有下列情况之一者属高危妊娠：

1.年龄＜18岁或＞35岁。

2.有异常孕产史者，如流产、早产、死胎、死产、各种难产及手术产、新生儿死亡、新生儿溶血性黄疸、先天缺陷或遗传性疾病。

3.孕期出血，如前置胎盘、胎盘早剥。

4.妊娠高血压综合征。

5.妊娠合并内科疾病，如心脏病、肾炎、病毒性肝炎、重度贫血、病毒感染（巨细胞病毒、疱疹病毒、风疹病毒）等。

6.妊娠期接触有害物质，如放射线、放射性核素、农药、化学毒物、CO中毒及服用对胎儿有害药物。

7.母儿血型不合。

8.早产或过期妊娠。

9.胎盘及脐带异常。

10.胎位异常。

11.产道异常（包括骨产道及软产道）。

12.多胎妊娠。

13.羊水过多、过少。

14.多年不育经治疗受孕者。

15.曾患或现有生殖器官肿瘤者等。

（三）高危妊娠的诊断

凡符合高危妊娠范畴的都可以诊断为高危妊娠。通常可从孕妇的病史、临床检查、特殊检查获得所需要的诊断依据。

1.病史

（1）年龄＜16岁及＞35岁者。

（2）生育史有下列情况者。

①两次或两次以上流产者。

②过去有死产或新生儿死亡者。

③前次分娩为早产或低体重儿。

④前次为过大胎儿。

⑤有子痫病史者。

⑥有家族性疾病或畸形。

⑦有手术产史（产钳、剖宫产）。

⑧有产伤史。

⑨多年的不孕史经治疗后妊娠者。

⑩有子宫肌瘤或卵巢囊肿者。

（3）有下列疾病应详细询问有关病史

①原发性高血压或慢性高血压。

②心脏病，特别是有心衰史或发绀型心脏病。

③慢性肾炎。

④糖尿病。

⑤甲状腺疾病。

⑥肝炎。

⑦贫血。

⑧其他内分泌疾病。

(4)早期妊娠时用过药物或接受过放射检查。

(5)幼年患影响骨骼发育的疾病,如结核病、佝偻病。

2.临床检查

(1)身高<140cm,头盆不称。

(2)<40kg 或>85kg。

(3)骨盆大小,髂前上棘<22cm、髂嵴<25cm、骶耻外径<18cm、坐骨结节间径<7.5cm。

(4)子宫大小是否与停经月份相符,羊水过多或双胎、IUGR。

(5)足月妊娠胎儿 G≥4000g,或<2500g。

(6)胎位异常。

(7)血压>130/90mmHg,收缩压增加 30mmHg、舒张压增加 15mmHg。

(8)心脏异常。

(9)阴道出口是否过小,外阴静脉曲张。

(10)妊娠期胎动的变化。

(11)常规的化验检查,血尿常规、肝功等。

3.特殊检查

(1)孕龄及胎儿发育情况的估计。

(2)胎盘功能的检查。

(3)胎儿成熟度。

(4)胎儿监测。

二、高危妊娠的重点监护

早期筛选高危孕妇,重点管理监护,及时正确处理,是减少孕产妇及围生儿死亡的重要措施。对优生优育亦具有重要意义。高危妊娠的重点监护包括孕妇和胎儿两个方面,对孕妇的监护已在病理产科中论述,本节主要阐述对胎儿的重要监护问题。

(一)了解胎儿生长发育情况

1.妊娠图

将孕妇体重、血压、腹围、宫底高度、胎位、胎心、水肿、蛋白尿、超声检查的双顶径等,制成一定的标准曲线,于每次产前检查,将检查所见及检查结果随时记录于曲线图上,连续观察对比,可以了解胎儿的生长发育情况。

2.子宫底高度测量

测量子宫底高度所得数据与胎儿出生体重相关。所以测量子宫底高度可以预测胎儿生长发育。

从孕 20～34 周,宫底高度平均每周增加约 1cm,34 周后宫底增加速度变慢,子宫底高度在 30cm 以上表示胎儿已成熟。日本学者五十岚等提出计算胎儿发育指数的公式:

胎儿发育指数＝宫底高度(cm)-(月份＋1)×3

计算结果<-3,表示胎儿发育不良;-3～3,表示胎儿发育正常;>5可能为双胎、羊水过多或巨大儿。

3.B超检查

测量胎儿某一标志部分,如胎头双顶间径(BPD)、股骨长度(FL)、腹围(AC)等来判断胎儿生长发育情况,其中BPD最常用。超声检查BPD>8.5cm者,表示胎儿体重>2500g,胎儿已成熟,>10cm,可能为巨大胎儿。

(二)胎儿成熟度测定

1.以胎龄及胎儿大小估计胎儿是否成熟

胎龄<37周为早产儿;37～42周为足月儿;>42周为过期儿。<2500g为早产儿或足月小样儿,>4000g为巨大儿。

2.羊水分析

卵磷脂/鞘磷脂比值(L/S)表示肺成熟度,如比值≥2,表示胎儿肺成熟;<1.5则表示胎儿肺尚未成熟,出生后可能发生新生儿呼吸窘迫综合征(RDS),临床上可用泡沫试验代替,如两管液柱上均有完整泡沫环为阴性,表示L/S≥2。胎儿肺成熟;如两管未见泡沫环为阳性,表示胎儿肺未成熟;一管有泡沫环另一管无,为临界值,L/S可能<2。

肌酐表示肾成熟度,>2mg/dl表明肾成熟,<1.5mg/dl表明肾未成熟。

胆红素测定表示胎儿肝脏成熟度。胆红素值随孕期延长而减少。如用分光光度比色仪450nm的光密度差在0.04以上,表示胎儿肝脏未成熟。临界值为0.02～0.04,0.02以下表示胎儿肝脏成熟。

雌三醇羊水中含量与出生体重相关。体重<2500g时,含量低于0.6mg/L;孕37周后,胎儿体重>2500g,E_3>1mg/L;如体重>3000g,含量多在2mg/L以上。

胎儿脂肪细胞计数表示皮肤成熟度,以0.1%硫酸尼罗兰染色后,胎儿脂肪细胞呈橘黄色,不含脂肪颗粒的细胞染为蓝色。橘黄色细胞>20%为成熟,<10%为未成熟,>50%为过期妊娠。

(三)胎盘功能测定

1.血和尿中HCG测定

在孕卵着床后7d左右,即可在血和尿中测到HCG,随孕卵发育逐渐上升,至80d左右达高峰,此后逐渐下降,维持一定水平到产后逐渐消失。孕早期HCG测定反映胎盘绒毛功能状况,对先兆流产、葡萄胎监护具有意义。对晚孕价值不大。

2.血hPL测定

胎盘泌乳素(hPL)是胎盘滋养细胞分泌的一种蛋白激素,随妊娠而逐渐增高,34～36周达峰值,以后稍平坦,产后逐渐消失。hPL只能在孕妇血中测定。晚期正常妊娠的临界值为4μg/ml,低于此值为胎盘功能不良,胎儿危急。hPL水平能较好地反映胎盘的分泌功能,是目前国际上公认的测定胎盘功能方法。连续动态监测更有意义。E_3、B超胎盘功能分级结合进行,准确性更高。

3.尿中雌三醇(E_3)测定

收集孕妇24h尿用RIA法测定观察E_3,是了解胎盘功能状况的常用方法。妊娠晚期24h

尿 E_3<10mg,或前次测定值在正常范围,此次测定值突然减少达 50% 以上,均提示胎盘功能减退。

4.B 超胎盘功能分级

从声像图反映胎盘的形象结构。根据①绒毛膜板是否光滑;②胎盘实质光点;③基底板改变等特征,将胎盘分为 0～Ⅲ级。

(四)胎儿宫内情况的监护

1.胎动计数

胎动为胎儿在宫内健康状况的一种标志。不同孕周胎动数值不一。足月时,12h 胎动次数>100 次。晚间胎动多于白天。胎动减少可能示胎儿宫内缺氧。对高危妊娠孕妇应作胎动计数,每天早、中、晚计数 3 次,每次 1h,3 次之和×4,即为 12h 胎动次数。>30 次/12 小时表示正常,<20 次/12 小时表示胎儿宫内缺氧。如胎动逐渐减少,表示缺氧在加重。12h 内无胎动,即使胎心仍可听到,也应引起高度警惕。

2.胎儿监护

(1)胎儿电子监测:根据超声多普勒原理及胎儿心动电流变化制成的各种胎心活动测定仪已在临床上广泛应用。其特点是可以连续观察并记下胎心率的动态变化而不受宫缩影响。再配以子宫收缩仪、胎动记录仪便可反映三者间的关系。

①胎心率监测方法:有宫内监测及腹壁监测两种。前者须将测量导管或电极板经宫颈管置入宫腔内,故必须在宫颈口已开,并已破膜的情况下进行,且有引起感染的可能。故现多用后者。

由胎儿电子监测仪记录下的胎心率(FHR)可以有两种基本变化,即基线 FHR(BF-HR)及周期性 FHR(PFHR)。BFHR 即在无宫缩或宫缩之间记录下的 FHR。可从每分钟心搏的次数(bpm)及 FHR 变异两方面对 BFHR 加以估计。FHR 的 bpm 如持续在 160 次以上或120 次以下历时 10min 称为心动过速或心动过缓。FHR 变异是指 FHR 有小的周期性波动。BFHR 有变异即所谓基线摆动,表示胎儿有一定的储备能力,是胎儿健康的表现。FHR 基线变平即变异消失或静止型,提示胎儿储备能力的丧失。PFHR 即与子宫收缩有关的 FHR变化。

加速子宫收缩后 FHR 增加,增加范围为 15～20bpm,加速的原因可能是胎儿躯干局部或脐静脉暂时受压。散发的、短暂的胎心率加速是无害的。但如脐静脉持续受压,则进一步发展为减速。

减速可分为三种。早期减速:它的发生与子宫收缩几乎同时开始,子宫收缩后即恢复正常,幅度不超过 40bpm。早期减速一般认为是胎头受压,脑血流量一时性减少(一般无伤害性)的表现。宫缩开始后胎心率不一定减慢。减速与宫缩的关系并不是恒定的。但在出现后,下降迅速,幅度大(60～80bpm),持续时间长,而恢复也迅速。一般认为变异减速系因子宫收缩时脐带受压兴奋迷走神经所致。晚期减速:子宫收缩开始后一段时间(多在高峰后)出现胎心音减慢,但下降缓慢,持续时间长,恢复亦缓慢,晚期减速是胎儿缺氧的表现,它的出现应对胎儿的安危予以高度注意。

②胎儿电子监测仪在预测胎儿宫内储备能力方面的应用。

无激惹试验(NST)：本试验是以胎动时伴有一时性胎心率加快现象为基础，故又称胎心率加速试验(FHT)。通过本试验观察胎动时 FHR 的变化，以了解胎儿的储备功能。试验时，孕妇取半卧位，腹部(胎心音区)放置电子监测器探头，在描记胎心率的同时，孕妇凭自觉在感有胎动时，即报告或手按机钮在描记胎心率的纸上做出记号，至少连续记录 20min。一般认为正常至少 3 次以上胎动伴有胎心率加速超过 10bpm；异常是胎动数与胎心率加速数少于前述情况甚或胎动时无胎心率加速，应寻找原因。此项试验方法简单、安全，可在门诊进行(如无电子监测亦可用胎心音聆诊法与胎动扪数同时进行记录分析)，并可作为缩宫素激惹试验前的筛选试验。

缩宫素激惹试验(OCT)：又称收缩激惹试验(CST)，其原理为用缩宫素诱导宫缩并用胎心监护仪记录胎儿心率的变化。若多次宫缩后重复出现晚期减速，BFHR 变异减少，胎动后无 FHR 增快，为阳性。若 BFHR 有变异或胎动增加后，FHR 加快，但 FHR 无晚期减速，则为阴性。

本试验一般在妊娠 28～30 周后即可进行。如为阴性，提示胎盘功能尚佳，1 周内无胎儿死亡之虞，可在 1 周后重复本试验，阳性则提示胎盘功能减退，但因假阳性多，意义不如阴性大，可加测尿 E_3 或其他检查以进一步了解胎盘功能情况。

(2)胎儿心电图：胎心的活动情况是胎儿在子宫内情况的反映，因此胎儿心电图检查是较好的胎儿监护之一，测定胎儿心电图有宫内探测及腹壁探测两种，前者必须将探查电极经阴道置入宫腔，直接接触胎头或胎臀，虽所得图形清晰，但须在宫口已扩张，胎膜已破的情况下进行，有引起感染的危险，亦不能在孕期多次测定，故不宜作为孕期监护。腹壁探测将探查电极置于孕妇的腹部，胎儿的心电流通过羊膜腔传至孕妇腹壁。根据 R 波多次测定可推测胎儿宫内发育情况、胎儿存活情况、胎位、多胎、胎龄、胎盘功能和高危儿，PQRST 变化也反映高危儿。胎凡心电图虽有一定诊断价值，但仅是很多监护方法的一种。

3.羊膜镜检查

Sahling(1962)首先使用，现已成为围生医学中的一种检查方法。在消毒条件下，通过羊膜镜直接窥视羊膜腔内羊水性状，用以判断胎儿宫内情况有一定参考价值。禁忌证为：产前出血、阴道、宫颈、宫腔感染、先兆早产、羊水过多等。

判断标准：正常羊水见透明淡青色或乳白色，透过胎膜可见胎发及飘动的胎脂碎片；胎粪污染时，羊水呈黄色、黄绿色，甚至草绿色；Rh 或 ABO 血型不合患者，羊水呈黄绿色或金黄色；胎盘早剥患者羊水可呈血色。

4.胎儿头皮末梢血 pH 测定

分娩期采用的胎儿监护方法尚不能完全反映胎儿在宫内的真实情况。采取胎儿头皮末梢血测定 pH 值，以了解胎儿在宫腔内是否有缺氧和酸中毒。pH 7.25～7.35 为正常，pH＜7.20提示胎儿有严重缺氧并引起的酸中毒。

5.产妇及新生儿监护

产褥期高危产妇继续在高危病房治疗观察，高危儿在高危新生儿监护病房(NICU)由儿科医师进行重点治疗。

三、高危妊娠的处理

属于高危妊娠的孕妇不必紧张,只要在怀孕期按期做好产前检查,在医师严密观察和治疗下,与医护人员密切配合,一般会安全度过孕期,平安地娩出胎儿。

高危妊娠应针对不同的病因进行不同的治疗。如孕妇年龄在 37～40 岁;曾分娩先天愚型儿或有家族史者;孕妇有先天代谢障碍(酶系统缺陷)或染色体异常的家族史者;孕妇曾分娩出神经管开放性畸形儿者,均应转遗传咨询门诊作有关检查。目前对遗传性疾病及畸形以预防为主,早期诊断,妥善处理。对妊娠并发症(如妊高征等)、妊娠并发症(如心脏病、肾脏病等)及其他高危妊娠病因,除针对各自特点进行特殊处理外,在产科方面应注意以下几个方面:

1.加强营养

孕妇的健康及营养状态对胎儿的生长发育极重要。凡营养不良或显著贫血的孕妇,所分娩的新生儿出生体重均较正常者轻。故应给予孕妇足够的营养,积极纠正贫血。对伴有胎盘功能减退、胎儿宫内发育迟缓的孕妇应给予高蛋白、高能量饮食,并补充足够维生素和铁、钙,静脉滴注葡萄糖及多种氨基酸。

2.卧床休息

卧床休息可改善子宫胎盘血循环,增加雌三醇(E_3)的合成和排除量。取左侧卧位较好,因可避免增大的子宫对腹部椎前大血管的压迫,改善肾循环及子宫胎盘的供血。有时改变体位还能减少脐带受压。

3.提高胎儿对缺氧的耐受力

10％葡萄糖液 500ml 中加入维生素 C 2g,静脉缓慢滴注,每日 1 次,5～7d 为一疗程,停药3d 后可再重复,可能有助于增加胎儿肝糖原储备或补偿其消耗,增强对缺氧的代偿能力。

4.间歇吸氧

给胎盘功能减退的孕妇定时吸氧亦为重要措施之一,每日 3 次,每次 30min。

5.预防早产。

6.终止妊娠问题

若继续妊娠将严重威胁母体健康或影响胎儿生存时,应考虑适时终止妊娠。终止妊娠时间的选择取决于对疾病威胁母体的严重程度、胎盘功能和胎儿成熟度的了解,主要根据病情、孕龄、尺测耻骨上子宫长度、胎动及胎心率的变化做出决定。若条件许可,还可作尿 E_3 或 E/C比值测定和羊水 L/S 比值、肌酐测定以及 NST、OCT、羊水细胞学检查、B 型超声测双顶径值等,从而了解胎盘功能和胎儿成熟度,以便决定是否终止妊娠。但应多次重复上述测定进行动态观察,并最好同时作数项测定相互对照,以免单项测定导致假阳性或假阴性结果。

终止妊娠的方法有引产和剖宫产两种,需根据孕妇的产科情况,宫颈成熟度,特别是胎盘功能状态即胎儿在宫内窘迫的程度做出选择。引产后若产程进展缓慢,应及时改用剖宫产终止妊娠。对需终止妊娠而胎儿成熟度较差者,可于终止妊娠前用肾上腺皮质激素加速胎儿肺成熟,促进表面活性物质的形成和释放,预防发生新生儿呼吸窘迫综合征。方法是:地塞米松5mg 肌注,每日 3 次,连续 2d;或氢化可的松 500mg 静脉滴注,每日 2 次,连续 2d。

7.产时处理

产程开始后应严密观察胎心率变化,可应用胎儿监护仪,以使及早发现异常。胎膜已破而宫颈开大 1.5cm 以上者,必要时作胎儿头皮血 pH 值测定。

产程中注意及时吸氧,必要时可行人工破膜,经常观察羊水量及其性状。若原来羊水清亮而在产程中发现混有胎粪,即应注意胎儿宫内窘迫。若有明显的胎儿窘迫征象而产程又不能在短期内结束者,可考虑剖宫产。一经决定,应立即施行,尽可能缩短决定手术至取出胎儿的时间,以免加重胎儿窘迫程度。

胎儿窘迫者,无论经阴道娩出或剖宫产,均应作好新生儿抢救准备,最好有儿科医师协助处理。新生儿娩出后,首先清除呼吸道的羊水和胎粪,必要时作气管插管加压给氧。无此设备时,可作对口呼吸或用其他人工呼吸法。窒息较久者,可从脐静脉给予 5％碳酸氢钠,剂量为 3～5ml/kg。若窒息严重,经上述方法处理无效时,可向心内注射尼可刹米或肾上腺素 0.2～0.5ml,同时作心外按摩。对早产儿、宫内发育迟缓的新生儿有感染可能或曾进行抢救的新生儿,均应列为重点护理对象。

第六节　异位妊娠

异位妊娠是指受精卵种植在子宫体腔以外部位的妊娠,又称宫外孕。严格而言,称异位妊娠,比宫外孕更为确切和科学,因宫颈妊娠、宫角妊娠等实际上属于子宫的一部分。

异位妊娠发生部位有输卵管、卵巢、腹腔、阔韧带、子宫颈,以及残角子宫等,但最常见部位为输卵管,占 90％以上。

一、输卵管妊娠

卵子在输卵管壶腹部受精,受精卵因某些原因在输卵管被阻,而在输卵管的某一部位着床、发育,发生输卵管妊娠。输卵管妊娠的发生部位以壶腹部最多,占 50％～70％;其次为峡部,占 25％～30％;伞部和间质部最少见。

【主诉】

患者有或无停经史,伴下腹隐痛、突发下腹剧痛或全腹及胃区剧痛,阴道不规则出血,也可伴有不同程度的面色苍白、脉快而细弱、血压下降等。常有肛门坠胀感。

【临床特点】

(一)主要症状

1.停经

患者常有短期停经或月经延迟数日的病史,也有 1/4 左右患者无明显停经史,典型患者有6～8周停经史。

2.腹痛

是最常见的症状,90％以上的患者主诉腹痛,疼痛性质为隐痛、刺痛、撕裂样痛,可突然发作,持续或间歇出现,多位于下腹部,有时为单侧性。腹痛常先于阴道流血,或与阴道出血同时发现,也有少数患者先出现阴道流血,随后才有腹痛。

3.阴道流血

多见于停经后有阴道出血,量少,点滴状,色暗红,持续性或间歇性。偶见大量阴道出血,部分患者可在出血中见有小片膜样物,个别患者可见子宫蜕膜管型。

(二)次要症状

1.肩痛

少数患者主诉肩痛,为腹腔内出血量多,刺激膈肌,反射性刺激膈神经而引起,称 Danforth 征。因输卵管妊娠大多能早期诊断,目前,此种现象少见。

2.其他症状

可出现胃部疼痛、上腹疼痛、恶心、呕吐、腹泻、直肠刺激症状、腰痛、排尿不畅等。

(三)体征

1.妇科检查

宫颈可有或无宫颈举痛或称摇摆痛;宫体正常大小或增大;多数患者附件区可触及块状物,张力高,质较实,有压痛,不规则形,位于子宫一侧,大小不等,活动度较差。

2.全身检查

(1)休克:根据内外出血的多少,红细胞及血红蛋白下降,患者可出现休克或休克前状态,有相应血压、脉搏改变。

(2)Cullen 征:脐周的皮肤消瘦而腹壁很薄的患者大量腹腔内出血后,有时脐周围可见皮肤呈紫蓝色,此称 Cullen 征。

(四)鉴别诊断

1.早期宫内孕妊娠流产

宫内孕流产腹痛呈阵发性,位于下腹中部。一般阴道流血量较多,血量多少与全身失血症状相符合。腹部多无压痛或反跳痛,无宫颈举痛,后穹窿不饱满,子宫旁无压痛或包块,早期的异位妊娠不容易和流产鉴别,可动态观察血 β-HCG 的倍增时间。宫内早期妊娠在妊娠前 3 周,HCG 分泌量约每 1.7 日增加一倍,行刮宫时可见典型绒毛组织,后穹窿穿刺无不凝血抽出。

2.急性输卵管炎

无闭经史及早孕反应与体征,无休克征,常有体温升高,腹肌紧张,两侧下腹压痛,白细胞计数升高,后穹窿穿刺有时可抽出炎性渗出液或脓液,妊娠试验阴性。

3.卵巢子宫内膜异位囊肿破裂

卵巢子宫内膜异位囊肿自发破裂时可引起急性腹痛,但一般无停经史及阴道流血,常有痛经史,血 HCG 和尿 HCG 阴性,可以区别输卵管妊娠。

4.输卵管扭转与梗阻

主要表现为下腹突然剧烈疼痛,而后出现恶心、呕吐、白细胞增多和病侧压痛。可通过 B 超和 β-HCG 测定与输卵管妊娠鉴别,但本病的确诊需做腹腔镜或进一步手术探查。

5.急性阑尾炎

无闭经史及早期妊娠史,无阴道出血。腹痛多由上腹部开始,转移性右下腹疼痛,局限于右下腹部,常伴有恶心,呕吐。无内出血症状,查体右下腹肌紧张,阑尾点有压痛及反跳痛,白细胞计数升高,妊娠试验阴性。

6.泌尿系统病变

尿路结石患者可有剧烈疼痛，但多为一侧腰背部疼痛，无停经史，尿妊娠试验阴性，可排除输卵管妊娠。

【辅助检查】

（一）首要检查

1.人绒毛膜促性腺激素（HCG）的测定

放射性免疫测定，其灵敏度为 HCG 达 5～10mU/ml 即可诊断，是检测妊娠的最精确的方法。输卵管妊娠时，受精卵种植后，由于输卵管血液循环差，内膜不能形成完整的蜕膜等，使滋养细胞发育不良，合体滋养细胞产生的 HCG 明显减少，故血中 HCG 明显偏低。患者如 HCG 值<1000mU/ml，其发生输卵管妊娠的危险性是高于此值的患者的 4 倍。

2.超声诊断

B 型超声检查也是辅助诊断输卵管妊娠的必要手段之一。输卵管妊娠时，B 超检查可有以下表现。

（1）子宫可增大，宫腔内无妊娠囊：宫腔内有少量血液积聚时可见宫腔线分离，宫腔扩张，积液中有细密光点；有时蜕膜化的内膜中央围绕潴留的黏液和血液可形成类似胚囊的假胚囊，表现为宫腔内<10mm 的无回声液区，没有回声边界。

（2）输卵管妊娠未破裂时，B 超下可见到增宽的输卵管内有低回声的团块，有时可见胚囊样结构甚至胚芽及原始心管搏动，彩色多普勒超声可见到团块周围弥漫的彩色血流图，与卵巢分界清楚。

（3）输卵管妊娠破裂或流产后，可在子宫的一侧探查到回声不均，形态不规则的包块，卵巢常被包裹其内，故看不到正常的卵巢。少数在包块内可见到胚囊和胚芽或心管波动。

（4）子宫直肠陷凹及盆腹腔内可见低回声、流动的液体影像；有时子宫直肠陷凹有低回声的团块，为腹腔内的积血块。

3.腹腔镜检查

大多情况下，异位妊娠患者经病史、妇科检查、血压、HCG 测定、B 超检查后即可对早期异位妊娠做出诊断，但对部分诊断比较困难的病例，在腹腔镜直视下进行检查，可很快明确诊断。腹腔镜检查对卵巢妊娠、残角子宫妊娠、输卵管间质部妊娠等可做出诊断，也可与盆腔炎、炎性肿块等做鉴别诊断。

4.后穹窿穿刺

后穹窿穿刺辅助诊断输卵管妊娠在许多医院采用，方法简单，结果迅速，常可见抽出血液放置后不凝固，其中有小凝血块。如抽出脓液成浆液性液体，则可排除输卵管妊娠；若未抽出液体，也不能完全否定输卵管妊娠的诊断；如误穿入静脉中，则放置短期后血液会凝固。

（二）次要检查

1.诊断性刮宫

在不能排除输卵管妊娠时，也可用诊断性刮宫术，获取子宫内膜进行分析。输卵管妊娠的子宫内膜变化并无特征性，可表现为蜕膜组织，高度分泌相伴有或不伴 A-S 反应，分泌相及增生相多种。子宫内膜变化与患者有无阴道流血及阴道流血时间长短有关。若无流血则诊断性刮宫的子宫内膜往往为致密层,呈蜕膜组织;若已有流血,但流血时间在2周以内者,诊断性刮宫组织往往取自海绵层,呈高度分泌相,或可见A-S反应;若流血时间持续2周以上,致密层与海绵层内膜已相继脱落,而基底层内膜对激素反应不敏感,故多表现为分泌反应欠佳或增生相。借助诊断性刮宫,观察子宫内膜变化。根据刮出物有无绒毛,能协助确定有无宫内妊娠。

2.血清黄体酮

单纯的黄体酮测定常用于确定正常发育的妊娠。测定值超过25则排除输卵管妊娠,灵敏度达97.5%。黄体酮值在5~25ng/ml之间31%为正常宫内妊娠,23%为异常宫内妊娠,52%为输卵管妊娠,诊断价值有限。

3.MRI检查

输卵管妊娠MRI表现为病变位于子宫旁附件区,多为圆形或椭圆形软组织肿块,边缘清楚或模糊,增强扫描可见病灶有边缘强化,病灶和盆腔内出血,提示有破裂;未破裂输卵管妊娠可见呈水样信号的小囊病灶。

（三）检查注意事项

1.动态观察血HCG的变化,有助于鉴别宫内妊娠和输卵管妊娠。宫内妊娠时血HCG增长迅速,48小时上升60%以上,而输卵管妊娠时上升不到5%。宫内妊娠流产时,92%的患者血HCG半衰期<1.4日,而输卵管妊娠流产时,86%的患者血HCG的半衰期≥7日;HCG半衰期为1.4~6.9日的患者,1/3为输卵管妊娠流产。

2.输卵管妊娠后穿隆穿刺获得不凝固的血液,系异位妊娠流产或破裂血液流入腹腔,刺激腹膜产生一种促使纤维蛋白溶解的激活因子——纤溶酶原活化物,使血中的纤溶酶原转为纤溶酶,因而已经凝固的纤维蛋白重新裂解为流动的分解产物。此外,纤溶酶活性很大,同时能水解很多血浆蛋白和凝血因子,以致血液不再凝固。

3.腹腔镜检查时,可见输卵管妊娠着床部位呈肿胀状,暗褐色,膨隆,表面血管增生怒张。如腹腔内有内出血,视野暗,又有凝血块附着,观察妊娠着床部位稍困难,此时腹腔内可用生理盐水冲洗,负压吸引,使视野变清晰,易于观察诊断。出现先兆流产时,在伞端可见活动性出血,在患侧伞端周围有积血块;先兆破裂时,病灶表面局部有浆液性渗出,并可见到输卵管浆膜菲薄;破裂时可见到病灶局部有不规则的裂口,有血液渗出或活动性出血,有时可见到绒毛或胎囊阻塞于裂口处,此时盆腔积血较多。若进行盆腔冲洗,有时可从冲洗液中找到胚泡。

【治疗要点】

（一）治疗原则

输卵管妊娠以手术治疗为主,其次是非手术治疗。治疗中一般支持治疗也甚重要,有利于整体的恢复。

（二）一般支持治疗

1.抗休克治疗

输卵管妊娠流产或破裂,常伴有腹腔内出血,出血过多可导致贫血,甚至休克,如抢救不及时将危及生命,所以及时开放静脉通路、输液纠正一般情况及补足血容量很重要。出血多时及时输血,扩容可先输胶体液（如羟乙基淀粉）后输晶体。术后应补充铁剂,增加营养,使患者早日健康,伴感染时应用广谱抗生素。

2.同时做好术前准备

输卵管妊娠流产或破裂,出现休克、贫血者,应立即输血、输液、吸氧、抗休克治疗,同时尽快手术。如果未破裂,也应积极做好术前准备,尽快手术处理。

(三)手术治疗

1.输卵管切除术

(1)手术目的:及时止血,挽救生命。

(2)适应证:

内出血伴休克的急症患者。

对已有子女不再准备生育的患者,可同时行对侧输卵管结扎术。

对主观愿望仍需保留生育功能的患者,如果输卵管妊娠病灶范围大,破口大,累及输卵管系膜和血管者,或生命处于严重或垂危阶段者,也应以抢救患者生命为主而作输卵管切除术。

在做保守手术过程中,如果输卵管出血,无法控制时,也应立即切除输卵管。

2.保守性手术

(1)手术目的:清除妊娠产物,但保留输卵管。

(2)适应证:

用于未产妇及生育能力较低,但又需保留其生育能力的妇女。

年龄小于35岁,无健康子女存活,或一侧输卵管已被切除,患者出血不急剧,休克已纠正,病情稳定,输卵管无明显炎症、粘连及大范围的输卵管损伤者。

(3)手术方式:

输卵管造口引流术:在输卵管妊娠部位游离侧的顶端边线作一直线切口,从切口将妊娠产物挤出并取出。本法操作简单,效果良好,经随访做子宫输卵管碘油造影、腹腔镜检查,或开腹探查时所见造口处未见有瘘管形成,一般在术后4个月内可愈合良好。本法不适用于破裂型患者。

输卵管切开术:在受精卵种植的输卵管段,将输卵管切开,将剪刀的一叶从伞端放入输卵管内,直至受精卵种植的输卵管段,将输卵管切开,然后用钝刮匙或刀柄将妊娠物刮净,也可用手指徒手剥离或用吸管轻吸清除妊娠产物。如胎盘剥离面有出血,可用电凝或缝扎止血,输卵管切开边缘的出血可用细肠线缝扎止血,最后用生理盐水冲洗腹腔。本法适用于受精卵种植于壶腹部且近伞端者,否则输卵管切开范围太大,也不利于日后功能的恢复。

伞端挤出术:输卵管妊娠未破裂的患者,经开腹手术,找到并提起妊娠的输卵管,用手指在妊娠部向输卵管伞端挤压,使妊娠物自伞端排出。

节段切除端-端吻合术:适用于输卵管破裂或妊娠部分损伤较重者。于输卵管浆膜下注入生理盐水后,纵行切开并分离切除患部输卵管,检查两端输卵管通畅后,在显微镜下(放大8～10倍)用8-0无创伤尼龙线行端-端吻合,缝合4～6针,7-0无创伤尼龙线间断缝合输卵管浆肌层,术时不断用肝素盐水冲洗术野。吻合后经宫腔注入稀释的亚甲蓝,如果压甲蓝从伞端流出,则表示通畅。

输卵管成形术:适用输卵管伞端损伤者,切除患部,于末端行"十"字切口,长0.5～1cm。检查输卵管通畅后,将输卵管黏膜外翻,用8-0无创伤尼龙线作黏膜外翻缝合。

伞部妊娠处理:可行钝性剥离胚囊,再轻轻搔刮,最后用热盐水纱布压迫止血2~3分钟,一般不需任何切除。

3.腹腔镜手术

腹腔镜检查是确诊输卵管妊娠的金标准,可同时治疗。镜下也可选择保守手术,即保留输卵管,也可选择患侧输卵管的切除术。

(四)非手术治疗

随着快速、敏感血 β-HCG 检测技术的问世,超声检查尤其是阴道 B 超的进展,诊断性刮宫的应用及腹腔镜技术的推广,80%的输卵管妊娠患者在未破裂前能得以诊断,输卵管妊娠的早期诊断为非手术治疗创造了条件和时机。异位妊娠的非手术治疗包括期待疗法和药物治疗。

1.期待疗法

临床观察已证明一些早期异位妊娠患者可以通过输卵管妊娠流产或溶解吸收自然消退,无腹腔内活动出血,无明显的临床症状和体征。

(1)适应证:①无临床症状或临床症状轻微;②异位妊娠包块直径<3cm;③血 β-HCG<200mU/ml,并持续下降。

(2)观察:治疗期间,密切注意临床表现、生命体征,连续测定血 β-HCG、血细胞比容,超声波检查。血 β-HCG 是检测滋养细胞消退的一个很好的指标,如果连续 2 次血 β-HCG 不降或升高,不宜继续观察,需立即处理,个别病例血 β-HCG 很低时仍可能破裂,须警惕。一部分患者输卵管妊娠能自然流产及自然消退,说明药物或手术不是所有患者都必需的,期待疗法是可供临床选择的一种方法。

2.药物治疗

一些药物可以作用于滋养细胞,抑制其生长发育,促使妊娠物最后吸收。药物治疗避免了手术及术后的并发症,恢复期短,减少了盆腔的粘连,提高了将来的生育率,尤其适合于年轻、有生育要求的妇女。

(1)适应证:

1)输卵管妊娠:适应于早期未破裂型、无活跃性腹腔内出血的患者。①患者无明显腹痛;②异位妊娠包块最大直径 3.5~5.0cm;③血 β-HCG<5000~6000mU/ml,连续两次血 β-HCG 测定值上升,证明为活胎;④患者生命体征平稳,无活跃腹腔内出血的体征。药物治疗安全、成功的关键在于早期诊断和严格选择患者。

2)输卵管妊娠保守性手术失败:输卵管开窗术等保守性手术后 4%~10%的患者可能残留绒毛组织,输卵管妊娠仍持续存在,药物治疗可避免再次手术。

(2)禁忌证:

1)患者有明显的腹痛:已非早期病例,腹痛与异位包块的张力、出血对腹膜的刺激,以及输卵管排异时的痉挛性收缩有关,腹痛常是输卵管妊娠破裂或流产的先兆。

2)B 超显示胎心搏动:提示胎儿器官和胎盘已发育,一旦发生破裂出血,则非常严重。药物治疗需要患者经历成功的输卵管流产,无大出血。如已观察到有胎心搏动,不宜药物治疗。β-HCG 的水平反映了滋养细胞增殖的活跃程度。随着其滴度的升高,药物治疗的失败率增加。血 β-HCG＞5000～6000mU/ml 为药物治疗的相对禁忌证。

3)严重肝肾疾病或凝血机制障碍：治疗前查肝肾功能正常，外周血白细胞计数＞4×10^9/L，血小板计数＞10×10^9/L 才能用药。

(3)常用药物及用药方法：药物治疗包括全身及局部治疗，具体药物有氨甲蝶呤(MTX)、前列腺素(PG)、米非司酮(RU486)、氯化钾、高渗葡萄糖及中药天花粉等。MTX 是最常用、最有效的药物。

1)MTX：

MTX 口服：0.4mg/(kg·d)，5 日为一疗程。目前仅用于保守手术治疗输卵管妊娠失败后的持续性输卵管妊娠的辅助治疗。

MTX 肌内注射：0.4mg/(kg·d)，5 日为一疗程，间隔 1 周可开始第二疗程。

氨甲蝶呤-四氢叶酸钙(MTX-CF)方案：MTX 用量为 1mg/kg，24 小时后用 CF 解救，CF 剂量约为 MTX 的 1/10，MTX-CF 4 剂为一疗程，每次 MTX 静脉滴注时间应小于 4 小时。

2)其他药物：

前列腺素(PG)：PG 能增加输卵管的蠕动及输卵管动脉痉挛，是一种溶黄体剂，使黄体产生的黄体酮减少。可在腹腔镜直视下将 $PG_{2\alpha}$ 0.5～1.5mg 注入输卵管妊娠部位和卵巢黄体部位治疗输卵管妊娠，成功率达 90% 以上，但如果用量大，或全身用药，易产生心血管不良反应，如心律失常、肺水肿等。

氯化钾：与 MTX 相比，氯化钾不良反应相对较少。主要作用于胎儿心脏，引起心脏收缩不全和胎儿死亡，故用于有胎心搏动的异位妊娠的治疗。氯化钾对滋养层细胞无作用，可以继续妊娠而无胎儿发育，引起输卵管破裂，故有医师将氯化钾与 MTX 同用。

米非司酮(RU486)：是一种宫内妊娠的化学堕胎药，为黄体期黄体酮拮抗剂，可抑制滋养层发育。输卵管妊娠患者口服米非司酮 25mg，每日 2 次，共 3 日。

高渗葡萄糖：高渗葡萄糖可引起局部组织脱水和滋养细胞坏死，进而使输卵管妊娠产物吸收。用高渗葡萄糖治疗输卵管妊娠安全有效，无不良反应。

中药天花粉：天花粉首先被用于中期妊娠引产，从引产成功的病理切片检查中可见胎盘绒毛滋养层广泛坏死，也可用于输卵管妊娠。方法：先取天花粉皮试液在前臂屈侧下 1/3 做皮试，20 分钟后检查皮丘变化，对皮试阴性者可试验性给药，如无反应者，2 小时后给予治疗量 1.2～1.8mg(体重在 45kg 以下者可酌情减量)做臀部肌内注射。用药后 48 小时卧床休息，观察血压、脉搏、体温及不良反应情况。为减少不良反应，需同时加用地塞米松 5mg 肌内注射，每日 2 次，共 3 日。

3.放射介入治疗

可分为血管性放射介入治疗和非血管性放射介入治疗两种。

(1)血管性放射介入治疗：

1)适应证：①输卵管妊娠未破裂，生命体征稳定；②经超声检查，附件混合性包块小于或等于 5cm，胚胎不存活，子宫直肠陷凹积液少于 3cm；③血 β-HCG 小于 5000U/L，肝肾功能正常、血常规正常。

2)禁忌证：①输卵管妊娠已破裂，有大量的腹腔内出血；②心、肝、肾等重要器官有严重功能障碍;③严重凝血机制异常。

3)治疗机制:通过动脉药物灌注术对靶器官的主要供应血管给药,使靶器官的药物分布量不受全身血液分布的影响,使局部组织获得的药物量最大。输卵管组织的血液供应,主要来自同侧子宫动脉的上行支在宫角分出的输卵管支。因此,超选择性插管至同侧子宫动脉灌注药物,能使药物迅速到达输卵管支,产生首过效应,达到迅速杀死胚胎的目的。

4)治疗方法:对临床确诊输卵管妊娠的患者,采用 Seldinger 技术,使用 5.0 Cobra 导管,超选择性行患侧子宫动脉插管,经造影证实后,从导管灌注 MTX 100mg 后,用吸收性明胶海绵颗粒栓塞子宫动脉,拔出导管后,穿刺点局部加压包扎 6 小时,伸腿平卧 24 小时。

5)子宫动脉数字减影血管造影(DSA):子宫动脉从同侧髂内动脉前干分出,造影显示呈"S"形弯曲。在子宫体的一侧(患侧)输卵管的位置,可见范围大小不同的不规则染色,有时见充盈缺损,栓塞后可见子宫动脉远端闭塞。

6)不良反应及处理:

术时盆腔疼痛:与血管放射介入治疗有关,主要是组织缺血引起。术前采用硬膜外麻醉自控镇痛可减轻。

栓塞后综合征:表现为中度发热,占 37%～70%;血中白细胞中度增高;弥漫性腹痛。一般不用特殊处理,可自行缓解。

卵巢功能减退:偶有报道子宫动脉栓塞术后出现闭经。主要是 MTX 用量大,影响卵巢内卵泡发育所致,应严格控制 MTX 的用量。

化疗药物的不良反应:使用 MTX 后,可出现恶心、口腔黏膜炎、胃炎、咽喉痛,也可有丙氨酸氨基转移酶升高及骨髓抑制等不良反应,经对症处理或停药后不良反应消失。

(2)非血管性放射介入治疗:

1)适应证和禁忌证:同血管性放射介入治疗。

2)治疗机制:通过导管经宫颈插入输卵管,直接穿刺到孕囊内,注入药液,由于液压的机械作用,药液能有效地渗入输卵管壁和滋养细胞层之间,促进滋养层的剥离,使细胞坏死和胚胎死亡。药物与滋养层细胞直接接触,最大限度地发挥杀死胚胎的作用。

3)治疗方法:对临床确诊为输卵管妊娠的患者,在 X 线电视导向下,行常规子宫输卵管造影术,根据输卵管阻塞部位,结合 B 超确定孕囊的部位,用球茎端导管经阴道自宫颈送入宫腔,插入患者输卵管开口处,再选用 3.0 F 导管及 0.0045cm 导丝,顺球茎端导管插入患者输卵管内至孕囊阻塞处,退出导丝,导管前端留在孕囊处,经 3.0 F 导管注入 MTX 40～60mg,使孕囊死亡。

4)疗效评述:

治愈:临床症状消失,血 β-HCG 降至正常,盆腔包块缩小或消失。

无效:血 β-HCG 不下降或上升,盆腔包块增大,腹痛症状加重,腹腔内出血增多,需开腹手术。

(五)治疗注意事项

1.陈旧性异位妊娠是指受精卵种植于输卵管壶腹部或伞部,发生流产或短暂的破裂期后病情转向稳定,而形成盆腔包块。此类异位妊娠需与盆腔炎症相鉴别。盆腔炎症患者常有盆腔炎病史,一般无闭经,但有时有不规则月经,其下腹痛及盆腔病变常是双侧性的,常伴发热,在 38℃ 以上。

2.对曾有输卵管结扎手术或使用宫内节育器者,症状不重,又无停经史者常将阴道出血,轻度腹痛归咎于宫内节育器或月经不调等。

3.人工流产术后出现腹痛、出血,也误认为人工流产术后现象。人工流产时吸出物未仔细检查,对未见绒毛或仅见可疑绒毛未予重视,术后也未进行严密随访。

4.期待疗法治疗中,60% 的患者住院时间长达 1 个月以上,约 1/3 的患者引起输卵管阻塞,输卵管周围的粘连,影响以后生育功能,有学者认为对要求生育的患者不是最佳方法。

5.在手术治疗中,多数情况下,可行自体输血,是抢救严重内出血伴休克的有效措施之一。自体输回腹腔内血液应符合以下条件:妊娠<12 周,胎膜未破,出血时间<24 小时,血液未被污染,镜下红细胞破坏率<30%。每 100ml 血液加入 3.8% 枸橼酸钠 10ml 抗凝,经 6～8 层纱布或经 20μm 微孔过滤器过滤,才可输回体内。为防止枸橼酸中毒,凡自体输血 500ml 以上者,应给 10% 葡萄糖酸钙 10～20ml。

6.行保守性手术时操作必须轻柔,止血必须充分,打结张力适宜,不宜过紧或过松。关腹前冲洗腹腔,然后将 200ml 中分子右旋糖酐中加入庆大霉素 8 万 U,透明质酸酶 1500U 和地塞米松 10mg 注入腹腔,以预防粘连,术后应予足够的抗生素,预防感染。术后患者第一次行经后 3～7 日须通液一次。术后 2 周应做 β-HCG 测定,了解胚胎是否彻底清除。

7.行保守性手术,欲将妊娠产物挤净而又不损伤输卵管内膜有一定难度。因输卵管妊娠在管壁上生长发育,如依靠手指不能全部挤净妊娠产物,则有再次手术的可能,且术后再次输卵管妊娠的发病率均高于输卵管造口术或切开术。

8.输卵管妊娠的放射介入治疗能保留输卵管,保存了生育功能,对于再次妊娠的妇女多了一个选择,应用于临床有一个很好的发展前景,目前国内外报道的例数并不多,以上介绍的两种放射介入治疗方法是目前较多采用的方法,尚无足够的资料比较两者疗效的优劣。必须认识到的是输卵管的血管性放射介入治疗虽然能保留输卵管,但是,手术费用昂贵,而且术中放射线对卵巢功能的近、中、远期影响尚不清楚,输卵管妊娠放射介入治疗后坏死的组织能否被输卵管完全吸收从而保持输卵管的通畅,以及放射介入治疗对术后患者再次妊娠时对下一代有无影响尚待进一步探讨。

9.腹腔镜下输卵管妊娠手术,腹部一般只需行 3 个 0.5～1cm 的皮肤小切口,愈合后几乎不易察觉,手术后常 24 小时即可出院。

(1)腹腔镜下的输卵管切除术有三套圈结扎切除术,即在输卵管病灶近端尽量靠近输卵管近宫角处,用套圈套扎输卵管和系膜,共套扎 3 次。然后套扎远端,剪下病灶,残端保留 1cm 左右,切下的病变输卵管用直径 1cm 的组织碎块器取出。

(2)热效应内凝固切除术,即选用鳄鱼嘴钳,预设温度在 120～140℃,于输卵管近宫角处及输卵管系膜经充分内凝后切除病变输卵管;高频电流电凝固切除术,选用双极电凝将病变输卵管电凝,再切除病变输卵管。在腹腔镜下先用冲洗器冲洗及吸出盆腔内积血,寻找到孕卵着床部位,然后可做输卵管切除术。

(3)保守性手术,如腹腔镜下直接从壶腹部(经伞部)吸出或钳夹妊娠物,也可做输卵管切开术等。一般在腹腔镜下,先电凝输卵管妊娠部位管壁,约 2cm×1cm,纵行切开输卵管腔,清除管腔内胚胎组织及血块,生理盐水冲洗,内凝器电凝管腔绒毛种植部位和输卵管切线出血处。

(4)腹腔镜输卵管造口术创伤小,无术后不适,恢复快。也可腹腔镜直视下在输卵管妊娠部位注入 MTX,保留输卵管。

二、输卵管间质部妊娠

输卵管间质部妊娠是指受精卵种植在经过子宫壁的部分输卵管内,在输卵管妊娠中少见,占异位妊娠的 2%～6%,与正常妊娠之比为 1∶(2500～5000),其病死率为 2%～2.5%。实际输卵管间质部全长约 2cm,位于子宫角,是输卵管通向子宫的交界处,有子宫肌组织包绕,为子宫、卵巢动脉相遇汇集处,血管丰富,但管腔内皱襞逐渐消失、纤毛减少、蠕动功能减弱、受精卵发育迟缓,可在此着床而形成间质部妊娠。

【主诉】

患者常有早孕症状,自妊娠 4～6 周起反复发作腹痛,为锐性剧痛,发作后可出现面色苍白、脉快、细弱、冷汗等表现。

【临床特点】

(一)主要症状

1.其症状和体征与其他部位的输卵管妊娠相似,常有停经史和早孕反应。

2.患者自妊娠 4～6 周起反复发作腹痛,剧痛发作后患者可有面色苍白、脉快、细弱、冷汗等表现。

3.由于管腔周围有肌肉组织,所以破裂时间较迟,甚至可达妊娠 16～18 周时才出现,一旦破裂,临床表现很像妊娠子宫破裂,腹腔内出血甚多,如不及时处理,可导致死亡。

(二)次要症状

患者阴道出血较少见,仅 25% 左右的患者有阴道出血。

(三)体征

妇科检查:子宫增大,子宫一侧有软性肿块,底宽,质地较子宫软,压痛明显,不能与子宫分开。

(四)鉴别诊断

1.宫内妊娠

孕 8 周以前的输卵管间质部妊娠难以和宫内妊娠区别,B 超检查对间质部妊娠可较清楚地辨认,子宫增大,一角突出,其中可见妊娠环或胚胎,宫腔内无妊娠物。

2.残角子宫妊娠

子宫往往大于正常,其一侧可扪及与停经月份相符的圆形或椭圆形块状物。但常是残角子宫妊娠与正常子宫肌层相连,检查时子宫与停经月份相符,未破裂时无其他症状。B 超在早期妊娠即可发现正常子宫内膜线平整,宫腔内无妊娠物,而子宫的侧上方块状物内有胎儿、胎心搏动,肿块壁有一定厚度,可诊断为残角子宫妊娠。

【辅助检查】

(一)首要检查

B 超检查:对间质部妊娠可较清楚辨认,子宫增大,一角突出,其中可见妊娠环或胚胎,宫腔内无妊娠物,宫底一侧见与之相连的突出物,内见胚囊,胚囊内可见胚芽或胎儿,可见胎心、胎动,胚囊周围有薄层肌肉围绕,但其外上方肌肉不完全或消失,仔细探查时,偶可探及子宫圆韧带,胚囊位于圆韧带上方。

(二)次要检查

腹腔镜检查或开腹探查可根据圆韧带与突出包块的位置区别宫角妊娠或输卵管间质部妊娠,间质部妊娠时圆韧带位于突出包块的内侧,也即圆韧带在胚胎着床处的内下方。

(三)检查注意事项

1.输卵管间质部妊娠超声诊断。

(1)纵切面:子宫不对称增大,宫底部膨隆,胎囊光环极度靠近宫底,胎囊上部围绕不完全的肌壁层;宫腔内缺乏胎囊光环,可见蜕膜。

(2)横切面:可见偏心圆,即胎囊偏于宫腔一侧,肌壁不全。

2.输卵管间质部妊娠患者原来检查为早期妊娠,突然腹痛、失血性休克来诊,如无外伤史,应疑及输卵管间质部妊娠,需立即剖腹探查,在输血、输液、抗休克的同时进行手术治疗。

【治疗要点】

(一)治疗原则

间质部妊娠的唯一治疗方法是手术切除。需保留生育功能者可切除患处后将输卵管移植于宫角处。

(二)具体治疗方法

若遇间质部妊娠破裂,应尽快手术抢救,通常进行抗休克等抢救的同时开腹手术,切除间质部妊娠,充分止血、缝合。

(三)治疗注意事项

1.腹腔镜下治疗

须在腹腔镜下打结缝合,宫角切除是用双极电刀电凝远离妊囊的输卵管,用激光或剪刀剪断,同样的方法处理临近孕囊的肌层,松松地缝合一针,然后切开周围组织,取出标本,子宫切口用1-0可吸收线缝合。

2.开腹手术

输卵管间质部切开术类似于输卵管其他部位切开术,然而,切口应较深,往往伴较多的出血,由于以后妊娠可能在此破裂,因此,切开部位应适当缝合。也有报道在间质部的妊娠,根据病情可选择子宫切除,前述的全身或局部注射氨甲蝶呤、局部注射氯化钾等方法治疗,如果患者能早期确诊,严密观察下,首选全身氨甲蝶呤治疗,再用一个疗程氨甲蝶呤或改用手术治疗。由于期待疗法有破裂大出血的危险,故一般不提倡选用。

三、宫颈妊娠

宫颈妊娠是指受精卵着床并发育在组织学内口至外口之间的宫颈管内,而未累及子宫全腔的一种病理妊娠。这是一种少见的异位妊娠,约占妊娠数的1/2500。常发生难以控制的大出血、休克、感染及贫血,严重威胁患者的生命和健康。

【主诉】

患者停经后反复无痛性阴道出血或血性分泌物,且血量逐渐增多。

【病因】

宫颈妊娠可能的病因：①受精卵运送的速度过快；②受精卵发育迟缓；③子宫内膜成熟迟缓；④卵子在宫颈管内受精；⑤清宫、剖宫产、宫内节育器引起内膜受损，妨碍受精卵着床；⑥辅助生殖技术胚胎移植在子宫颈引起宫颈妊娠。

【临床特点】

（一）主要症状

1.停经后不规则阴道流血的特点

（1）出血时间早：在孕5周左右，孕7～8周占多数。

（2）阴道无痛性出血：因胚胎附着部位胎盘绒毛分离出血时，血直接外流，不刺激宫缩，故为无痛性出血，但有时亦可因宫颈迅速扩张伴轻微的下腹坠痛。

（3）出血多而凶猛：因绒毛不仅侵入宫颈内膜，且侵入肌层而引起出血。开始为少量，以后渐增多，为间歇性或持续性出血，因宫颈仅含少量肌纤维组织，收缩力差，血窦开放时多不能自动止血，子宫收缩剂无效，故常出现突然难以控制的大出血，患者可很快出现休克，甚至危及生命。

2.无痉挛性腹痛

是宫颈妊娠的特点，宫颈管内缺乏平滑肌纤维组织，不会引起收缩，故无腹痛。

（二）次要症状

患者可有腰背痛、尿频、尿急、排尿困难等泌尿系统刺激等症状。

（三）体征

子宫颈形状改变，开始时正常大或稍大，而在短期内显著变软、变蓝紫色，宫口扩张，宫体保持正常大小和硬度。随宫颈继续妊娠，宫口呈凹入的孔状，宫颈呈圆锥体样肿物，充血、变软，有面团感，可见到或触及颈管内的胎盘组织，似难免流产，其区别是胚胎组织与子宫颈紧密相连，阴道内常有黏稠暗红分泌物，混有血液。胚胎组织虽堵在宫颈管内，但进一步检查可发现宫颈内口仍闭合，以手指插入做检查，尤其在试图取出颈管内组织时，可能造成大出血。

（四）鉴别诊断

宫颈妊娠早期诊断较困难，常易误诊。对有停经后反复无痛性阴道出血，且血量逐渐增多，宫颈管及宫颈外口明显扩张，宫颈软而薄，宫颈内口关闭，增大的宫颈与正常大或稍大的宫体呈葫芦形，妊娠物完全在宫颈内，进行搜刮时，遇组织剥离、排出困难、出血多且凶猛或出血不止者应考虑本病。此外，在行人工流产、扩张宫颈时，患者有特殊疼痛，或刮宫时有不可控制的大出血，也应考虑本病。宫颈妊娠容易误诊为下列疾病。

1.难免流产或不全流产

均为宫腔内妊娠，多伴有宫缩痛。若胚胎组织已排入宫颈管内，则宫颈内口一定张开，妊娠物易于清除。刮出后出血停止或减少，宫缩剂对止血有效。

2.前置胎盘

多附着在宫颈管内口以上，宫颈外口不张开，出血出现时间较晚，多在中期妊娠以后。

3.子宫颈肌瘤和黏膜下肌瘤

患者无停经史，尿妊娠试验为阴性，可有不规则阴道出血，行妇科检查可见阴道内有肌瘤结节自宫口脱出。

4.宫颈恶性肿瘤

患者有不规则出血病史,尿妊娠试验阴性,妇科检查可见宫颈口处有菜花状赘生物,病理检查可明确诊断。

【辅助检查】

(一)首要检查

B型超声:对诊断有助,如超声显示宫腔内空虚,妊娠产物位于膨大的颈管内,再结合临床特点可协助诊断。子宫体正常大小或略大,内有较厚蜕膜。宫颈膨大,内口关闭,与宫体相连呈葫芦状。宫颈内回声紊乱区内可见胚囊,可突向宫颈管内。胚囊着床处宫颈肌层内彩色血流丰富,阻力指数(RI)0.4左右,宫旁未见异常肿块。

(二)次要检查

HCG检查对诊断本病也有帮助,宫内妊娠时正常发育的绒毛分泌的HCG量很大,48小时其滴度上升达60%以上,宫颈妊娠时由于宫颈组织血运差,其48小时的HCG滴度上升小于50%,所以使宫颈妊娠易早期诊断,可供参考。

(三)检查注意事项

1.超声检查

如果发现了宫颈处妊娠囊,则须鉴别是宫颈妊娠还是宫腔内妊娠流产掉落宫颈口的胎囊。鉴别依据以下两点。

(1)彩色多普勒超声:可显示异位种植部位的血液供应情况,无血流者为脱落的妊娠囊。

(2)宫颈妊娠的妊娠囊:在宫颈口处为典型的圆形或椭圆形,且经常定位于宫颈管内的偏心圆,流产的妊娠囊常是皱缩、钝锯齿状的,无胎心搏动。

2.宫颈妊娠的血 β-HCG 水平高低不一

在 1000~100000U/L 之问,与孕龄及胚胎是否存活有关。正常妊娠在 12 周以前,其血 β-HCG 水平急剧上升,1.7~2.0 日即可成倍增长,高 β-HCG 水平说明胚胎活性好,胚床血液循环丰富,容易有活跃出血。

3.病理学特点

(1)胎盘附着部位必须找到宫颈腺体。

(2)胎盘组织紧密附着宫颈。

(3)胎盘位于子宫动脉入口下或在子宫前腹膜反折水平以下。

【治疗要点】

(一)治疗原则

宫颈妊娠一经确诊,应尽快终止妊娠。

(二)具体治疗方法

在方法上要全面衡量其利弊,近年来在处理上分保守治疗和根治治疗,各约占 50%。

1.根治治疗

对已有子女的患者,不考虑孕周,行全子宫切除术,避免发生失血性休克和感染。

2.保守治疗

宫颈妊娠流产术,即在宫颈管内搔刮或手指分离宫颈管内胎囊、蜕膜后,用卵圆钳钳夹取之,几乎每一例宫颈妊娠流产术都需要采取止血措施。

具体处理时,若宫颈妊娠早期者,可行人工流产。出血多,可用纱布压迫、填塞宫颈创面,如出血仍不止即行全子宫切除术。如在流产时意外发生大出血,应立即以纱布条填塞止血,抢救休克准备行子宫全切除术,术后对子宫及子宫颈进行大体观察及病理组织检查。作宫颈环形结扎术;宫颈前唇或后唇过长行内翻褥式缝合;宫颈全部或部分切除后缝合;清除宫颈妊娠产物前行双侧髂内动脉结扎;结扎子宫动脉下行支均有助于止血和减少子宫切除机会。

3.药物化疗

(1)氨甲蝶呤(MTX)与CF交替:0.5～1mg/kg,肌内注射或静脉注射,共用4次,隔日1次,交替使用四氢叶酸(CF)0.1mg/kg以减少不良反应。

(2)单次MTX:50mg,肌内注射,不用CF。

(3)单次MTX羊膜腔内滴注:50mg在阴道B超引导下羊膜腔内滴注,此法技术上有一定困难,但比全身性用药更有效,毒性作用更小。

4.动脉栓塞止血法

近年来随着血管造影技术的发展,使血管栓塞成为可能,此法可有效控制大出血,从而为其他的保守治疗手段提供必要的条件。

(三)治疗注意事项

1.宫颈妊娠处理时必须有充分的准备和周密的计划,要由有经验的手术者执行手术,可减少子宫切除和膀胱的损伤,术后必须给予大量抗生素以防感染。

2.经宫腔镜下找到宫颈管内出血部位,使用负压吸引吸除胎块而出血停止。尽管宫腔镜的诊断及治疗有其明显的优越性,但它并不适用于所有的宫颈妊娠,其治疗有一定的局限性。如过大的妊娠囊可能伴有宫颈的明显胀大、扭曲,这样的妊娠有较丰富的血供,宫腔镜的治疗及操作程序易导致危及生命的大出血。此时妊娠囊内MTX给药的方法仍为首选的治疗方案。

3.宫颈切开缝合术适用于子宫颈管扩大、孕月和胚胎小、出血少的病例。对停经时间较长,子宫颈膨大明显,有活动性出血、量多,无法进行药物治疗的宫颈妊娠患者,因无子女,强烈要求保留生育功能时,施行此手术。

四、卵巢妊娠

卵巢妊娠是指受精卵在卵巢内着床和发育,是异位妊娠的一种少见形式,占异位妊娠的0.36%～2.74%。

【主诉】

患者停经后剧烈腹痛,阴道流血。

【分类】

卵巢妊娠可分为原发性卵巢妊娠和继发性卵巢妊娠两种。随着近代诊疗技术的提高及某些节育措施的实施,卵巢妊娠近年有发病增多趋势。原发性卵巢妊娠为孕卵在卵巢内发育、卵巢组织完全包裹胚胎;继发性卵巢妊娠孕卵发育于卵巢表面或接近卵巢,孕卵的囊壁一部分为卵巢组织。

【临床特点】

1.主要症状

腹痛是卵巢妊娠最主要的症状。腹痛性质可为剧痛、撕裂样痛、隐痛或伴肛门坠痛,常突然发作。

2.次要症状

部分患者可出现闭经及闭经后阴道不规则流血。因卵巢妊娠破裂时间早,故部分患者闭经史不明显,又因卵巢妊娠破裂后内出血在短时间内增加,还未出现阴道不规则流血就因腹痛甚至晕厥就诊,并行手术治疗,故临床上阴道不规则流血发生率较低。

3.体征

盆腔包块,行妇科检查时在一侧附件区常可清楚扪及如卵巢形状、边界清楚的包块。

4.鉴别诊断

(1)卵泡破裂:多发生在排卵前,即月经中期,尿妊娠试验为阴性。

(2)黄体破裂:常发生在月经来潮一周左右,为突发性下腹痛,少许或无阴道流血,破裂时若出血不多,血凝封闭破口,出血可停止,一般不引起临床症状。后穹窿穿刺时,如穿刺液血细胞比容小于12%可排除卵巢妊娠所导致的内出血。检查时卵巢破口处缺乏绒毛及滋养叶细胞,仅为黄体细胞。尿妊娠试验为阴性。

(3)输卵管妊娠:因其临床表现难与输卵管妊娠鉴别,只能在术中发现卵巢有破裂口。病理检查于镜下见到绒毛及滋养层细胞位于卵巢破口内而输卵管正常。

【辅助检查】

1.首要检查

(1)B型超声:B超显像可探测有无宫内妊娠,附件有无包块,陷凹有无过多液性暗区。卵巢妊娠未破裂时可见妊娠一侧卵巢增大,内见一小光环,彩色血流明显,周围输卵管未见肿块。若卵巢妊娠破裂后则与输卵管妊娠破裂形成的包块难以鉴别。

(2)血 HCG。

(3)后穹窿穿刺。

2.次要检查

腹腔镜检查可早期准确诊断,但常在手术时取出标本,送病理检查才能确诊。

3.检查注意事项

卵巢妊娠超声检查,尤其是阴式B超,如子宫增大,在附件区可于增大的卵巢内见到孕囊,甚至可见胚芽及心管搏动,妊娠囊周围增厚且较疏松(卵巢组织)则可建立卵巢妊娠的诊断。

【诊断】

原发性卵巢妊娠的诊断标准必须具备如下几点:

1.患侧输卵管及伞端完整,且与卵巢分离无粘连。

2.胚囊必须位于卵巢组织内。

3.卵巢与胚囊是以子宫卵巢韧带与子宫相连。

4.胚囊壁上有卵巢组织,甚至胚囊壁上有多处卵巢组织。

5.输卵管组织在显微镜下不存在妊娠现象。

【治疗要点】

1.治疗原则

卵巢妊娠的治疗以手术为主,因卵巢组织血管丰富,含血量多,故极易破裂;又由于卵巢组织缺乏肌性组织,一旦出血,不易止住。对于卵巢妊娠未破裂在术前诊断者,可行保守治疗。

2.具体治疗方法

(1)当绒毛浸润卵巢血管时,可能伴有内出血而导致休克,故需急诊手术处理。

(2)对于卵巢妊娠未破裂在术前诊断者,可在 B 超介导下行羊膜腔内注射胚胎药物[如氨甲蝶呤(MTX)、氟尿嘧啶(5-FU)和地诺前列素(PGF$_{2\alpha}$)等]行保守治疗。但是保守治疗效果不确切,在保守治疗期间 HCG 持续升高,或发生内出血,仍须行手术治疗。

3.治疗注意事项

(1)手术时尽量保留正常的卵巢组织和输卵管:根据病灶范围可施行病灶挖出后卵巢修补术或行卵巢楔形切除或部分切除术,只有在卵巢和输卵管无法分离时才行附件切除术。

(2)对于单行患侧卵巢切除术尚有争议:行单侧卵巢切除而保留输卵管,会使孕卵游走,还可增加日后输卵管妊娠的机会,故一般不主张单侧卵巢切除术。

五、腹腔妊娠

腹腔妊娠是指位于输卵管、卵巢、阔韧带以外的腹腔内妊娠,是一罕见而危险的产科并发症,其发病率与正常妊娠之比为 1∶15000。

【主诉】

在停经后的不同时期,患者多有突发性下腹剧痛或持续性下腹痛。

【分类】

1.腹腔妊娠有原发性和继发性两种

原发性腹腔妊娠比较少见,是指卵子在腹腔内受精、种植而生长发育。一般孕卵直接种植于腹腔腹膜、肠系膜或大网膜上所致,但有人对此表示怀疑。

2.诊断原发性腹腔妊娠

须具备三个条件。

(1)输卵管、卵巢均正常,无近期妊娠的证据。

(2)无子宫腹膜瘘形成。

(3)妊娠只存在于腹腔,且妊娠期短,足以排除来源于输卵管。

上述三点常不易辨别,故有人提出有如下两点可说明原发性腹腔妊娠的可能:①胚腔上皮有可能演变为副中肾导管上皮,子宫后壁浆膜常有蜕膜反应就是例证;②腹膜子宫内膜异位症可为孕卵种植部位。

3.继发性腹腔妊娠的来源

大致有三种。

(1)子宫:因子宫有缺损(瘢痕愈合欠佳)、憩室(自然破裂)或子宫壁及子宫腹膜层发育不良导致破裂等。

(2)卵巢妊娠破裂。

(3)输卵管妊娠流产或破裂:孕卵落入腹腔,在某一部位种植、着床,妊娠继续生长发育而成腹腔妊娠。

【临床特点】

1.主要症状

(1)在妊娠早期,一般无特殊主诉。但有时患者可出现恶心、呕吐、嗳气、便秘、腹痛等症状。

(2)腹痛:停经后的不同时期,多数有突然下腹剧痛或持续下腹疼痛,少数因腹痛剧烈而出现休克症状或伴有少量阴道流血。

(3)胎动剧烈:妊娠晚期,可出现假临产症状,胎动剧烈,孕妇多伴有不适。

2.次要症状

一般患者年龄较普通孕妇平均年龄大,有多年不孕史,常伴有可疑输卵管妊娠流产或破裂的病史。

3.体征

妊娠晚期腹壁下除可清楚扪及胎儿外,常可扪及另一团块样物,实为子宫。子宫常增大至2个月妊娠大小。常有胎位异常,横位多见。先露部位于骨盆入口之上,胎儿存活者可在下腹听到母体血管杂音,此为腹腔妊娠较典型体征之一。

4.鉴别诊断

有报道继发性腹腔妊娠由于以往剖宫产子宫切口裂开,胎儿游走至子宫外,也有少见的是其他原因的子宫伤口、子宫憩室妊娠等。腹腔妊娠也有胎儿存活的报道,但一般腹腔妊娠围生儿死亡率甚高,为 $75\%\sim95\%$,先天畸形率也高达 50%。胎儿死亡长期滞留在腹腔可有软组织被吸收,而仅有骨骼遗留,木乃伊化,钙化,形成石胎、尸蜡,继发感染或形成脓肿,向母体、肠管、阴道、膀胱或腹壁穿通,胎儿骨骼逐渐排出等。

【辅助检查】

1.首要检查

(1)腹部 X 线检查:尤其是晚期妊娠,X 线摄片表现为未见正常的妊娠子宫及胎盘阴影;胎头形状不规则,由于胎儿活动异常,胎儿肢体常伸展或位置特殊,胎儿位置特别高,持续呈横位。侧位片在腹壁下即可看清胎儿部分;胎儿被很薄的一层软组织所覆盖;胎体清晰可见;连续摄片胎儿位置无变化;胎儿部分盖在母体脊柱前;盆腔或下腹部可见一块物阴影,可能是增大的子宫或胎盘。

(2)B 型超声:目前常为诊断腹腔妊娠较理想而可靠的方法,B 超显示:①子宫均匀性增大,宫腔回声线条状居中,无胎囊或胎体反射;②羊水无回声区,液性暗区接近体表;若宫腔内放一探条,更易协助诊断。

2.次要检查

(1)子宫碘油造影:限于胎儿已肯定死亡者应用。若胎儿位于宫腔外者可以确诊为腹腔妊娠;需注意,此时宫腔已增大,用 10ml 碘油可能不足以充盈子宫,需用至 $20\sim30$ml。

(2)缩宫素激惹试验(OCT):是诊断腹腔妊娠有价值的方法,常给孕妇静脉滴注小剂量缩宫素,观察子宫有无收缩,若有子宫收缩则可除外腹腔妊娠,否则考虑为腹腔妊娠。

(3)放射性核素胎盘造影及血管造影:显示胎儿及胎盘都位于子宫外。

【治疗要点】

1.治疗原则

腹腔妊娠一经确诊,应及时开腹取出胎儿。胎盘则视情况而定,可取出或暂留腹腔内,以后再手术取出。

2.具体治疗方法

胎盘多数种植在腹腔或其他脏器,如肠曲、肝脏等。胎盘种植处血管极为丰富,剥离时易引起大出血,有时胎盘长入脏器组织内或影响脏器的范围广而无法切除。如勉强手术,则可能造成脏器损伤,造成穿孔、出血、休克等严重后果,甚至死亡。

3.治疗注意事项

胎盘取出可按下列原则处理。

(1)若胎盘附着在大网膜或阔韧带表面时,可考虑一期取出。若胎儿已死亡、胎盘循环已停止,此时胎盘剥离多无困难,也不会引起严重出血,也可一期取出。

(2)如遇胎盘种植在腹腔脏器或脏器牢固粘连者,不宜强行剥离,否则造成大出血脏器损伤;可在靠近胎盘处结扎、切断胎儿脐带,取出胎儿,将胎盘部分或全部留置腹腔,大多能自行吸收。长期留置于腹腔有感染、粘连、肠梗阻可能,也有在2~3个月后开腹取出。MTX可破坏残留胎盘,促使更快吸收,在严密观察下也可应用。腹腔妊娠者胎死腹腔内且稽留时间长,可发生纤维蛋白原减少症,应引起重视。术后控制感染十分重要。

六、阔韧带妊娠

阔韧带内妊娠又称腹膜外妊娠,是指妊娠囊在阔韧带两叶之间生长发育,实际上是妊娠囊在腹膜后生长发育,是一种腹膜后的腹腔妊娠,胎儿或妊娠组织在阔韧带的叶上生长。本病发病率很低,据报道仅为异位妊娠的1/75~1/163,或为妊娠的1/183900。

【主诉】

患者妊娠早期常诉腹痛;妊娠足月时,常表现假临产,以后胎儿死亡。

【临床特点】

阔韧带内妊娠的临床表现因妊娠时间和胎盘的分化程度不同而异,在没有高度怀疑本病的情况下,很容易漏诊。

1.主要症状

大多患者年龄较大,有不育史。多数患者在妊娠早期有下腹非特异性疼痛,可能因胎盘分化、阔韧带撕裂及少量腹腔内出血引起。随妊娠时间的延长,腹膜张力增加而疼痛加重。偶尔卧床休息时,疼痛会消失。

2.次要症状

妊娠囊及胎盘破裂时会导致腹腔积血和急腹症,但是因为在阔韧带内血管的填塞作用,出现大量出血的可能性不大。因阔韧带撕裂和表面地擦损,而出现网膜粘连、肠粘连。触诊有反跳痛,阔韧带增厚,胎儿位置异常,宫颈回缩,穹窿膨出。

【辅助检查】

术前诊断阔韧带妊娠比较困难,确诊必须经组织学检查。

1.首要检查

超声波检查:阔韧带内妊娠最可靠的特征是胎儿与空的子宫腔分离。其他如子宫外胎盘、假前置胎盘、胎儿头部和孕妇膀胱之间不能辨别子宫等均难以确诊。

2.次要检查

(1)根据子宫肌层对缩宫素或前列腺素缺乏反应的辅助诊断:晚期腹腔妊娠的方法也适合于本病,非肠道使用缩宫素,子宫通常无反应。

(2)MRI 检查:有助于确定胎儿与胎盘、子宫的关系,也可用锡标记红细胞图像法对胎盘定位协助诊断。阔韧带内妊娠确诊必须经组织学检查。

【治疗要点】

1.治疗原则

及时行剖宫产手术,取出胎儿。

2.具体治疗方法

(1)手术时机:尚有争议,以往认为对有生机儿尽快手术,而对胎儿已死亡者推迟 6～8 周手术,使胎儿循环萎缩,尽量减少出血的危险。

(2)手术方式:手术宜采用中线垂直切口,利于探查,子宫常挤向一侧,因网膜和肠粘连而看不清,胎儿的最低部位被阔韧带前叶腹膜和圆韧带所覆盖。常在血管最少区切开取出胎儿,在剥离胎盘前先结扎所有供应胎盘的血管。

3.治疗注意事项

(1)术中:应注意解剖,避免损伤输尿管。如胎盘附着于肠、网膜或与子宫骨盆底部粘连,最好不必切除,大多数遗留在腹腔内的胎盘能被吸收而无并发症。但将胎盘遗留在原来位置处也有弊端,如出现肠梗阻、腹膜炎、脓肿,住院时间长,必要时行二次开腹手术,也不能除外胎盘遗留而发展成绒癌的可能性。

(2)术后:一般须严密观察是否有腹腔内出血,也有用选择性血管栓塞,以控制有生命威胁的胎盘血管床出血,使用 MTX 破坏残留的滋养细胞,可用超声和 β-HCG 监测等。

七、残角子宫妊娠

残角子宫妊娠是指受精卵种植在残角子宫内,随之生长发育。子宫残角为先天发育畸形,常为一侧副中肾管发育不全所致。残角子宫常不与另一侧发育好的子宫腔沟通,本身内膜发育也不良。残角子宫也可仅以一条带状组织与发育好的子宫相连,此带大多是实性,但也有可为贯通的一极细管道。残角子宫妊娠的发病率是总妊娠的1/100000。

残角子宫妊娠的受精方式可能为:①精子可进入对侧输卵管,经腹腔游走,在患侧输卵管内与卵子结合;②受精卵从对侧经腹腔游走到残角子宫,此时黄体常位于与残角子宫不相连的一侧卵巢,卵子可来自同侧卵巢。

【主诉】

患者有停经史,多在 6～8 周,突发下腹疼痛,严重时伴头晕、恶心、冷汗等休克症状。

【分型】

Buttran 将残角子宫按其有无宫腔及是否与正常子宫相通分为三型：Ⅰ型为残角子宫宫腔与正常子宫的宫腔相通者；Ⅱ型为不通者，此型多见；Ⅲ型为无宫腔者。

【临床特点】

1.残角子宫妊娠术前诊断率低于 5％，而误诊率甚高。遇人工流产无胚胎组织刮出，中期妊娠引产失败，晚期妊娠者对大剂量缩宫素引产无反应者均应怀疑本病。

2.由于残角子宫壁发育不全，不能承受过大的胎儿，所以常在妊娠 3～5 个月出现自然破裂。仅少数可继续妊娠，但以后发展为胎死宫内，即使能妊娠至足月，胎儿存活者极少。当残角子宫破裂时有近似输卵管间质部妊娠的临床表现，出现内出血症状和体征，能妊娠至晚期者，会出现微弱宫缩和假临产现象。

【辅助检查】

超声检查和磁共振成像检查可协助诊断：残角子宫妊娠的胎囊位于同侧圆韧带附着点的内侧，而输卵管妊娠的胎囊位于同侧圆韧带附着外侧。国内也有残角子宫双胎妊娠和宫内与残角子宫复合妊娠报道。

【治疗要点】

1.治疗原则

以手术切除残角子宫为原则。

2.具体治疗方法

妊娠早中期者以残角子宫切除，同时切除同侧输卵管为宜，以防止日后发生同侧输卵管妊娠。如妊娠已至足月或过期，且胎儿存活者应先剖宫产抢救胎儿，然后切除残角子宫及同侧输卵管。

第七节　妊娠剧吐

妊娠剧吐是指在妊娠早期出现的，以呕吐为主要症状的症候群。约 50％的妊娠妇女有不同程度的择食、食欲缺乏、呕吐等，妊娠 4 个月左右可自然消失，称之为早孕反应。因为症状多出现于清晨，故又称晨吐。若早孕反应严重，呕吐频繁，不能进食，造成饥饿、脱水、酸中毒，以致代谢紊乱，影响健康，甚至威胁生命，则为妊娠剧吐，其发生率为 0.3％～1％。

（一）病因

病因至今尚无确切学说，与如下因素有关，常常并非单一因素。

1.内分泌因素

①早孕期，绒毛膜促性腺激素 HCG 急剧上升，水平越高，反应越重，如双胎、葡萄胎等，故一般认为妊娠剧吐与 HCG 水平急剧增高有关，但个体差异大，不一定与 HCG 成正比；②有人提出妊娠剧吐与血浆雌二醇水平迅速上升有关；③部分患者有原发性或继发性促肾上腺皮质激素或肾上腺皮质激素功能低下，如 Addison 病，妊娠剧吐多见；④妊娠合并甲状腺功能亢进，妊娠剧吐常见。

2.精神社会因素

精神过度紧张、丘脑下部自主神经功能紊乱;某些对妊娠有顾虑的孕妇,妊娠反应往往加重;生活不安定、社会地位低、经济条件差的孕妇好发妊娠剧吐。

3.来自胃肠道的传入刺激

早孕期胃酸的分泌减少,胃排空时间延长,胃内压力增高,刺激呕吐中枢。

(二)病理生理

病理生理变化主要是继发于脱水及饥饿。

1.频繁呕吐导致脱水、血容量不足、血液浓缩、细胞外液减少,胃液严重丢失,出现低血钾、低血钠、低血氯等电解质紊乱及碱中毒。

2.在饥饿状态下,糖供给不足,肝糖原储备减少,脂肪分解加速。以供给热量,脂肪氧化不全,其中间产物——丙酮、乙酰乙酸及 β-羟丁酸增多,故出现酮血症、酸中毒。

3.由于营养摄入不足,蛋白质分解加速,发生负氮平衡,体重下降,贫血、血浆尿素氮及尿酸升高。

4.由于脱水,血容量减少,血液浓缩、肾小球血流量减少、尿量减少。肾小球通透性增加,导致血浆蛋白漏出,尿中出现蛋白或管型;肾小管可发生退行性变,排泄功能减退,肾功能受损,故尿素氮及血尿酸升高,血钾升高。

5.因脱水、肝糖原减少,肝小叶中心部位发生细胞坏死、出血、脂肪变性,导致肝功能受损,肝功能异常(GPT 及碱性磷酸酶升高)、血胆红素升高及出血倾向。

6.多发性神经炎,由于维生素缺乏及酮体的毒性作用,使神经轴突有不同程度变性,髓鞘变性,表现为肢体远端对称性感觉障碍和迟缓性瘫痪。严重者可出现中毒性脑病。

(三)诊断

1.症状

停经 6 周后出现食欲缺乏、恶心、剧烈呕吐,出现疲乏无力、明显消瘦。

2.体征

血压降低,脉搏细微,体温轻度升高,体重减轻,皮肤弹性差,皮肤可见黄疸及出血点,尿量减少,严重者意识模糊,甚至昏睡状态。

3.辅助检查

(1)血液检查:测定血红细胞计数、血红蛋白、血细胞比容、全血及血浆黏度,以了解有无血液浓缩。测定二氧化碳结合力,或作血气分析,以了解血液 pH、碱储备及酸碱平衡情况。测定血钾、钠、氯,以了解有无电解质紊乱。测定血酮体定量检测以了解有无酮血症。测定血胆红素、肝肾功能、尿素氮、血尿酸等,必要时测肾上腺皮质功能及甲状腺功能。

(2)尿液检查:计算每日尿量,测定尿比重、酮体,做尿三胆试验、尿酮体检测。

(3)心电图检查:以及时发现有无低血钾或高血钾影响,并了解心肌情况。

(4)眼底检查:以了解有无视网膜出血。

(四)鉴别诊断

1.行 B 超检查,排除葡萄胎而肯定是宫内妊娠。

2.应与引起呕吐的消化系统疾病相鉴别,如传染性肝炎、胃肠炎、十二指肠溃疡、胰腺炎、胆道疾病、胃癌等。

3.应与引起呕吐的神经系统疾病相鉴别,如脑膜炎、脑瘤等。

4.应与糖尿病酮症酸中毒相鉴别。

5.应与肾盂肾炎、尿毒症等相鉴别。

(五)并发症

1.低钾血症或高钾血症

如未能及时发现和及时治疗,可引起心脏停搏,危及生命。

2.食管黏膜裂伤或出血

严重时甚至可使食管穿孔,表现为胸痛、剧吐、呕血,需急症手术治疗。

3.Wernicke-korsakoff 综合征。

(六)治疗

1.轻度妊娠呕吐

可给予精神劝慰、休息,避免辛辣食物,少量多次进食,服用镇静、止吐药物。

2.中、重度妊娠呕吐

需住院治疗。①禁食,先禁食 2～3d,待呕吐停止后,可试进流质饮食,以后逐渐增加进食量,调整静脉输液量。②输液量依脱水程度而定,一般每日需补液 2000～3000ml,使尿量达到每日 1000ml。输液中加入维生素 B_6 及维生素 C,肌内注射维生素 B_1,根据血钾、血钠、血氯及二氧化碳结合力(或血气分析结果)情况,决定补充剂量。营养不良者,可静脉滴注氨基酸、脂肪乳剂等营养液。③糖皮质激素的应用。若治疗数日后,效果不显著,加用肾上腺皮质激素,如氢化可的松 200～300mg 加入 5％葡萄糖液 500ml 内静脉滴注,可能有益。

3.终止妊娠的指征

经上述积极治疗后,若病情不见好转,反而出现下列情况,应从速终止妊娠:①持续黄疸;②持续蛋白尿;③体温升高,持续在 38℃以上;④心率超过 120 次/分;⑤多发性神经炎及神经性体征;⑥并发 Wernicke-Korsakoff 综合征。

(七)Wernicke-korsakoff 综合征

Wernicke 脑病和 Korsakoff 精神病是维生素 B_1(硫胺素)缺乏引起的中枢神经系统疾病,两者的临床表现不同而病理变化却相同,有时可见于同一患者,故称为 Wernicke-Korsakoff 综合征。

1.发病机制

维生素 B_1 属水溶性维生素,是葡萄糖代谢过程中必需的辅酶,也是神经系统细胞膜的成分,维生素 B_1 严重缺乏时可造成有氧代谢障碍和神经细胞变化坏死。

在机体有氧代谢过程中,丙酮酸经丙酮酸脱氢酶系(PDHC)作用生成乙酰辅酶 A 进入三羧酸循环。PDHC 中丙酮酸脱羧酶是需硫胺酶,维生素 B_1 以焦磷酸硫胺素(TPP)的形式参与其辅酶组成。妊娠剧吐造成维生素 B_1 严重缺乏,PDHC 活性下降,丙酮酸不能完全进入三羧酸循环彻底氧化供能,血清丙酮酸水平升高;当 PDHC 活性降到正常活性的 50％以上时,糖代谢即不能顺利进行,组织供能受影响。脑组织对缺血缺氧敏感,丧失三磷酸腺苷(ATP)及其他高能物质后,则可引起脑组织细胞变性、坏死、组织自溶;同时,乙酰胆碱等神经介质合成障碍,出现神经和精神症状。此外,TPP 也是转酮酶的辅酶成分,转酮酶与脑的葡萄糖代谢有关,参与糖代谢的磷酸戊糖途径,保证细胞内 5-糖磷酸和 6-糖磷酸的转化。但在 Wernicke-Korsakoff 综合征患者中,至今未发现转酮酶内在异常的证据,说明转酮酶活性降低是受维生素 B₁ 缺乏的外在影响所致。

妊娠剧吐并发 Wernicke-Korsakoff 引起中央脑桥髓鞘脱失,对其发生机制目前仍有争议,一般认为是低钠血症纠正过快的结果。有研究发现,低磷酸盐血症可引起包括中枢神经系统在内的多器官损害,并可导致类似 Wernicke-Korsakoff 的综合征。也有学者通过研究随时间的延长 MRI 呈现出现的中央脑桥髓鞘脱失病变图像的变化,证明低磷酸盐血症,而非低钠血症,在中央脑桥髓鞘脱失的发病机制中起一定作用。

Wernicke-Korsakoff 综合征的基本病理改变表现为下丘脑、丘脑、乳头体、中脑导水管周围灰质、第三脑室壁、第四脑室底及小脑等部位毛细血管扩张、毛细血管内皮细胞增生及小出血灶,伴有神经细胞、轴索或髓鞘的丧失、多形性小胶质细胞增生和巨噬细胞反应。在 CT 或 MRI 上表现为丘脑及中脑中央部位病变,乳头体萎缩及第三脑室及侧脑室扩张,大脑半球额叶间距增宽。另外,Wernicke-Korsakoff 综合征的一些少见的病理改变视盘肿胀和出血、视盘炎双侧尾状核病变,伴有脑室周围、丘脑和下丘脑及导水管周围灰质的对称性病变。

2.临床表现

①有妊娠剧吐的症状、体征及实验室检查发现;②遗忘、定向力障碍及对遗忘事件虚构,病情严重时由于中脑网状结构受损害而出现意识模糊、谵妄或昏迷;③眼肌麻痹,系由于脑内动眼神经核与滑车神经核受累;④如病变损及红核或其联系的纤维,则可出现震颤、强直及共济失调;⑤可能有维生素 B₁ 缺乏引起的其他症状,如多发性神经炎等。

3.处理

Wernicke-Korsakoff 综合征死亡率较高,常死于肺水肿及呼吸肌麻痹。

凡疑似病例,即应终止妊娠并予以大剂量维生素 B₁ 500mg 静脉滴注或肌内注射,以后 50~100mg/d,直至能进足够食物。每日静脉滴注 10% 葡萄糖液及林格液,总量 3000ml/d,有报道用葡醛内酯(肝泰尔)治疗妊娠剧吐可有一定的效果,用法:葡醛内酯 500mg＋10% 葡萄糖液 40ml,静脉推注,每日 2 次,7d 为一疗程。为防止致死性并发症,应严格卧床休息。出院后给予足量多种维生素和维生素 B₁。

经合理治疗后,眼部体征可痊愈,但共济失调、前庭功能障碍和记忆障碍常不能完全恢复。如不及时治疗,死亡率达 50%,治疗患者的死亡率约 10%。

第八节　前置胎盘

前置胎盘是妊娠晚期严重威胁母婴安全的并发症之一,也是导致妊娠晚期阴道出血的最常见原因。1683 年 Portal 首次描述了前置胎盘,1709 年 Schacher 通过尸体解剖首次演示了胎盘和子宫准确的关系。其发生率国外资料报道为 3%～5%,美国 2003 年出生统计数据表明前置胎盘的发生率是 1/300;Crane 等 1999 年对 93000 例分娩患者进行统计发现前置胎盘的发生率约为 1/300。美国 Parkland 医院 1998～2006 年分娩量为 280000 例,前置胎盘的发生率约为 1/390。国内资料报道为 0.24%～1.57%,且随着剖宫产率的升高而上升,我院近 5 年的发生率为 3.15%。

【定义和分类】

胎盘的正常附着位置在子宫体的后壁、前壁或侧壁,远离宫颈内口。妊娠 28 周后,胎盘附着于子宫下段,甚至胎盘下缘达到或覆盖宫颈内口,其位置低于胎先露部,称为前置胎盘。根据胎盘下缘与宫颈内口的关系,将前置胎盘分为 4 类:

1.中央性前置胎盘胎盘

组织完全覆盖宫颈内口。

2.部分性前置胎盘胎盘

组织部分覆盖宫颈内口。

3.边缘性前置胎盘胎盘

边缘到达宫颈内口,但未覆盖宫颈内口。

4.低置胎盘

胎盘附着于子宫下段,其边缘非常接近但未达到宫颈内口。

另有学者根据足月分娩前 28 天以内阴道超声测量胎盘边缘距宫颈内口的距离进行分类,从而对于分娩方式给予指导:①距宫颈内口 20mm 以外:该类前置胎盘不一定是剖宫产的指征;②距宫颈内口 11～20mm:发生出血和需要剖宫产的可能性较小;③距宫颈内口 0～10mm:发生出血和需要剖宫产的可能性较大;④完全覆盖子宫内口:需要剖宫产。需要指出的是,胎盘下缘和子宫内口的关系可随着宫口扩张程度的改变而改变,如宫口扩张前的完全性前置胎盘在宫口扩张 4cm 时可能变成部分性前置胎盘,因为宫口扩张超过了胎盘边缘。

【母婴影响】

1.对母亲的影响

前置胎盘是导致产后出血的重要原因之一,由于前置胎盘患者子宫下段缺乏有效收缩,极易发生产后出血并难以控制,同时前置胎盘常合并胎盘植入,并发胎盘植入进一步增加出血的风险和出血量。尽管 20 世纪后半期前置胎盘引起的孕妇死亡率显著降低,但前置胎盘仍是引起孕产妇死亡的重要原因。Oyelese 和 Smulian 报道前置胎盘孕产妇的死亡率为 30/100000。前置胎盘的胎盘剥离面位置低,细菌易经阴道上行侵入,加之多数产妇因失血而导致机体抵抗力下降,易发生产褥感染。

2.对围产儿的影响

早产是前置胎盘引起围产儿死亡的主要原因。美国 1997 年出生和婴儿死亡登记显示,合并前置胎盘新生儿死亡率增加 3 倍,这主要是由于早产率的增加。另一项大规模试验报道即使足月分娩新生儿死亡率仍相对增加,这些风险部分与 FGR 和产前无产检有关。Crane 等发现先天性畸形的增加与前置胎盘有关,通过对孕妇年龄和不明因素控制,他们发现合并前置胎盘时发生胎儿先天性异常的风险增加了 2.5 倍。

【高危因素】

1.既往剖宫产史

剖宫产史是前置胎盘发生的独立风险因子,但具体原因不详。Miller 等对 150000 例分娩病例进行研究发现,有剖宫产史的妇女发生前置胎盘的风险增加了 3 倍,且风险随着产次和剖宫产的次数增加。有学者报道一次剖宫产后的发生率为 2%,2 次剖宫产后的发生率为 4.1%,3 次剖宫产后的发生率则为 22%。同时,瘢痕子宫合并前置胎盘还增加了子宫切除的风险,Frederiksen 等报道多次剖宫产合并前置胎盘的子宫切除率高达 25%,而单次剖宫产史合并前置胎盘的子宫切除率仅为 6%。

2.人工流产史

有报道显示人工流产后即妊娠者前置胎盘发生率为 4.6%。人工流产、刮匙清宫、吸宫、宫颈扩张均可损伤子宫内膜,引起内膜瘢痕形成,再受孕时蜕膜发育不良,使孕卵种植下移;或因子宫内膜血供不足,为获得更多血供及营养,胎盘面积增大而导致前置胎盘。流产次数愈多,前置胎盘发生率愈高。

3.年龄与孕产次

孕妇年龄与前置胎盘的发生密切相关。小于 20 岁前置胎盘的发生率是 1/1500,年龄超过 35 岁前置胎盘的发生率是 1∶100。原因可能与子宫血管系统老化有关。经产妇、多产妇与前置胎盘的发生也有关。Babinszki 等发现妊娠次数≥5 次者前置胎盘的发生率为 2.2%。Ananth(2003)等也报道多胎妊娠前置胎盘的发生率较单胎妊娠高 40%。

4.两次妊娠相隔

妊娠的间隔时间也与前置胎盘的发生有关。研究发现分娩间隔超过 4 年与前置胎盘的发生有关。可能由于年龄的增加引起了子宫瘢痕形成或血管循环较差。

5.不良生育史

有前置胎盘病史的妇女下次妊娠复发的风险增加 10 倍。这可能与蜕膜血管化缺陷有关。胎盘早剥与前置胎盘也有一定关系,有胎盘早剥病史的妇女发生前置胎盘的风险增加了两倍。

6.胎盘面积过大和胎盘异常

胎盘形态异常是前置胎盘发生的高危因素。在双胎或多胎妊娠时,胎盘面积较单胎大常侵入子宫下段。胎盘形态异常主要指副胎盘、膜状胎盘等,副胎盘的主胎盘虽在宫体部,而副胎盘则可位于子宫下段近宫颈内口处;膜状胎盘大而薄,直径可达 30cm,能扩展到子宫下段,其原因与胚囊在子宫内膜种植过深,使包蜕膜绒毛持续存在有关。

7.吸烟

Williams 等(1991)发现吸烟女性前置胎盘风险增加了 2 倍。可能是一氧化碳导致胎盘代偿性肥大,或者蜕膜的血管化作用缺陷导致子宫内膜炎症,或者萎缩性改变参与前置胎盘的形成。

8.辅助生育技术

与自然受孕相比人工助孕前置胎盘发生风险增加 6 倍,曾自然受孕再次人工辅助生育者,则前置胎盘风险增加 3 倍。

9.前置胎盘还与男性胎儿有关,前置胎盘在男性胎儿的早产中较多见,原因可能与母体激素或者早熟有关。

【发病机制】

正常情况下孕卵经过定位、黏着和穿透 3 个阶段后着床于子宫体部及子宫底部,偶有种植于子宫下段;子宫内膜迅速发生蜕膜变,包蜕膜覆盖于囊胚,随囊胚的发育而突向宫腔;妊娠 12 周左右包蜕膜与真蜕膜相贴而逐渐融合,子宫腔消失,而囊胚发育分化形成的羊膜、叶状绒毛膜和底蜕膜形成胎盘,胎盘定位于子宫底部、前后壁或侧壁上。如在子宫下段发育生长,也可通过移行而避免前置胎盘的发生。但在子宫内膜病变或胎盘过大时,受精卵种植于下段子宫,而胎盘在妊娠过程中的移行又受阻,则可发生前置胎盘。

有关胎盘移行其实是一种误称,因为蜕膜通过绒毛膜绒毛侵入到宫口两边并持续存在,低置胎盘与子宫内口的移动错觉是因为在早期妊娠时无法使用超声对这种三维形态进行精确的定义。

【临床表现】

1.症状

典型表现是妊娠中晚期或临产时发生无诱因、无痛性反复阴道流血,阴道流血多发生于 28 周以后,也有将近 33% 的患者直到分娩才出现阴道流血。胎盘覆盖子宫内口,随着子宫下段形成和宫口的扩张不可避免地会发生胎盘附着部分剥离,血窦开放出血。而子宫下段肌纤维收缩力差,不能有效收缩压闭开放的血窦致使阴道流血增多。第一次阴道流血多为少量且通常会自然停止但可能反复发作,有 60% 的患者可出现再次出血。阴道流血发生时间的早晚、反复发生的次数、出血量的多少与前置胎盘的类型有很大关系。完全性前置胎盘往往出血时间早,在妊娠 28 周左右,反复出血的次数频繁,量较多,有时一次大量出血即可使患者陷入休克状态;边缘性前置胎盘初次发生较晚,多在妊娠 37～40 周或临产后,量也较少;部分性前置胎盘初次出血时间和出血量介于上述两者之间。

2.体征

反复多次或者大量阴道流血,胎儿可发生缺氧、窘迫甚至死亡。产妇如大量出血时可有面色苍白,脉搏微弱,血压下降等休克征象。腹部检查:子宫大小与停经周数相符,先露部高浮,约有 15% 并发胎位异常,以臀位多见,可在耻骨联合上方听到胎盘杂音。

【诊断】

依据患者高危因素和典型临床表现一般可以对前置胎盘及其类型做出初步判断。但是,准确诊断需要依据:

1.超声检查

是目前诊断前置胎盘的主要手段。1966 年 Gottesfeld 等首次通过超声对胎盘位置进行定位。最简单、安全和有效检查胎盘位置的方法是经腹超声,准确率可达 98%。运用彩色多普勒超声可预测前置胎盘是否并发胎盘植入,彩超诊断胎盘植入的图像标准主要是胎盘后间隙消失或(和)胎盘实质内有丰富的血流和血窦,甚至胎盘内可以探及动脉血流。1969 年 Kratochwil 首次应用阴道超声进行胎盘定位。经阴道超声可以从本质上改善前置胎盘诊断的准确率。尽管在可疑的病例中将超声探头放入阴道看似很危险,但其实是很安全的。Rani 等对经腹超声已经诊断为前置胎盘的 75 例患者进行会阴超声检测,经分娩验证有前置胎盘的

70例患者中发现了69例,阳性预测值为98%,阴性预测值为100%。阴道超声诊断优势包括:门诊患者的风险评估、阴道试产选择和胎盘植入的筛查。另外,与前置胎盘密切相关的前置血管最初定位于子宫下段,通过阴道超声也能排除。使用阴道超声对产前出血进行检测应当成为常规。

2.磁共振成像

很多研究报道使用磁共振可以辅助诊断前置胎盘,尤其在诊断后壁胎盘时较超声更具有意义,因为超声很难清晰显示并评价子宫后壁的情况。由于价格昂贵等原因近期使用MRI成像代替超声检查尚不大可能。

3.产后检查胎盘及胎膜

对于产前出血患者,产后应仔细检查娩出的胎盘,以便核实诊断。前置部位的胎盘有紫黑色陈旧血块附着,若胎膜破口距胎盘边缘距离<7cm则为部分性前置胎盘。

【鉴别诊断】

前置胎盘在孕中期主要与前置血管、宫颈疾病引起的出血相鉴别,孕晚期主要与胎盘早剥相鉴别。这些通过病史、临床表现和B超检查一般不难鉴别。

【治疗】

处理原则包括抑制宫缩、止血、纠正贫血和预防感染。具体处理措施应根据阴道出血量、孕周、胎位、胎儿是否存活、是否临产及前置胎盘的类型等综合考虑做出决定。

1.期待疗法

指在保证孕妇安全的前提下积极治疗、尽量延长孕周以提高围生儿存活率。适用于妊娠<34周、胎儿存活、阴道流血量不多、一般情况良好的患者。在某些情况下如有活动性出血,住院观察是理想的方法。然而在大多数情况下,当出血停止、胎儿健康、孕妇可出院观察,门诊监测并定期复查彩超监测胎儿的生长情况。但这些患者和家属必须了解可能出现的并发症并能立即送孕妇到医院。Wing等将在家卧床休息与住院治疗的孕24～36周前置胎盘出血的孕妇比较发现,孕妇和围生期结局相似,但却节省了费用。期待疗法的措施包括以下方面:

(1)一般处理:多左侧卧位休息以改善子宫胎盘血液循环,定时间断吸氧(3次/d,30min/次)以提高胎儿血氧供应,密切观察每日出血量,密切监护胎儿宫内情况。

(2)纠正贫血:给予补血药物如多糖铁复合物口服,当患者血红蛋白<80g/L或血细胞比容<30%,应适当输血以维持正常血容量。

(3)抑制宫缩:在期待过程中应用宫缩抑制剂可赢得时间,为促胎肺成熟创造条件,争取延长妊娠24～72h。可选用的药物包括硫酸镁、利托君等。

(4)促胎肺成熟:若妊娠<34周,可应用糖皮质激素促胎肺成熟。常用地塞米松5～10mg,肌内注射,2次/d,连用2d。紧急情况下,可羊膜腔内注入地塞米松10mg。糖皮质激素最佳作用时间为用药后24小时到1周,即使用药后不足24h分娩,也能一定程度地减少新生儿肺透明膜病、早产儿脑室出血的发生率并降低新生儿死亡率。

2.终止妊娠

保守治疗成功后,应考虑适时终止妊娠。研究表明,与自然临产或大出血时紧急终止妊娠相比,在充分准备下择期终止妊娠的母儿患病率和病死率明显降低。

（1）终止妊娠指征：孕周达 36 周以上，且各项检查提示胎儿成熟者；孕周未达 36 周，但出现胎儿窘迫征象者，孕妇反复发生多量出血甚至休克者，无论胎儿是否成熟，为保证母亲安全均应终止妊娠。

（2）剖宫产：所有前置胎盘的孕妇都应该剖宫产终止妊娠，除非边沿性前置胎盘产程进展顺利，胎头下降压迫胎盘没有活动性出血者。如果病情稳定则在孕 35～36 周羊膜腔穿刺提示胎肺已成熟情况下可行择期剖宫产。

1）术前准备：应做好一切抢救产妇和新生儿的人员和物质准备，向家属交代病情，准备好大量的液体和血液，至少建立 2 条以上畅通的静脉通道。

2）切口选择：子宫切口的选择应根据胎盘附着部位而定，若胎盘附着于子宫后壁，选子宫下段横切口；附着于侧壁，选偏向对侧的子宫下段横切口；附着于前壁，根据胎盘边缘位置，选择子宫体部或子宫下段纵切口。无论选择哪种切口均应尽量避开胎盘。

3）止血措施：①胎儿娩出后，立即从静脉和子宫肌壁注射缩宫素各 10U，高危患者可选用欣母沛 250μg 肌内注射或子宫肌壁注射。②如果无活动性出血，可等待胎盘自然剥离；如有较多的活动性出血，应迅速徒手剥离胎盘，并按摩子宫促进宫缩，以减少出血量。③胎盘附着部位局限性出血可以加用可吸收缝线局部"8"字缝合，或者用止血纱布压迫；如果仍然出血，子宫收缩乏力，宫腔血窦开放，则需要用热盐水纱布填塞宫腔压迫止血。1989 年 Druzin 报道子宫下段宫腔填塞纱布能够有效止血，纱布在填塞 12 个小时后自阴道取出。采用此办法亦可收到良好疗效。④对少部分浅层植入、创面不能缝扎止血者，应迅速缝合子宫切口以恢复子宫的完整性和正常的解剖位置，促进宫缩。⑤活动性出血严重，采用上述方法均不能止血者，可行子宫动脉或髂内动脉结扎；对肉眼可见的大面积胎盘植入无法剥离者，应该当机立断行子宫切除术。

（3）阴道分娩：边缘性前置胎盘和低置胎盘、枕先露、阴道流血不多、估计在短时间内能结束分娩者，可以试产。可行人工破膜，让胎头下降压迫胎盘前置部分止血，并可促进子宫收缩加快产程。若破膜后胎头下降不理想、产程进展不良或仍然出血者，应立即改行剖宫产。阴道分娩时如果胎盘娩出困难禁止强行剥离。

【胎盘植入和凶险性前置胎盘】

1.胎盘植入

胎盘植入是由于子宫底蜕膜发育不良，胎盘绒毛侵入或穿透子宫肌层所致的一种异常的胎盘种植。按植入程度不同，可分为侵入性胎盘：胎盘绒毛进入蜕膜基底层；植入性胎盘：胎盘绒毛侵入子宫肌层；穿透性胎盘：胎盘组织侵入邻近器官。按胎盘植入面积不同，可分为完全性和部分性植入。文献报道胎盘植入的发生率 $0.001\% \sim 0.9\%$，发生率的变化取决于胎盘植入的诊断标准（临床或者组织病理学的诊断）和所研究人群。与 1950 年报道的数据相比，近年来胎盘植入的发生率增加了将近 10 倍，原因可能由于剖宫产率的增加。

胎盘植入的风险因子包括孕妇年龄≥35 岁、子宫瘢痕、黏膜下肌瘤、宫腔粘连综合征、剖宫产再次妊娠间隔时间短和胎儿性别。前置胎盘并发胎盘植入的概率为 $1.18\% \sim 9.3\%$。胎盘植入的一些风险因子和并发症可能导致两者共存。

由于胎盘植入可发生致命性大出血，危及产妇生命，所以对胎盘植入的关键是控制出血。

方法包括子宫切除和保留子宫的保守治疗方法。

2.凶险性前置胎盘

1993 年 Chattopadhyay 首先将前次剖宫产,此次为前置胎盘者定义为凶险型前置胎盘。凶险型前置胎盘可包括以下几种情况:①有剖宫产史的中央性前置胎盘,且胎盘主体在子宫前壁;②年龄＞35 岁,有多次流产史,彩超高度怀疑胎盘植入者;③超声显示胎盘面积较大,胎盘"端坐"子宫颈口上方,附着于子宫下段前后左右壁,宫颈管消失者;④剖宫产术中见子宫下段饱满,整个子宫下段前壁及两侧壁血管怒张明显者。凶险型前置胎盘产前出血量与普通型前置胎盘无差别,但产后出血量及子宫切除率却大大增加。据报道其剖宫产术中平均出血量高达 3000ml 以上,甚至可达 10000ml 以上,子宫切除率也高达 50％以上。

凶险型前置胎盘在终止妊娠时要注意:①安排有丰富经验的产科医生上台手术,并有优秀的麻醉医生在场;②要有良好的医疗监护设备,建立两条以上畅通的静脉通道及配备大量的血源(至少 3000ml 以上);③此类孕妇多数要行子宫切除术,医患双方要有思想准备,术前应向孕妇及家属充分告知风险;④当出现不可控制的大出血时,子宫切除的抉择应当机立断。

第九节　前置血管

脐带附着在胎膜上,脐血管经过羊膜与绒毛膜之间进入胎盘,胎膜上的脐血管通过子宫下段或跨越宫颈内口(或宫颈内口附近),位于胎先露之前,称为前置血管。当胎先露下降压迫前置的血管时,胎儿血循环受阻而缺血、缺氧,发生胎儿宫内窘迫,如前置血管断裂可导致胎儿失血而死亡,对胎儿的危害极大。其发生率低,临床罕见,但围产儿死亡率极高,是产科的危重急症,应提高认识,尽早诊断,果断处理,降低围生儿死亡。

(一)病因及发病机制

脐带附着于胎膜上的原因不清楚。在双胎和多胎妊娠中,发生帆状胎盘和脐血管前置机会比单胎高,双胎脐带附着于胎膜上占 9％,三胎脐带多附着于胎膜上。脐带为何附着于胎膜上有几种说法,一是可能在胚胎发育初期,脐带附着于胎盘上,随后在胎盘发育的过程中,叶状绒毛膜为寻找血供较好的蜕膜部位单向侧方生长伸展,脐带掉队,其附着处的绒毛因营养不良而萎缩为平滑绒毛膜。这一说法可解释双胎或多胎妊娠时,相互紧靠着床的囊胚为争夺地盘而较常发生脐带附着于胎膜上。其次是由前置胎盘演变而来,即子宫内膜的感染,损伤而退化,使囊胚为寻找好基地而迁延下滑,或内膜贫瘠而使胎盘面积扩大,部分形成前置胎盘,另一部分可能因附着处宫内膜更贫瘠而使叶状绒毛单向生长及伸展,向上扩大面积,脐带附着处营养不良,绒毛萎缩变成平滑绒毛膜,造成脐带附着于胎膜上。三是早在 1900 年 Von frangua 提出早孕时,有可能血供最丰富的蜕膜是包蜕膜,而体蒂起源于此(体蒂是脐带的始基),随着妊娠的进展,血供丰富区移至底蜕膜,而体蒂留在原位,包蜕膜的叶状绒毛萎缩变为平滑绒毛膜,形成脐带附着于胎膜上而脐血管伸至胎盘边缘。

妊娠晚期或临产后,自然破膜或人工破膜均可发生前置血管断裂,而出现阴道流血;或随着产程进展,先露下降使前置血管受压,阻断了胎儿血循环,致胎儿失血或缺血缺氧短时间内死亡。前置的脐血管可以类似脐带,血管外包有华通氏胶质,不易断裂,也可以是赤裸的脐血管,外面没有华通氏胶质保护而易断裂。

（二）诊断

前置血管往往是在胎盘娩出后才确诊的。

1.破膜后立即出现无痛性阴道流血,流血量 200～300ml,因出血是来自胎儿的全部血液,故常伴发胎心率急剧下降或消失。很少发生于破膜之后,即破膜时前置血管未断裂,随着产程,宫颈扩展到一定阶段时才被牵拉断裂。或临产后,胎心急剧减慢而消失。

2.肛查或阴道检查,通过扩张的宫颈口可触及索状有搏动的前置血管,血管搏动与胎心率一致。阴道扩张器扩开阴道,可在开大的宫颈口内看见胎膜上爬行的血管或活动性出血。

3.取阴道血检查确定流血来自胎儿①血涂片检查找到有核红细胞或幼红细胞,因未成熟或即将成熟的红细胞只能来自胎儿血液。②取阴道血做蛋白电泳,发现胎儿血红蛋白带。③singer碱性变性试验（APT 试验）:取阴道血 1～2ml,离心后取上清鲜红色液,按 5：1 加入 0.25％NaOH 液,如仍为鲜红色为 APT 试验阳性,说明血液来自胎儿;如变为棕褐色,为 APT 试验阴性,示血液来自母体。④klecihaner 试验:取阴道血涂片,在酸性 pH 中孵化后检查,如涂片中细胞不溶化为胎儿血,片中细胞溶化为母血。⑤羊膜镜检查:胎膜未破时可看到前置的血管,但操作时注意避免碰破脐血管。⑥B 超检查:膀胱充盈下,在宫颈内口区域可看到脐带搏动一致的条索状低回声区,反复改变母体体位,条索状低回声区仍无变动,且胎盘亦在附近,应想到前置血管的诊断。⑦产后检查胎盘,为帆状胎盘,且胎膜上的脐血管已破裂,即可诊断前置血管。

（三）治疗

本病对母体无危险,主要是对胎儿和新生儿的生命有威胁。

1.人工破膜前应常规检查胎先露下方有否固定搏动的血管,若有应考虑为前置血管则不做破膜,宜行剖宫产术。

2.一旦确诊,只要有胎心音存在,胎儿有存活希望,应立即进行剖宫产术。如胎儿死亡,争取阴道分娩。

3.娩出的新生儿有贫血和缺氧,故在积极抢救新生儿窒息的同时,应尽快补充血容量。断脐前,反复将脐血挤向新生儿侧;断脐后,消毒脐带,抽取胎盘侧脐血回输给新生儿;迅速配血后输血;无条件输血或来不及输血时,可输等渗液维持血容量,同时输入碳酸氢钠液纠正酸中毒。

第十节　胎盘早剥

胎盘早剥是指妊娠 20 周后或分娩期,正常位置的胎盘于胎儿娩出前,部分或全部从子宫壁剥离。是妊娠晚期的一种严重并发症,起病急、进展快,若处理不及时可危及母儿生命,围产儿死亡率为 20％～35％,是无胎盘早剥的 15 倍。

【发病率】

胎盘早剥国外发病率为 1％～2％,国内为 0.46％～2.1％。妊娠晚期发生阴道流血者

30%存在着胎盘早剥,胎盘早剥占所有出生的1%。发生率高低与分娩后是否仔细检查胎盘有关。

【危险因素及发病机制】

胎盘早剥的发病机制尚未完全阐明,其发病可能与以下因素有关。

1.年龄增加和产次

国内外有文献报道,年龄增加及产次增加均可增加胎盘早剥发病的风险,35岁以上者发生胎盘早剥的风险增加。

2.孕妇血管病变

子痫前期、子痫、慢性高血压合并妊娠等妊娠高血压疾病均可以导致胎盘早剥;妊娠高血压疾病者胎盘微血管发生广泛的痉挛,当底蜕膜螺旋小动脉痉挛或硬化,引起远端毛细血管缺血坏死以致破裂出血,血液流至底蜕膜层形成血肿,导致胎盘自子宫壁剥离。

3.胎膜早破

有资料记载,胎膜早破并发胎盘早剥者占全部胎盘早剥的28.6%,胎膜早破并发胎盘早剥的发生率为2.77%,间断腰痛、血性羊水、胎心异常为常见的临床表现。胎膜早破并发胎盘早剥时围产儿的死亡率为12.5%。

4.吸烟

国外有学者报道,吸烟是胎盘早剥的独立危险因素,妊娠妇女如果戒烟,则可将胎盘早剥的风险降低7%。

5.孕前低体重

国外文献表明,孕前体重指数(BMI)与胎盘早剥的发生有关,BMI<18.5的低体重者,妊娠中并发胎盘早剥的风险增加20%~30%。相反,也有文献报道,孕前肥胖者,只要在妊娠期间体重均匀增加,其发生胎盘早剥的风险却降低。

6.血栓形成倾向

妊娠发生静脉血栓形成的危险度比正常状态高出2~4倍,如果妊娠的妇女携带有与易栓症相关的血栓形成因子,发生静脉血栓形成的危险度更会加剧。血栓形成倾向这一高凝状态可能损害胎盘的血液循环,更容易有血栓形成,严重的会有胎盘梗死,从而导致各种病理情况发生:胎盘早剥、流产、先兆子痫与胎儿宫内发育迟缓等。

7.先前妊娠发生的早剥

前次妊娠有发生胎盘早剥病史者,该次妊娠再次发生胎盘早剥的风险增加;但是临床上对于胎盘早剥者再发风险的发生率不清。

8.子宫肌瘤

子宫肌瘤合并妊娠者,在妊娠期间肌瘤可增大,并导致胎盘早剥等不良结局。

9.创伤(如车祸)

外伤后,胎盘局部底蜕膜血管破裂,出血后形成血肿,如果血肿持续扩大,导致胎盘自附着的母体面剥离。

10.男胎儿者发生胎盘早剥的时间较早

芬兰有学者报道,男胎儿者较女胎儿者发生胎盘早剥的时间更早,但是具体机制未明。

11.子宫静脉压突然升高

妊娠晚期或临产后,孕产妇长时间取仰卧位时,可发生仰卧位低血压综合征。此时由于巨大的妊娠子宫压迫下腔静脉,回心血量减少,血压下降,而子宫静脉淤血,静脉压升高,导致蜕膜静脉床淤血或破裂,导致部分或全部胎盘自子宫壁剥离。

12.宫腔内压力骤减

双胎分娩时第一胎儿娩出过速,羊水过多时人工破膜后羊水流出过快,均可使宫腔内压力骤然降低而发生胎盘早剥。

【病理】

胎盘早剥分为显性剥离、隐性剥离及混合性 3 种类型。胎盘早剥的主要病理变化是底蜕膜出血,形成血肿,使胎盘自附着处剥离。

1.显性剥离

若剥离面小,血液很快凝固,临床多无症状;若剥离面大,继续出血,形成胎盘后血肿,使胎盘的剥离部分不断扩大,出血逐渐增多,当血液冲开胎盘边缘,沿胎膜与子宫壁之间经宫颈管向外流出,即为显性剥离或外出血。

2.隐性剥离

若胎盘边缘仍附着于子宫壁上,或胎膜与子宫壁未分离,或胎头已固定于骨盆入口,均能使胎盘后血液不能外流,而积聚于胎盘与子宫壁之间,即为隐性剥离或内出血。由于血液不能外流,胎盘后积血越积越多,宫底随之升高。

3.混合性出血

当内出血过多时,血液仍可冲开胎盘边缘与胎膜,经宫颈管外流,形成混合性出血。偶有出血穿破羊膜而溢入羊水中,使羊水成为血性羊水。

4.子宫胎盘卒中

胎盘早剥发生内出血时,血液积聚于胎盘与子宫壁之间,由于局部压力逐渐增大,使血液侵入子宫肌层,引起肌纤维分离,甚至断裂、变性。当血液浸及子宫浆膜层时,子宫表面呈蓝紫色瘀斑,尤其在胎盘附着处更明显,称为子宫胎盘卒中。此时,由于肌纤维受血液浸润,收缩力减弱。有时血液渗入阔韧带以及输卵管系膜,甚至可能经输卵管流入腹腔。

【临床表现】

以阴道流血、腹痛或腰痛,胎心音变化,胎位不清,子宫板硬,血性羊水等为主要临床表现。

1.轻型

(1)以外出血为主的症状:胎盘剥离面通常不超过胎盘的1/3,多见于分娩期。主要症状为阴道流血,出血量一般较多,色暗红,可伴有轻度腹痛或腹痛不明显,贫血体征不显著。若发生于分娩期则产程进展较快。

(2)腹部检查:子宫软,宫缩有间歇,子宫大小与妊娠周数相符,胎位清楚,胎心率多正常,若出血量多则胎心率可有改变,压痛不明显或仅有轻度局部(胎盘早剥处)压痛。

(3)产后检查胎盘:可见胎盘母体面上有凝血块及压迹。有时症状与体征均不明显,只在产后检查胎盘时,胎盘母体面有凝血块及压迹,才发现胎盘早剥。

2.重型

(1)以内出血为主要症状:胎盘剥离面超过胎盘的 1/3,同时有较大的胎盘后血肿,多见于重度妊高征。主要症状为突然发生的持续性腹痛和(或)腰酸、腰痛,其程度因剥离面大小及胎盘后积血多少而不同,积血越多疼痛越剧烈。严重时可出现恶心、呕吐,甚至面色苍白、出汗、脉弱及血压下降等休克征象。可无阴道流血或仅有少量阴道流血,贫血程度与外出血量不相符。

(2)腹部检查:触诊子宫硬如板状,有压痛,尤以胎盘附着处最明显。若胎盘附着于子宫后壁,则子宫压痛多不明显。子宫比妊娠周数大,且随胎盘后血肿的不断增大,宫底随之升高,压痛也更明显。胎盘后血肿穿破胎膜溢入羊水中成为血性羊水,是胎盘早剥的一个重要体征,因此一旦出现血性羊水应高度怀疑胎盘早剥。偶见宫缩,子宫处于高涨状态,间歇期不能很好放松,因此胎位触不清楚。若胎盘剥离面超过胎盘的 1/2 或以上,胎儿多因严重缺氧而死亡,故重型患者的胎心多已消失。

发生子宫胎盘卒中者,多有血管病变或外伤史,且早产、新生儿窒息、产后出血的发生率显著增高,严重威胁母儿生命。

【诊断】

主要根据病史、临床症状及体征。有腹部外伤史、妊娠高血压疾病病史者,出现子宫变硬,无间歇期,典型者呈板状腹,胎心音听不清,胎位扪不清。结合以下的辅助检查,即可以诊断。

辅助检查的方法有:

1.B 超检查

B 超是诊断胎盘早剥的最敏感的方法。轻型胎盘早剥由于症状与体征不够典型,诊断往往有一定困难,应仔细观察与分析,并借 B 型超声检查来确定。文献报道 B 超的诊断符合率为 46.7%～95%,敏感性为 24%,特异性为 96%,阳性预测值为 88%,阴性预测值为 53%。妊娠 20 周左右胎盘厚 2～2.5cm,一般不超过 3cm,晚期妊娠可为 3～4cm,一般不超过 5cm。

对剥离面积小尤其显性剥离或胎盘边缘部分剥离而无腹痛表现、诊断有难度者应采用每隔 20min 超声动态观察,若发现:①胎盘厚度增厚,回声增强不均匀;②胎盘与宫壁之间的低回声或强回声区扩大;③羊水内出现强回声光点或低回声团块;④胎心减慢至 70～100 次/min。若有胎盘后血肿,超声声像图显示胎盘与子宫壁之间出现液性暗区,界限不太清楚。对可疑及轻型有较大帮助。重型患者的 B 超声像图则更加明显,除胎盘与宫壁间的液性暗区外,还可见到暗区内有时出现光点反射(积血机化)、胎盘绒毛板向羊膜腔凸出以及胎儿的状态(有无胎动及胎心搏动)。

2.胎心监测

胎心监测仪发现胎心率出现基线无变异等缺氧表现,且探及无间歇期的宫缩波,强直收缩等,均提示有胎盘早剥的可能。

3.胎儿脐血流 S/D 值升高

对提示轻型胎盘早剥的存在有较好的敏感性。

4.化验检查

主要了解患者贫血程度及凝血功能。

（1）血尿常规检查：了解患者贫血程度；尿常规了解肾功能情况，必要时尚应作血尿素氮、尿酸及二氧化碳结合力等检查。

（2）血浆清蛋白水平：有报道血浆清蛋白水平降低可导致血管内胶体渗透压降低，血管内液渗出至组织间隙，导致组织水肿，可能诱发胎盘早剥。

（3）DIC 的筛选试验及纤溶确诊试验：严重的胎盘早剥可能发生凝血功能障碍，主要是由于从剥离处的胎盘绒毛和蜕膜中释放大量的组织凝血活酶（Ⅲ因子）进入母体循环内，激活凝血系统，导致弥漫性血管内凝血（DIC）。应进行有关实验室检查，包括 DIC 的筛选试验（如血小板计数、凝血酶原时间、纤维蛋白原测定和 3P 试验）以及纤溶确诊试验（如 Fi 试验即 FDP 免疫试验、凝血酶时间及优球蛋白溶解时间等）。

试管法：取 2～5ml 血液放入小试管内，将试管倾斜，若血液在 6min 内不凝固，或凝固不稳定于 1h 内又溶化，提示血凝异常。若血液在 6min 凝固，其体内的血纤维蛋白原含量通常在 1.5g/L 以上；血液凝固时间超过 6min，且血凝块不稳定，其体内的血纤维蛋白原含量通常在 1～1.5g/L；血液超过 30min 仍不凝，其体内的血纤维蛋白原含量通常少于 1g/L，仅适用于基层医院。

【鉴别诊断】

妊娠晚期出血，除胎盘早剥外，尚有前置胎盘、子宫破裂及宫颈病变出血等，应加以鉴别，尤其应与前置胎盘及子宫破裂进行鉴别。

1.前置胎盘

轻型胎盘早剥，也可为无痛性阴道出血，体征不明显，行 B 型超声检查确定胎盘下缘，即可确诊。子宫后壁的胎盘早剥，腹部体征不明显，不易与前置胎盘区别，B 超检查亦可鉴别。重型胎盘早剥的临床表现极典型，不难与前置胎盘相鉴别。

2.先兆子宫破裂

往往发生在分娩过程中，出现强烈宫缩、下腹疼痛拒按、烦躁不安、少量阴道流血、有胎儿窘迫征象等。以上临床表现与重型胎盘早剥较难区别。但先兆子宫破裂多有头盆不称、分娩梗阻或剖宫产史，检查可发现子宫病理缩复环，导尿有肉眼血尿等，而胎盘早剥常是重度妊高征患者，检查子宫呈板样硬。

【并发症】

1.DIC 与凝血功能障碍

重型胎盘早剥，特别是胎死宫内的患者可能发生 DIC 与凝血功能障碍。临床表现为皮下、黏膜或注射部位出血，子宫出血不凝或仅有较软的凝血块，有时尚可发生尿血、咯血及呕血等现象。对胎盘早剥患者从入院到产后均应密切观察，结合化验结果，注意 DIC 的发生及凝血功能障碍的出现，并给予积极防治。

2.产后出血

胎盘早剥对子宫肌层的影响及发生 DIC 而致的凝血功能障碍，发生产后出血的可能性大且严重。必须提高警惕。

3.急性肾衰竭

重型胎盘早剥大多伴有妊高征，在此基础上加上失血过多、休克时间长及 DIC 等因素，均严重影响肾的血流量,造成双侧肾皮质或肾小管缺血坏死,出现急性肾衰竭。

4.羊水栓塞

胎盘早剥时,羊水可以经过剥离面开放的子宫血管,进入母血循环,羊水中促凝物质和有形成分会造成凝血功能障碍和肺血管栓塞,导致羊水栓塞。

【治疗】

治疗原则:一经诊断,尽快终止妊娠;纠正休克及凝血功能障碍,防止并发症。

1.纠正休克

患者入院时,情况危重、处于休克状态者,应积极补充血容量,纠正休克,尽快改善患者状况。输血必须及时,输浓缩红细胞、血浆、血小板、纤维蛋白原等。当血红蛋白(HB)<7g/L,及血细胞比容(HCT)<25%时,需要输入浓缩红细胞。

2.及时终止妊娠

胎盘早剥危及母儿的生命安全。母儿的预后与处理是否及时有密切关系。胎儿未娩出前,胎盘可能继续剥离,难以控制出血,持续时间越长,病情越严重,并发凝血功能障碍等并发症的可能性也越大。因此,一旦确诊,必须及时终止妊娠。终止妊娠的方法根据胎次、早剥的严重程度,胎儿宫内状况及宫口开大等情况而定。

3.分娩方式

(1)经阴道分娩:经产妇一般情况较好,出血以显性为主,宫口已开大,估计短时间内能迅速分娩者,可经阴道分娩,先行破膜,使羊水缓慢流出,缩减子宫容积。破膜后用腹带包裹腹部,压迫胎盘使之不再继续剥离,并可促进子宫收缩,必要时配合静脉滴注催产素缩短产程。分娩过程中,密切观察患者的血压、脉搏、宫底高度、宫缩情况及胎心等的变化。有条件者可用胎儿电子监测仪进行监护,更能早期发现宫缩及胎心的异常情况。

(2)剖宫产:重型胎盘早剥,特别是初产妇不能在短时间内结束分娩者;胎盘早剥虽属轻型,但有胎儿窘迫征象,需抢救胎儿者;重型胎盘早剥,胎儿已死,产妇病情恶化,处于危险之中又不能立即分娩者;破膜引产后,产程无进展者,均应及时行剖宫产术避免DIC和产后出血的发生。一般认为胎盘剥离的时间超过6小时发生DIC的机会明显增加。术中取出胎儿、胎盘后,应及时行宫体肌注宫缩剂、按摩子宫,一般均可使子宫收缩良好,控制出血。若发现为子宫胎盘卒中,同样经注射宫缩剂及按摩等积极处理后,宫缩多可好转,出血亦可得到控制。

(3)剖宫产术后全子宫切除术:若子宫仍不收缩,出血多且血液不凝,出血不能控制时,则应在输入新鲜血的同时行子宫切除术。对于胎盘早剥引起的产后大出血、DIC、子宫胎盘卒中是否切除子宫,应持慎重态度,尤其对无存活孩子的年轻妇女。子宫切除术仅适用于经多种措施积极处理后,子宫持续不收缩,出血多且不凝,为预防和治疗DIC,一般行阴道上子宫切除术,保留双侧附件。

(4)胎盘早剥合并胎死宫内者的分娩方式探讨:有人认为,若胎儿已死宫内,如行剖宫产术对再次妊娠不利,可在宫颈上注射阿托品,徒手进入宫腔取胎盘和胎儿。此法并不比剖宫产引起的出血多,同时可减少宫腔或腹腔感染机会。

4.子宫胎盘卒中的处理

(1)应用缩宫素等收缩子宫类药物,促使子宫收缩。

（2）按摩子宫，直接刺激宫收缩。

（3）PGF$_{2\alpha}$ 0.5～1.0mg，宫体注射，勿注入血管内，以防止血压急剧升高。

（4）结扎子宫动脉上行支，减少子宫血流，达到减少出血或止血的目的。缝合时注意缝合子宫肌层，一方面可以减少子宫血流，避免损伤结扎的血管，另一方面多缝一些肌层止血效果好。

（5）经过以上处理，子宫仍然不能有效收缩者，并出血不止，则果断切除子宫。

5.防止产后出血

胎盘早剥患者容易发生产后出血，故在分娩后应及时应用子宫收缩剂如催产素、欣母沛等，并按摩子宫。若经各种措施仍不能控制出血，子宫收缩不佳时，须及时作子宫切除术。若大量出血且无凝血块，应考虑为凝血功能障碍，并按凝血功能障碍处理。产后 24h 内每 15～30min 严密观察并记录患者意识、皮肤颜色、宫底高度、子宫收缩情况、阴道流血量及有无不凝血，监测并记录血压、脉搏、呼吸、尿量，观察全身贫血状态及体征。

6.凝血功能障碍的处理

（1）输纤维蛋白原：若血纤维蛋白原低，同时伴有活动出血，且血不凝，经输入新鲜血等效果不佳时，可输纤维蛋白原3g，将纤维蛋白原溶于注射用水 100ml 中静脉滴注。通常给予3～6g 纤维蛋白原即可收到较好效果。每 4g 纤维蛋白原可提高血纤维蛋白原 1g/L。

（2）输新鲜血浆：新鲜冰冻血浆疗效仅次于新鲜血，尽管缺少红细胞，但含有凝血因子，一般 1L 新鲜冰冻血浆中含纤维蛋白原3g，且可将Ⅴ、Ⅷ因子提高到最低有效水平。因此，在无法及时得到新鲜血时，可选用新鲜冰冻血浆作应急措施。

（3）肝素：肝素有较强的抗凝作用，适用于 DIC 高凝阶段及不能直接去除病因者。胎盘早剥患者 DIC 的处理主要是终止妊娠以中断凝血活酶继续进入血内。对于处于凝血障碍的活动性出血阶段，应用肝素可加重出血，故一般不主张应用肝素治疗。

（4）抗纤溶剂：6-氨基己酸等能抑制纤溶系统的活动，若仍有进行性血管内凝血时，用此类药物可加重血管内凝血，故不宜使用。目前临床已经较少使用抗纤溶类药物。

7.监测尿量

预防肾衰竭在处理过程中，应随时注意尿量，若每小时尿量少于 30ml，应及时补充血容量；少于 17ml 或无尿时，应考虑有肾衰竭的可能，可用 20％甘露醇 250ml 快速静脉滴注，或呋塞米 40mg 静脉推注，必要时可重复使用，一般多能于 1～2d 内恢复。经处理尿量在短期内不见增加，血尿素氮、肌酐、血钾等明显增高，二氧化碳结合力下降，提示肾衰竭情况严重，出现尿毒症，此时应进行透析疗法，以抢救产妇生命。

【预防】

加强产前检查，积极预防与治疗妊高征；对合并高血压病、慢性肾炎等高危妊娠应加强管理；妊娠晚期避免仰卧位及腹部外伤；胎位异常行外倒转术纠正胎位时，操作必须轻柔；处理羊水过多或双胎分娩时，避免宫腔内压骤然降低。要严密观察产程，选择宫缩间歇时人工破膜，缓慢放出羊水，防止宫内压骤降。对有产前出血的患者，在排除见红、前置胎盘等因素外，要高度怀疑胎盘早剥，尽快确诊，及时手术，防止 DIC 发生，确保母儿生命安全。

第十一节 胎膜早破

胎膜早破(PROM)是指临产前胎膜破裂。胎膜早破是临床常见的妊娠期并发症,除了可以导致早产、围生儿死亡、宫内感染和产褥感染外,经常预示着难产因素的存在,非足月妊娠,使其剖宫产率增高。临床上对孕周较早的胎膜早破患者,处理较棘手。孕周小,须要较长时间的保胎,而较长时间的保胎又有发生继发性感染的可能;若不予保胎,娩出的胎儿发育不成熟,常难以成活。因此,预防胎膜早破就显得十分重要。

【发病率】

胎膜早破是临床常见的分娩并发症,其发病率高,对母婴危害性大,占分娩总数的2.7%~17.8%。对妊娠分娩不利的影响是早产率升高,围生儿死亡率增加,宫内感染及产褥感染率皆升高。

【病因】

胎膜早破的诱发因素引起胎膜早破的因素有以下几种。

1.宫颈内口松弛、既往产伤,先天性宫颈局部组织使宫颈内口扩约功能破坏而致。

2.生殖道原微生物上行性感染,胎膜感染,妊娠期宫颈管处于闭合状态,而且宫颈上有黏稠的分泌物覆盖,构成阴道屏障,阻碍了病原体的侵入。在妊娠晚期,由于宫颈管的消失和反复多次阴道或肛门检查,致使宫颈管处的分泌物消失,保护屏障被破坏,同时由于宫口的扩张,胎膜暴露于阴道细菌之中,加之胎先露的压迫作用,使羊膜腔远端的羊膜淤血,水肿、羊膜通透性增加,病原菌侵蚀羊膜,引起羊膜炎。另外,妊娠期孕妇易感染各类病毒,如梅毒、弓形虫、衣原体或支原体等疾病而引起胎膜早破。

3.羊膜腔压力,如双胎、羊水过多。

4.与子宫腔压力异常有关,如剧烈咳嗽、重体力劳动、大便干燥用力过猛,腹腔压力增加影响到子宫压力,情绪异常波动等因素都可造成羊膜腔压力急速增加,超过了胎膜承受力及宫颈管松弛支撑力下降,以及骨盆解剖异常,胎位异常。这些因素影响胎先露入盆,使羊膜腔压力不均匀,加之腹部受到外力撞击或挤压。

5.性交直接刺激宫颈及子宫,加之精液内前列腺素可诱发子宫收缩,使羊膜腔内压力明显增加,或激发感染而致胎膜早破。

6.头盆不称、胎位异常产科检查发现胎位异常,由于先露部分骨盆衔接不良,两侧壁有空隙,当宫内压力增高时,通过这些间隙不均匀的作用在前羊膜囊上,导致胎膜早破。由于胎膜早破后羊水大量流失时可能造成宫壁紧裹胎体,导致不协调的宫缩或阻碍胎头正常回转,产程延长,同时也是宫内感染、胎儿感染的致病因素这些因素易影响胎盘血流循环,是造成胎儿宫内窘迫的主要原因。

7.胎膜发育不良、胶原纤维和弹性,蛋白合成障碍。

【临床症状】

1.突发多量阴道流液。

2.加腹压(咳嗽),羊水流出。

3.肛查,上推先露,羊水流出。

【诊断】

1.pH 试纸

正常阴道液 pH 4.5~5.5;正常羊水 pH 7.0~7.5,PROM pH>6.5。

2.阴道液涂片

羊齿状结晶。

3.涂片加热

宫颈管液体加热。

4.羊膜镜

无前羊膜囊。

【鉴别诊断】

1.妊娠晚期阴道分泌液体量增加,产妇自感有液体从阴道流出,往往主诉有阵发性阴道流水。

2.见红,有时伴有少量血性阴道分泌物,使流出液体偏碱性,pH 试纸变蓝,而实际上并不是羊水。故诊断胎膜早破还应适当结合阴道涂片检查、阴道检查及羊膜镜检查等,以提高胎膜早破的入院诊断正确率。

【对母儿的影响】

1.胎膜早破对母体的影响

由于产程的延长,产妇分娩休息不好,进食少,体力消耗大。一般情况差,抵抗力下降,容易发生细菌上行性感染,而引起宫内感染或胎膜破裂合并难产。绒毛膜羊膜炎是继发于胎膜早破母体的主要并发症。胎膜破裂距临产的时间越长,宫内感染的机会越多。据统计,破膜24h 内分娩者,羊膜腔感染率 6.4%,超过 24h 者可高达 30.0%。因此胎膜破裂后要积极防止感染,近足月者破膜 24h 未临产者应予引产。孕周<35 周的胎膜早破,观察和治疗是临床处理的难点,及时发现和治疗绒毛膜羊膜炎是关键,并适时及时终止妊娠至关重要。

2.胎膜早破对胎儿的影响

胎膜早破容易引起宫内感染,诱发早产。有学者研究认为,支持继发于亚临床感染的前列腺生成是大多数早产的起因。也容易发生新生儿感染,因孕龄越小,期待治疗时间越长,新生儿感染危险性越高,早产儿围生期病死率显著高于足月产儿。由于胎膜破裂过久,羊水流尽,致使胎儿紧贴宫壁受压,而影响胎儿胎盘循环或有阴道上行性感染时均可引起胎儿窘迫。胎儿宫内感染者可引起死胎,出生后可发生新生儿肺炎或新生儿败血症等严重并发症,特别是胎儿宫内缺氧而造成的颅内出血而影响日后婴儿的智力发育和健康成长。

【治疗】

妇发生胎膜早破后可能产生一定的心理影响,应予重视。妊娠未足月者一旦胎膜早破,孕妇及家属感到措手不及,即使住入医院也是焦虑不安,因为孕妇感觉住院时间长,手术产率增加,新生儿的患病率及死亡率增加,这些对孕产妇的身心健康有不良影响,医务人员应给予必要的心理支持,体贴关心同情孕产妇,使其消除不良情绪,以利积极配合治疗,早日康复。对胎膜早破者住院后详细询问病史,查体,嘱孕妇卧床休息,进流质饮食。在无菌条件下行阴道内诊检查,常规应用抗生素预防宫内感染。<37周者产前常规应用地塞米松加速胎儿肺成熟,预防新生儿呼吸窘迫综合征的发生,给孕妇间断吸氧至胎儿娩出后,母婴常规应用抗生素预防感染,新生儿应用止血药。

1.住院

所有的胎膜早破的孕妇入院后应立即卧床休息,抬高臀部,常规监护胎心变化及阴道流液情况等。

2.密切监测感染征象

预防感染,是保胎成功的关键,而 CRP 测定也是诊断羊膜炎的可靠方法,结合孕妇体温、白细胞计数、胎心率及羊水性质可做出感染的早期诊断。就诊时有感染征象。

(1)发热,体温≥37.5℃,排除其他原因。

(2)孕妇心率>120/min,而无其他原因。

(3)胎心率>160/min 而无其他原因。

(4)阴道分泌物有臭味或脓性分泌物。

(5)血白细胞≥15×10⁹/L,或中性粒细胞≥0.85。

具有以上情况宫内感染的临床诊断成立,立即给予抗生素抗感染,无明显感染征象而破膜时间≥12h 者,应给予抗生素预防感染。

3.根据不同孕周制定处理原则

胎膜早破的处理原则根据孕周不同而不同,胎膜早破发生在孕周>37 周者,胎儿已经成熟,为预防母体胎儿的感染,原则上应尽快终止妊娠。尤其破裂后 12～24h 仍无临床征兆,应采取引产或剖宫产措施。对<37 周孕未成熟胎儿,或胎儿宫内缺氧窘迫等特殊患者,在做剖宫产术的同时做好抢救婴儿的准备及邀请儿科医生到手术室,一道准备抢救婴儿,以防万一。如果破膜发生在 28 孕周以前,因胎龄过小,新生儿存活率仍然很低,因容易发生新生儿吸入性肺炎,颅内出血等,严重者可导致败血症危及生命。

4.期待疗法

适用于孕 28～35 周胎膜早破者,不伴感染,羊水池深度>2cm 的孕妇。住院后应绝对卧床休息,取平卧抬高臀部或侧卧位,避免不必要的阴道检查或肛检,注意保持外阴清洁,使用排便后碘仿消毒外阴。必须严密观察体温、呼吸、脉搏、胎心率、末梢血白细胞计数、子宫有无压痛、脐带有无脱垂、羊水外流的色、味、量等,警惕出现绒毛膜羊膜炎。在预防性应用抗生素、宫缩抑制药的同时,给予促胎肺成熟的药物,肌内注射地塞米松 5mg,2/d,共 2d,以提高胎儿出生后成活率。还应 B 超监测残余羊水量:若羊水深度<5cm 在 2h 内饮水 2000ml 有助于增加羊水,如羊水池持续<2cm 者,应考虑适时终止妊娠。在期待治疗中,行胎心率监护,一旦确诊即停期待治疗,积极终止妊娠。

5.终止妊娠

孕周 35 周,临产,自然分娩;剖宫产:有产科指征。

【预防】

1.妊娠期尽早治疗下生殖道感染及时治疗滴虫阴道炎,淋病奈菌感染,宫颈沙眼衣原体感染,细菌阴道病等。

2.妊娠后期禁性交。

3.宫颈内口松弛者孕 14 周做内口环扎术。

4.注意营养均衡,适当补充铜元素或维生素 C。

5.避免腹压突然增加,避免冲击腹部,应及时矫正异常胎位,特别对先露部高浮,子宫膨胀过度者,应予以足够休息,避免腹压突然增加。

【诊治禁忌】

1.预防脐带脱垂胎膜早破时,羊水流出的冲力可使脐带滑入阴道,严重威胁胎儿生命,因此,PROM 者,尤其是胎先露高浮者,应取臀高位预防脐带脱垂,禁止头高脚低位。

2.在保守治疗期间,必须严密观察有无感染征象,若有感染先兆,不应继续妊娠,立即终止妊娠。

3.胎膜早破后行阴道检查,或肛门检查感染率亦会增加,故应尽量避免该操作。

第十二节　羊水过多

任何引起羊水产生与吸收失衡的因素均可造成羊水过多或羊水过少。妊娠期羊水量超过 2000ml,称为羊水过多,发病率为 0.5％～1％。羊水量在数日内急剧增多,称为急性羊水过多;羊水量在较长时间内缓慢增多,称为慢性羊水过多。羊水过多时羊水外观、性状与正常者并无差异。

【主诉】

孕妇自感腹部增大较快,腹部胀痛,行动不便。

【病因】

羊水过多常见于以下几种原因。

1.胎儿因素

(1)胎儿畸形:神经管缺陷性疾病、消化道畸形、腹壁缺陷、颈部受压、新生儿先天性醛固酮增多症(Batter 综合征)、强直性肌萎缩症等。

(2)胎儿染色体异常。

(3)双胎妊娠:①双胎输血综合征(TTTS);②脐带相互缠绕,见于单羊膜囊双胎妊娠;③无心畸形。

(4)胎儿水肿:①胎儿免疫性水肿;②胎儿非免疫性水肿。

2.母体因素

如重度子痫前期、子痫、糖尿病等。羊水过多者有 10％～20％合并糖尿病。如果孕妇为糖尿病患者,则血糖增高,胎儿血糖也增高,引起多尿,致羊水过多。

3.胎儿附属物

(1)胎盘因素:如胎盘肿大、巨大胎盘绒毛血管瘤(直径＞5cm)等。

(2)脐带因素:脐带狭窄,静脉回流受阻,渗出增加致羊水过多。

【临床特点】

（一）主要症状

1.急性羊水过多

羊水急速增多，多发生在妊娠 20～24 周，子宫数日内增大明显，孕妇感腹部胀痛，行动不便，表情痛苦。

2.慢性羊水过多

数周内羊水缓慢增多，多发生在妊娠晚期，症状较缓和，孕妇多能适应，仅感腹部增大较快。

（二）次要症状

1.下肢出现水肿及静脉曲张，休息后不能缓解。

2.胎位不清，胎心遥远。

（三）体征

子宫张力大、子宫大于妊娠月份，有液体震颤感，胎位不清、胎心音遥远或听不清。腹部皮肤紧绷发亮，严重者皮肤变薄，皮下静脉清晰可见，腹壁下静脉扩张、可伴外阴部静脉曲张及水肿。

（四）鉴别诊断

临床常见的容易误诊为羊水过多的疾病及其特点如下。

1.葡萄胎

本病常出现子宫异常增大的症状，临床上易误诊为羊水过多，根据其临床表现，患者常出现停经后阴道流血、阵发性下腹部疼痛、双侧卵巢囊肿、甲状腺功能亢进征象及 HCG 水平异常升高，行 B 型超声检查发现无妊娠囊或胎心搏动，宫腔回声呈"落雪状"或"蜂窝状"等可鉴别。

2.双胎妊娠

子宫大于相应孕周的单胎妊娠，HCG 水平略高于正常，容易与羊水过多混淆，行 B 型超声可及两个胎心搏动。

3.子宫肌瘤合并妊娠

有不孕、月经过多或检查发现子宫肌瘤史。检查子宫表面不规则或不对称，隆起处质较实而硬，易发生流产。B 超可见单个或多个肌瘤，胎儿一般正常。

4.巨大儿

孕妇腹部明显隆起，呈尖腹或悬垂腹。宫高＞35cm，先露部高浮，到临产尚未入盆。若宫高加腹围≥140cm，巨大胎儿的可能性较大。

【辅助检查】

（一）首要检查

B 型超声检查为羊水过多的最重要的辅助检查方法，能了解羊水量及胎儿情况。B 型超声检查羊水过多有 2 个标准。

1.测量羊水最大暗区垂直深度（AFV）

AFV＞7cm 诊断为羊水过多。

2.计算羊水指数（AFI）

将孕妇腹部经脐横线与腹白线作为标志线,分为 4 个区,4 个区羊水最大垂直暗区深度之和,即为羊水指数。国内 AFI＞18cm 诊断为羊水过多。国外 AFI＞20cm 诊断羊水过多。

（二）次要检查

1.羊膜囊造影

了解胎儿有无消化道畸形。76％泛影葡胺 20～40ml 注入羊膜腔内,3 小时后,羊水中造影剂明显减少,而胎儿消化道中出现造影剂。若消化道上部未见造影剂或仅在胃内可见造影剂,则可高度怀疑食管或十二指肠闭锁。

2.甲胎蛋白（AFP）测定

母血、羊水中 AFP 明显增高提示胎儿畸形。

（1）羊水中 AFP 正常值:在孕 12～14 周达高峰,为 40μg/ml,以后逐渐下降,至足月时几乎测不出。通常正常妊娠 8～24 周时羊水 AFP 值为 20～48μg/ml。

（2）开放性神经管畸形:因脑组织或脊髓外露,羊水中 AFP 值常比正常值高 10 倍。

（3）其他:死胎、先天性食管闭锁、十二指肠闭锁、脐膨出、先天性肾病综合征等也可升高。羊水 AFP 平均值超过同期正常妊娠平均值的 3 个标准差以上;孕妇血清 AFP 平均值超过同期正常妊娠平均值 2 个标准差以上,有助于临床诊断。

3.孕妇血型检查

胎儿水肿应检查孕妇 Rh、ABO 血型,排除母儿血型不合。

4.孕妇血糖检查

（1）行葡萄糖耐量试验:禁食 12 小时后,口服葡萄糖 75g,测空腹血糖及服糖后 1 小时、2小时、3 小时的血糖。通过行糖耐量试验以排除妊娠期糖尿病。

（2）诊断标准:正常值分别为 5.6、10.3、8.6、6.7mmol/L,若其中任何两点超过正常值,可诊断为妊娠期糖尿病。

5.胎儿染色体检查

作羊水细胞培养,作染色体核型分析,了解染色体数目、结构有无异常。

（三）检查注意事项

1.用 AFV 或 AFI 方法检查羊水过多时,都要求测量时探头与母体腹壁垂直,被测量的羊水暗区,力求前后境界清晰明确,其间不要夹杂胎儿、胎盘及脐带等结构,同时应尽量减少探头对孕妇腹壁的压力,以免影响测量结果。

2.行羊膜囊造影时应注意妊娠不足 6 个月者应禁用,羊膜囊造影可能引起早产、宫腔内感染,且造影剂、放射线对胎儿有一定损害,应慎用。

【治疗要点】

（一）治疗原则

1.羊水过多合并胎儿畸形者

应及时终止妊娠。

2.羊水过多 B 超未见畸形,AFP 亦正常者

可继续妊娠。

（二）具体治疗方法

1.羊水过多合并胎儿畸形者

终止方法根据羊水量及宫颈成熟度而定。

（1）穿刺、引产：慢性羊水过多，一般情况尚好，经羊膜腔穿刺放出适量羊水后注入依沙吖啶50～100mg引产。

（2）高位破膜放水引产：采用高位破膜法，速度为500ml/h，放羊水时注意宫腔压力骤减引起胎盘早剥。注意血压、脉搏，可腹部放置沙袋或腹带包扎防休克，破膜后12小时使用抗生素。若24小时仍无宫缩，用缩宫素引产。

（3）腹穿后人工破膜：先经腹部穿刺，放出部分羊水，减少后再行人工破膜，可避免胎盘早剥。

2.羊水过多合并正常胎儿

（1）胎龄不足37周，症状轻者可以继续妊娠：低盐饮食，严密观察羊水量的变化，可酌情用镇静保胎药，每周复查B型超声了解羊水指数及胎儿生长情况；症状严重者，经腹羊膜腔穿刺放羊水，速度为500ml/h，一次放羊水量不超过1500ml，以孕妇症状缓解为度。必要时3～4周后可重复。

（2）前列腺素合成酶抑制剂治疗：可服用吲哚美辛治疗，它能抑制胎儿排尿减少羊水，用量为2.2～2.4mg/(kg·d)，22～31周开始，可持续2～11周，但通常≤3周。

（3）病因治疗：积极治疗糖尿病、妊娠期高血压疾病等并发症，母儿血型不合可以行宫内输血。

（三）治疗注意事项

1.行人工破膜引产时的注意事项

（1）行高位破膜，用高位破膜器自宫口沿胎膜向上送入15～16cm处刺破胎膜，使羊水缓慢流出，避免宫腔压力骤然下降引起胎盘早剥。

（2）放羊水后腹部应放置沙袋以防血压骤降，甚至休克。

（3）严格无菌操作，羊水流出过程密切观察孕妇血压、心率变化。

（4）注意阴道流血及宫高变化，及早发现胎盘早剥。

2.行羊膜穿刺减压时的注意事项

（1）B超定位，避开胎盘，选择合适的穿刺点。

（2）18号穿刺针穿刺，严格消毒，酌情使用镇静药预防早产。

（3）放液速度＜500ml/h，放液总量＜1500ml。

（4）密切监测孕妇血压、脉搏、呼吸变化。

（5）放液后3～4周可重复放液。

3.破膜后处理

患者多能自然临产，若12小时后仍未临产，应静脉滴注缩宫素诱发宫缩。

4.适量放羊水

无论采用何种放水方式，一次放出羊水量不超过1500ml。

5.预防产后出血

胎儿娩出后应及时应用缩宫素,预防产后出血。

6.吲哚美辛使用注意事项

吲哚美辛有引起动脉导管早闭的不良反应,不宜长期使用。

第十三节　羊水过少

羊水过少指妊娠晚期羊水量少于300ml,发病率为0.4%～4%。羊水过少会直接威胁围生儿预后,使胎儿窘迫发生率增加。若羊水<50ml,胎儿宫内窘迫发生率达50%以上,围生儿死亡率达88%,较正常妊娠者高5倍。

【主诉】

妊娠晚期孕妇体重近日不增加,宫高、腹围不增加;胎动时腹部不适或感腹痛;临产后,阵痛剧烈。

【病因】

羊水过少常见于胎盘功能减退、胎膜早破、胎儿宫内生长受限(FGR)、过期妊娠、药物影响、孕妇低血容量、胎儿畸形(泌尿系统、染色体、囊性淋巴瘤、小头畸形)、羊膜病变等。

【临床特点】

(一)主要症状

1.胎动时感腹痛或腹部不适。

2.体重增加缓慢或无增加

出现孕晚期孕妇每周体重增加<0.5kg或无增长。

3.临产后阵痛剧烈

子宫强力收缩,宫缩间歇期短或无间歇期,拒按。

(二)次要症状

1.胎动减少或消失

每12小时胎少少于10次。

2.临产后阵痛时间长

羊水过少可至产程延长。

(三)体征

1.全身检查

产妇近日体重无增加。

2.产科检查

(1)宫高、腹围较同期妊娠月份小。

(2)子宫张力大,触及子宫时有紧裹胎体感,胎体浮动感不明显。

（3）胎位异常，以臀位多见。

（4）分娩时宫缩不协调，子宫敏感性高，轻微刺激即可引起宫缩。

（5）产程延长，易发生胎儿宫内窘迫。

（6）阴道检查发现前羊膜囊不明显，胎膜紧贴胎儿先露部，人工破膜时无羊水流出或流出少量黏稠液体，呈深绿色。

（四）鉴别诊断

1.胎儿生长受限（FGR）

FGR 一般宫高也较同期妊娠月份小，但一般系高龄孕妇、既往有不良孕产史、妊娠期感染、营养缺乏、不良工作居住环境、不良生活习惯（如吸烟、酗酒、吸毒等）等高危因素存在，且孕妇营养不良，尤其是蛋白质和热量供应不足，影响胎儿生长发育。B超检查胎儿双顶径 3 周净增量≤4mm，孕 28 周＜70mm，孕 30 周＜75mm，孕 32 周＜80mm。虽然 FGR 可合并羊水过少，但其羊水量变化较快，不稳定。

2.胎膜早破

两者都可出现羊水过少。但胎膜早破时，阴道有液体排出，排出液 pH 值≥7，且一般流出羊水清，无污染；B超检查无胎儿畸形，检测胎盘功能一般正常。

【辅助检查】

（一）首要检查

1.B 超检查

妊娠晚期羊水最大暗区垂直深度（AFV）≤2cm 为羊水过少，≤1cm 为严重羊水过少。羊水指数（AFI）≤8.0cm 为可疑羊水过少，≤5.0cm 为羊水过少的绝对值。B 超除测羊水外，还可发现羊水和胎儿交界不清，胎盘胎儿面与胎体明显接触，以及肢体挤压卷曲。

2.胎心电子监护仪检查

羊水过少的主要威胁是脐带和胎盘受压，使胎儿储备能力减低，NST 呈无反应型，一旦子宫收缩，脐带受压加重，出现胎心变异减速和晚期减速。

（二）次要检查

1.人工破膜直接羊水测量

羊水少而黏稠，浑浊，呈暗绿色，羊水量＜100ml。剖宫产时羊水量收集少于 300ml。

2.阴道分泌物 pH 值检测

妊娠期阴道分泌物 pH 值为 3.6～6，若阴道分泌物 pH 值≥7，可为胎膜早破，造成继发性羊水减少。

3.胎盘生乳素检查

胎盘生乳素值＜4mg/L，可提示胎盘功能减退，提示可能羊水过少。

4.尿雌三醇

24 小时尿雌三醇（E_3）＜10mg 或连续检测减少超过 30%，均可提示胎盘功能减退，提示可能羊水过少。

5.生物物理图像测定(BPS)

根据 B 超检测胎动、胎儿呼吸运动、胎儿肌张力、羊水量及胎儿电子监护 NST 结果进行综合评分(每项 2 分):<3 分提示胎儿窘迫,4～7 分为胎儿缺氧。可间接反应羊水过少所至胎盘功能及胎儿储备能力下降。

6.羊膜镜检查

可见胎膜紧贴胎儿,同时还可观察羊水性质,是否有胎粪污染。

(三)检查注意事项

1.羊水过少的诊断并不困难,但发现羊水过少以后,一定要积极寻找引起羊水过少的原因。

2.B 超是诊断羊水过少的重要方法。羊水过少时,由于胎体屈曲体位,引起影像学的改变而影响 B 超诊断,故推荐羊膜腔内注射生理盐水,可提高 B 超对胎儿畸形的诊断率。

3.B 超对羊水过少的诊断敏感性为 77.1％,特异性为 94.9％。

4.人工破膜直接羊水测量虽然诊断准确,但其不能早期做出诊断。

5.孕妇即使没有明显的阴道流液等不适,但是对于羊水过少还需要注意有无隐匿的胎膜早破。

【治疗要点】

(一)治疗原则

1.查找羊水过少原因,发现有胎儿畸形,根据畸形预后情况予以相应处理,预后不佳的可予终止妊娠。

2.暂时未发现明显原因时,可予动态观察羊水量变化,孕周较小,胎儿出生后生存力较差者,可给予羊膜腔输液。

3.妊娠足月或估计胎儿已成熟者,应尽快终止妊娠。

4.羊水过少同时出现胎儿窘迫,经保守治疗无缓解者,尽快终止妊娠。

(二)具体治疗方法

1.加强监护

妊娠中期发现羊水过少时,应对孕妇进行检查。

(1)血清 HCG、尿 E_3、等检查以明确胎盘功能。

(2)胎儿细胞染色体检查筛查胎儿先天性染色体疾病。

(3)B 超行胎儿结构检查排除先天性畸形以及胎盘功能异常。

(4)加强胎儿监护,判断是否存在胎儿窘迫。

(5)检测电解质以明确是否存在高钠血症。

(6)注意尿量,明确是否存在低血容量。

上述检查如果发现异常,应及时相应处理。

2.期待治疗

若胎肺不成熟,无明显胎儿畸形且胎盘功能正常者,可行期待治疗。

(1)产妇多饮水,每日至少饮用 2L 水,以增加血容量,降低孕妇血液渗透压;必要时应用低分子右旋糖酐 500ml＋肝素 25mg,静脉滴注,7～10 日为一疗程。

(2)静脉滴注复方氯化钠注射液或生理盐水 1500～2000ml。

3.补充羊水治疗

若胎肺不成熟,无明显胎儿畸形者,可采用羊膜腔输液治疗以延长孕周。补充羊水的途径如下。

(1)经腹羊膜腔输液:

目的:①协助诊断:羊膜腔内输入生理盐水后,可提高 B 超扫描清晰度,有利于胎儿畸形的诊断;②预防胎儿肺发育不良:羊水过少时,羊膜腔内压力＜1mmHg,肺泡与羊膜腔的压力梯度增加,导致肺内液大量外流,使肺发育受损,且羊膜腔内输液,使其压力轻度增加,有利于胎肺的发育。

具体用法:常规消毒腹部皮肤后,在 B 超引导下,尽量避开胎盘行羊膜腔穿刺,以 10ml/min 速度输入 37℃生理盐水 200ml 左右或使羊水指数达到 8.0cm。

(2)经宫颈羊膜腔输液:

目的:在产程中或胎膜早破时使用。缓解因羊水过少使脐带受压引起胎心变异减速,提高阴道分娩的可能性;出现羊水Ⅲ度粪染者,稀释粪染的羊水,减少胎粪吸入性综合征的发生。

具体用法:常规消毒外阴、阴道,经寓颈放置宫腔压力导管进入羊膜腔,以 10ml/min 速度输入 37℃生理盐水 300ml,如果羊水指数达 8cm,并解除胎心变异减速,则停止输液,否则再输 250ml。若输液后羊水指数≥8cm,但胎心减速仍不能改善者,应停止输液,按胎儿窘迫处理。

4.终止妊娠

(1)对于胎儿畸形者,常采用依沙吖啶(利凡诺)羊膜腔内注射的方法引产及米非司酮＋米索前列醇引产。

(2)妊娠足月合并严重胎盘功能不良或胎儿窘迫,估计不能短时间内经阴道分娩者应行剖宫产。

(3)胎儿储备力尚好,宫颈成熟者,可在严密监护下破膜后行缩宫素引产。

(三)治疗注意事项

1.羊水过少易发生胎儿窘迫与新生儿窒息,增加围生儿死亡率,因此,对羊水过少的孕妇应放宽剖宫产指征,不可盲目阴道试产。

2.经阴道分娩时,产程中应连续监测胎心变化,观察羊水性状。

3.羊膜腔输液必须注意无菌操作,输液过程中应用 B 超检测羊水指数、间断宫内压力导管测宫内压,可同时胎心监护。

4.对已有胎儿畸形者建议其下次妊娠时行遗传咨询。

5.产前羊膜腔内反复输液可能发生绒毛膜羊膜炎、胎盘早剥、胎膜早破、早产、自然流产及胎死宫内等并发症,所以不能过分强调羊膜腔输液的治疗作用。

6.有感染者禁止使用羊膜腔输液治疗羊水过少。

7.羊膜腔输液速度应控制在 10ml/min 以下,因过快易诱发宫缩。

8.胎膜破裂后,经宫颈羊膜腔输液前需做阴道检查,了解是否有脐带脱垂、宫颈扩张度及胎先露情况。

9.紧急或短期内补充羊水以生理盐水为宜,对母儿血电解质无明显影响,亦可用复方乳酸钠注射液代替;输液中加入肾上腺皮质激素及抗生素,可以促胎肺成熟及预防感染。

10.对经阴道试产者,临产时宜及早人工破膜观察羊水性状。羊水清亮、产程进展顺利,估计短期内可分娩者,继续阴道试产;若羊水Ⅱ～Ⅲ度污染、短期不能经阴道分娩并出现胎儿监护指标异常者,应立即行剖宫产结束分娩。试产过程中,全程监护胎心,缩宫素激惹试验(OCT)或宫缩应激试验(CST)显示频繁变异减速,基线变异差、晚期减速,则应立即改行剖宫产。

11.发现羊水过少及胎儿娩出的时间越长,对胎儿越不利。

12.临产后,且羊膜腔输液后,应加用缩宫素静脉滴注加速产程。

第四章　胎儿及附属物异常

第一节　胎儿窘迫

胎儿窘迫是指胎儿在宫内因缺氧和酸中毒所引起的内环境改变,代偿不全或失代偿时表现出的危及其健康和生命的综合征症状,多发在临产后,也可见于妊娠晚期。

【发病率】

发病率各家报道不一,一般为 2.7%～38.5%。

【病因】

母体血液含氧量不足,胎儿所需的氧来自母体,通过胎盘绒毛间隙进行交换,任何因素引起母体氧含量不足,均可导致胎儿窘迫。

1.导致胎儿缺氧的母体因素

微小动脉供血不足:如妊高征等;红细胞携氧量不足:如重度贫血、一氧化碳中毒等;急性失血:如前置胎盘、胎盘早剥等;各种原因引起的休克和急性感染性发热;子宫胎盘血供受阻:急产或不协调性子宫收缩乏力等、缩宫素使用不当引起过强宫缩、产程延长、子宫过度膨胀(如羊水过多和多胎妊娠)、胎膜早破等。各种原因引起的休克与急性感染发热;孕妇应用麻醉药及镇静药过量,抑制呼吸。

2.胎盘、脐带因素

常见原因有:脐带血供受阻;胎盘功能低下:如过期妊娠、胎盘发育障碍(过大或过小)、胎盘形状异常(膜状胎盘、轮廓胎盘等)、胎盘感染、胎盘早剥、严重的前置胎盘。子宫胎盘血管硬化、狭窄、梗死,使绒毛间隙血液灌注不足。

3.胎儿因素

胎儿心血管系统功能障碍,如严重的先天性心脏病和颅内出血、胎儿畸形、母儿血型不合、胎儿宫内感染等,也可造成胎儿缺氧。

【病理生理】

胎儿血氧降低、二氧化碳蓄积、呼吸性酸中毒,通过自主神经反射,兴奋交感神经,肾上腺儿茶酚胺及皮质醇分泌增多,胎儿心率加快若继续缺氧,迷走神经兴奋,胎心率减慢,无氧酵解增加,丙酮酸等有机酸增加,引起代谢性酸中毒,使得肠蠕动亢进,肛门括约肌松弛,胎粪排出,羊水粪染胎儿,使得呼吸运动加强,引起吸入性肺炎。

1.胎儿轻度缺氧

由于二氧化碳蓄积及呼吸性酸中毒,使交感神经兴奋,肾上腺儿茶酚胺及肾上腺素分泌增多,代偿性血压升高及心率加快。

2.胎儿重度缺氧

转为迷走神经兴奋,心功能失代偿,心率由快变慢。无氧糖酵解增加,丙酮酸及乳酸堆积,胎儿血 pH 下降,出现混合性酸中毒。由于缺氧细胞膜通透性增加,钾离子从细胞内逸出,出现高钾血症;钙离子通道开放,钙离子进入细胞内,形成低钙血症。缺氧使肠蠕动亢进,肛门括约肌松弛,胎粪排出污染羊水,呼吸运动加深,羊水吸入,出生后可出现新生儿吸入性肺炎。由于妊娠期慢性缺氧,使胎儿生长受限,分娩期急性缺氧可发生缺血缺氧性脑病及脑瘫等终身残疾。

【分类】

1.急性胎儿窘迫

主要发生在分娩期,多因脐带因素(如脐带脱垂、脐带绕颈、脐带打结)、胎盘早剥、宫缩过强且持续时间长及产妇低血压、休克、中毒引起。

2.慢性胎儿窘迫

常发生在妊娠晚期,慢性胎儿窘迫在临产后往往表现为急性胎儿窘迫。

【临床表现及诊断】

1.急性胎儿窘迫

(1)胎心率变化:胎心率是了解胎儿是否正常的重要标志,是急性胎儿窘迫最明显的临床征象。胎心率>160/min,尤其是>180/min,为胎儿缺氧的初期表现。胎心率<120/min,尤其是<100/min,为胎儿危险征兆。出现频繁的胎心晚期减速,重度可变速度的出现若伴有晚期减速,均表示胎儿窘迫。

(2)羊水胎粪污染:胎儿缺氧,肛门括约肌松弛,胎粪排入羊水中,羊水呈绿色、黄绿色、浑浊棕黄色,即羊水Ⅰ度、Ⅱ度、Ⅲ度污染。破膜可直接观察羊水的性状。羊水Ⅰ度、Ⅱ度污染,胎心良好者,应密切监测胎心,不一定是胎儿窘迫。胎心监护有异常发现,仍应诊断为胎儿窘迫。羊水Ⅲ度污染,应及早结束分娩。

(3)胎动:急性胎儿窘迫初期,最初表现为胎动过频,继而转弱及次数减少,直至消失。

(4)酸中毒:破膜后,进行胎儿头皮血血气分析。诊断胎儿窘迫的血气指标有 pH<7.20,氧分压、二氧化碳分压。

连续监测 24h 尿雌三醇(E_3)值,若急骤减少 30%～40%,或于妊娠末期多次测定 24h 尿 E_3 值在 10mg 以下。尿雌激素/肌酐(E/C)比值<10。妊娠特异 B_1 糖蛋白(SP_1)<100mg/L。胎盘生乳素<4mg/L,提示胎盘功能不良。

2.慢性胎儿窘迫

临床多无明显体征。胎儿长时间慢性缺氧可致宫内发育迟缓。

(1)胎盘功能检查:测 24h 尿 E_3,若急剧减少 30%～40%,或多次测定在 10mg 以下;测尿 E/C 值并动态连续观察,<10 提示胎盘功能减退;妊娠特异性 p 糖蛋白<100mg/L,胎盘生乳素<4mg/L,均提示胎盘功能不良。

(2)无应激试验:胎动时胎心率加速不明显,基线变异率<5/min,持续 20min,提示存在胎儿窘迫。

(3)B超监测:可进行生物物理评分,了解胎儿宫内情况。

（4）胎动计数：胎动减少是胎儿窘迫的重要指标，每日监测胎动能预知胎儿安危。

（5）羊膜镜检查：见羊水浑浊呈绿色至深褐色，有助于胎儿窘迫诊断。

【治疗】

1.急性胎儿窘迫

一般处理：左侧卧位。应用面罩吸 100％纯氧，10L/min，间隔吸氧每次 30min，间隔 5min。纠正脱水，酸中毒与电解质紊乱。积极寻找并去除原因；及早纠正孕妇酸中毒；尽快终止妊娠

终止妊娠指征：

胎心率变化是急性胎儿窘迫的一个重要征象。正常胎心率为 120～160/min，心音强而有规律。胎心率低于 120/min 或高于 180/min，有羊水Ⅱ～Ⅲ度污染。

羊水Ⅲ度污染，B超显示羊水池<2cm。

持续胎心缓慢达 100/min 以下。

胎心监护反复出现晚期减速或出现重度可变减速，胎心 60/min 以下持续 60s 以上。

胎心图基线变异消失伴晚期减速。

胎儿头皮血 pH<7.20 者。方法：宫口开全，胎先露已达坐骨棘平面以下 3cm 者，吸氧同时尽快助产经阴道娩出胎儿。宫口尚未开全，胎儿窘迫不严重，吸氧（面罩供氧），同时嘱产妇左侧卧位，观察 10min，若胎心率变为正常，继续观察是否能转为正常。病情紧迫或经上述处理无效，应立即剖宫产。

2.慢性胎儿窘迫

应针对病因处理，视孕周、胎儿成熟度和窘迫的严重程度决定处理。

定期做产前检查者，估计胎儿情况尚可，应嘱孕妇多取侧卧位休息，争取胎盘供血改善，延长孕周数。

情况难以改善，接近足月妊娠，估计在娩出后胎儿生存机会极大，为减少宫缩对胎儿的影响，可行剖宫产。

距离足月妊娠越远，胎儿娩出后生存可能性越小，将情况向家属说明，保守治疗延长孕周。由于胎儿胎盘功能不佳，胎儿发育受影响，预后较差。

胎心率异常：NST 无反应型：即持续监护 20～40min，胎动时胎心率加速≤15/min，持续时间≤15s。在无胎动与宫缩时，胎心率>180/min 或<120/min 持续 10min 以上。胎儿电子监护 NST 结果进行综合评分，每项 2 分，满分为 10 分，8 分为急性或慢性缺氧可能性小。6 分可疑有急慢性缺氧。4 分提示有急性或慢性缺氧。2 分有急性缺氧伴慢性缺氧。0 分有急慢性缺氧。基线变异频率<5/min。OCT 可见频繁重度变异减速或晚期减速缺氧早期，胎心率于无宫缩时加快，>160/min；缺氧严重时胎心率<120/min。行胎儿电子监护 CST（宫缩应激试验）可出现多发晚期减速，重度变异减速，胎心率<100/min，基线变异<5/min，伴频繁晚期减速提示胎儿缺氧严重，可随时胎死宫内。

羊水胎粪污染羊水污染程度与胎粪排出时间及量有关，排出时间越长，污染颜色越深，羊水越黏稠。根据程度不同，羊水污染分 3 度。

Ⅰ度：浅绿色，常见胎儿慢性缺氧。

Ⅱ度:深绿色或黄绿色,提示胎儿急性缺氧。

Ⅲ度:呈棕黄色,稠厚,提示胎儿缺氧严重。

当胎先露部固定,前羊水清而胎心率异常时,应在无菌操作下,于宫缩间歇期,稍向上推胎先露部,观察羊水性状。胎动异常及酸中毒,胎动异常:缺氧初期为胎动频繁,继而减弱及次数减少,进而消失。监测胎动的方法:嘱咐孕妇每日早、中、晚自行计数胎动各 1h,3h 胎动之和乘以 4 得到 12h 的胎动计数。酸中毒:胎儿缺氧与酸中毒之间关系密切,采集胎儿头皮血进行血气分析,可反映胎儿宫内安危情况。若 pH $<$ 7.2(正常值 7.25~7.35),PO_2 $<$ 1.3kPa[10mmHg(正常值 15~30mmHg)],PCO_2 $>$ 8kPa[60mmHg(正常值 35~55mmHg)],可诊断为胎儿酸中毒。

【诊治禁忌】

1.缩宫素使用不当引起的强直性子宫收缩,应禁止不当停用缩宫素。

2.急性胎儿窘迫多因脐带因素、胎盘早宫缩过强且持续时间长及产妇低血压、休克、中毒引起,出现羊水Ⅲ度污染,应及早结束分娩。

3.禁止孕妇应用麻醉药及镇静药过量,抑制胎儿呼吸。

第二节　胎儿生长受限

胎儿生长受限(FGR)是指胎儿受各种不利因素影响,未能达到其潜在所应有的生长速率。表现为足月胎儿出生体重 $<$ 2500g;或胎儿体重低于同孕龄平均体重的两个标准差;或低于同孕龄正常体重的第 10 百分位数。其发病率为 3%~10%,我国发病率平均 6.39%。胎儿生长受限时围生儿患病率和病死率均高于正常体重儿,对远期体格与智能发育也有一定影响。

【主诉】

孕妇自觉腹部膨隆速度缓慢或体重增加缓慢、停滞。

【分型】

胎儿生长受限根据其发生时间、胎儿体重以及病因分为三型。

1.内因性均称型 FGR

属于原发性胎儿生长受限。在胎儿发育的第一阶段,抑制生长因素即发生作用。因胎儿在体重、头围和身长三方面均受限,头围与腹围均小,故称均称型。其病因包括基因或染色体异常、病毒感染、接触放射性物质及其他有毒物质。

2.外因性不均称型 FGR

属于继发性胎儿生长受限。胚胎早期发育正常,至孕晚期才受到有害因素影响,如合并妊娠期高血压疾病等所致的慢性胎盘功能不全。

3.外因性均称型 FGR

为上述两型的混合型。其病因有母儿双方因素,多系缺乏重要生长因素,如叶酸、氨基酸、微量元素,或由有害物质影响所致。在整个妊娠期间均产生影响。

【临床特点】

(一)主要症状

足月胎儿出生体重<2500g;或胎儿体重低于同孕龄平均体重的两个标准差;或低于同孕龄正常体重的第10百分位数。

三类胎儿生长受限的特点如下。

1.内因性均称型FGR

体重、生长、头径相称,但均小于该孕龄正常值。外表无营养不良表现,器官分化或成熟度与孕龄相符,但各器官的细胞数量均减少,脑重量轻,神经元功能不全和髓鞘形成迟缓;胎盘小,但组织无异常。胎儿无缺氧表现。胎儿出生缺陷发病率高,围生儿病死率高,预后不良。产生新生儿多有脑神经发育障碍,伴小儿智力障碍。

2.外因性不均称型FGR

新生儿外表呈营养不良或过熟儿状态,发育不均称,身长、头径与孕龄相符而体重偏低。胎儿常有宫内慢性缺氧及代谢障碍,各器官细胞数量正常,但细胞体积缩小,以肝脏为著。胎盘体积正常,但功能下降,伴有缺血、缺氧的病理改变,常有梗死、钙化、胎膜黄染等,加重胎儿宫内缺氧,使胎儿在分娩期对缺氧的耐受力下降,导致新生儿脑神经受损。新生儿在出生后躯体发育正常,容易发生低血糖。

3.外因性均称型FGR

新生儿身长、体重、头径均小于该孕龄正常值,外表有营养不良表现。各器官细胞数目减少,导致器官体积均缩小,肝脾严重受累,脑细胞数也明显减少。胎盘小,外观正常。胎儿少有宫内缺氧,但存在代谢不良。新生儿的生长与智力发育常受到影响。存在影响胎儿生长的因素,包括母亲营养供应、胎盘转运和胎儿遗传潜能。

(二)次要症状

1.羊水过少

临床症状多不典型,孕妇可于胎动时感腹痛,有子宫紧裹胎儿感,子宫敏感,轻微刺激可诱发宫缩。

2.脐带异常

脐带过长、脐带过细(尤其近脐带根部过细)、脐带扭转、脐带打结等可影响胎儿获得营养,引起FGR。

(三)体征

1.子宫长度、腹围值连续3周测量均在第10百分位数以下者,为筛选FGR指标,预测准确率达85%以上;宫高明显小于相应孕周是FGR最明显且最容易识别的体征。孕18~30周时宫底高度与孕周有明确相关性,若低于正常宫高2个标准差,则考虑FGR。

计算宫高和孕周关系的公式如下。

(1)第50百分位数=0.7×孕周+6

(2)第10百分位数=0.7×孕周+3

(3)第90百分位数=0.7×孕周+9

2.于孕晚期,孕妇每周增加体重0.5kg,发生FGR时妊娠晚期孕妇体重增加缓慢或停滞。

3.计算胎儿发育指数。

胎儿发育指数＝子宫长度(cm)－3×(月份＋1)

指数在－3和＋3之间为正常,小于－3提示可能为FGR。

(四)鉴别诊断

FGR应与早产儿及其他原因引起的孕妇体重增加缓慢或停滞、羊水过少鉴别。

1.早产儿

两者的共同表现为出生体重＜2500g,可根据胎龄、体重、神态、皮肤、耳郭、乳腺、指纹等方面加以鉴别。

2.死胎

两者的共同表现为孕妇体重增加缓慢或停滞。区别点在于死胎者还存在胎动停止,胎心消失的表现,同时B型超声检查可见胎心和胎动消失。

3.过期妊娠

两者的共同表现为妊娠期间出现的羊水过少,区别点在于检查时过期妊娠者胎儿发育无异常,故胎儿发育指数、子宫长度、腹围值均在正常范围。

4.胎儿畸形

胎儿泌尿系统畸形时可出现妊娠期间的羊水过少,区别点在于B超检查可发现胎儿异常。

【辅助检查】

(一)首要检查

1.B型超声测量

可以通过以下数据的测量来筛选FGR。常用的测量参数如下。

(1)测头围与腹围比值(HC/AC):比值小于正常,在同孕周平均值的第10百分位数以下,即应考虑可能为FGR,有助于估算不均称型FGR。HC/AC正常平均值及95%上限。

(2)测量胎儿双顶径(BPD):孕28周＜70mm,孕30周＜75mm,孕32周＜80mm。

(3)股骨长径与腹围比率(FL/AC×100):正常值为22±2(平均值±2倍标准差),比率大于24,则不均称型FGR的诊断可以成立。

(4)羊水量与胎盘成熟度:多数FGR出现羊水过少(羊水最大暗区垂直深度测定≤2cm、羊水指数≤5cm)、胎盘老化的B型超声图像。35周前出现Ⅲ级胎盘为病理性成熟图像,应警惕有无FGR。

(5)彩色多普勒超声检查:妊娠晚期脐动脉收缩期血流与舒张期末血流(S/D)比值≤3为正常值,脐血S/D比值升高时,应考虑有FGR的可能。频谱多普勒表现为舒张期血流速度降低、消失或反向,血流搏动指数(PI)≥1,血流阻力指数(RI)≥0.7,脐动脉舒张期末波缺失或倒置。

2.胎儿生物物理评分

应用B型超声监测胎儿呼吸运动、肌张力、胎动、羊水量,及根据胎儿电子监护结果进行综合评分,满分为10分。FGR时,小于6分。

(二)次要检查

1.胎盘功能检查

(1)测定孕妇尿 E_3 和 E/C 比值:正常 24 小时尿 E_3＞15mg 为正常值,10～15mg 为警戒值,妊娠晚期多次测得尿 E_3 值＜10mg 表示胎盘功能低下。也可测尿 E/C,＞15 为正常值,10～15 为警戒值,＜10 为危险值。

(2)血清胎盘生乳素值(HPL):采用放射免役法,妊娠足月 HPL 值为 5～15mg/L,若该值于妊娠足月＜4mg/L 或突然降低 50％,提示胎盘功能低下。若同时合并 E_3 低值 FGR 的发生可接近 95％。

(3)妊娠特异性 β 糖蛋白($PS\beta_1G$):通常以 SP_1 表示,于妊娠 4 周后随孕周增加而升高,孕34～38 周可达到高峰,当 SP_1、HPL、尿 E/C 比值均低时,胎盘功能不全的发生率可达 100％,其 FGR 发生率高。

2.脐血、羊水细胞遗传学或分子遗传学检查

唐氏综合征(21-三体综合征)、18-三体综合征、13-三体综合征及 Turner 综合征等常可伴有 FGR,对羊水和脐血中的胎儿细胞进行基因病检测、染色体核型分析或荧光原位杂交等可以对许多遗传病做出产前诊断,从而筛选 FGR 的高危因素,对胎儿做出评估。

3.血糖测定

孕妇患严重糖尿病伴有血管病变时,FGR 的发生率大大提高,可达 21％。正常空腹血糖值为 3.89～6.11mmol/L。

4.甲状腺功能检查

重症或控制不当的甲状腺功能亢进患者可发生 FGR。

5.血常规检查

重度贫血时可引起 FGR。

6.TORCH 检测

孕妇感染人巨细胞病毒及单纯疱疹病毒后可引起 FGR 的发生。

(三)检查注意事项

1.孕期准确诊断 FGR 并不容易,往往需要在分娩后才能确诊。密切关注胎儿发育情况是提高 FGR 诊断率及准确率的关键。没有高危因素的孕妇应在孕早期明确孕周,并通过孕妇体重和子宫长度的变化,初步筛查出 FGR,进一步经超声检查确诊。有高危因素的孕妇还需要从孕早期开始定期行超声检查,根据各项衡量胎儿生长发育指标及其动态情况,及早诊断 FGR。

2.孕妇应在孕早期明确孕周,尤其对于月经周期不规律的妇女,可根据早孕反应出现的时间、胎动出现的时间、基础体温提示的排卵期、性交日期等来估计孕周。不能仅凭一次检查结果确定诊断,需动态观察,并增加产前检查次数。

3.B 超是胎儿生长受限首选的最准确的检查的方法,可以直接测量胎头、躯体、四肢等各个部位的大小,但某 1～2 个测量数据并不能代表胎儿全面情况,可采用多参数测量综合分析。孕 36 周前采用头围、腹围、双顶径为宜,孕 36 周后采用头围、腹围、股骨长为宜。如果 HC/AC比值增高超过正常值 95％以上,不均称型 FGR 的诊断可以成立,此法较为准确,几乎可以检出所有不均称型 FGR。但是 HC/AC 比值不适应于均称型 FGR。

4.血清 SP₁ 值和孕周数、胎儿体重及胎盘重量呈正相关,连续测定血清 SP₁ 可作为预测 FGR 的一项有价值的指标。

【治疗要点】

(一)治疗原则

积极寻找病因,早期治疗,适时终止妊娠。

(二)具体治疗方法

1.寻找病因

对临床怀疑 FGR 的孕妇,应尽可能找出可能的致病原因,如及早发现妊娠期高血压疾病,行 TORCH 感染检查,抗磷脂抗体测定,必要时脐血穿刺行染色体核型分析。

2.孕期治疗

治疗越早,效果越好,孕 32 周前开始治疗疗效佳,孕 36 周后疗效差。

(1)一般治疗:卧床休息,均衡膳食,吸氧,左侧卧位改善子宫胎盘血液循环。

(2)补充营养物质:口服复合氨基酸片,每次 1 片,每日 1～2 次;脂肪乳注射剂 250～500ml,静脉滴注,每 3 日 1 次,连用 1～2 周;10% 葡萄糖溶液 500ml 加维生素 C 或能量合剂,静脉滴注每日 1 次,连用 10 日;叶酸 5～10mg,每日 3 次,连用 15～30 日,适量补充维生素 E(100mg,每日 1～2 次)、B 族维生素(维生素 B₁、维生素 B₂,应每日分别从膳食中摄入 1.8mg)、钙剂(以饮食摄入为主,例如牛奶、菠菜、动物肝脏。必要时服用含钙药物,如钙尔奇碳酸钙 D₃片,每日 1 次,口服)、铁剂(自孕 4～5 个月开始,给予硫酸亚铁 0.3g 或富马酸亚铁 0.2g,每日 1 次,口服)、锌剂(自孕 3 月起,每日从饮食中补锌 20mg,例如羊肉的含锌量为6.06mg/100g,牛肉为 4.73mg/100g)等。

(3)改善微循环:β 受体激动剂能舒张血管、松弛子宫,改善子宫胎盘血流,促进胎儿生长发育,可选用口服沙丁胺醇(硫酸舒喘宁),每次 2.4mg,每日 3 次;利托君每次 10～30mg,每日 4 次,口服,;均连续 7～10 日为一疗程。硫酸镁能恢复胎盘正常的血流灌注,可给予每日 10g,静脉滴注,但用药过程中应注意呼吸(每分钟不少于 16 次)、膝跳反射(存在)及尿量(每小时不少于 25ml)。丹参能促进细胞代谢、改善微循环、降低毛细血管通透性,有利于维持胎盘功能,用法:右旋糖酐-40 500ml,加复方丹参注射液 4ml,静脉滴注,每日 1 次,连续 7～10 日为一疗程。低分子肝素(5000U,每日 2 次)、阿司匹林(75mg/d)用于抗磷脂抗体综合征引起 FGR 者有效。

3.产科处理

(1)继续妊娠指征:胎儿状况良好,胎盘功能正常,妊娠未足月、孕妇无并发症及并发症者,可以在密切监护下妊娠至足月,但不应超过预产期。B 超测定估计胎儿体重已达 2500g 以上,可考虑终止妊娠。

(2)终止妊娠指征:①治疗后 FGR 无改善,胎儿停止生长 3 周以上;②胎盘提前老化,伴有羊水过少等胎盘功能低下表现;③NST、胎儿生物物理评分及脐动脉 S/D 比值测定等,提示胎儿缺氧;④妊娠并发症、并发症病情加重,继续妊娠将危害母婴健康或生命者,均应尽快停止妊娠。一般在孕 34 周左右考虑终止妊娠,如孕周未达 34 周者,应促胎肺成熟后再终止妊娠。

（3）分娩方式选择：FGR 胎儿对缺氧耐受力差，胎儿胎盘贮备不足，难以耐受分娩过程中宫缩时的缺氧状态，应适当放宽剖宫产指征，阴道分娩应加强监护，缩短第二产程。

阴道产：胎儿情况良好，胎盘功能正常，胎儿成熟，Bishop 宫颈成熟度评分≥7 分，羊水量及胎位正常，无其他禁忌者，可经阴道分娩；若胎儿难以存活，无剖宫产指征时予以引产。

剖宫产：胎儿病情危重，产道条件欠佳，阴道分娩对胎儿不利，均应行剖宫产结束分娩。

（三）治疗注意事项

1.早发现，早诊断，治疗越早，效果越好。

2.FGR 胎儿对缺氧耐受力差，分娩过程中应注意密切监测胎心变化。

3.新生儿出生后应仔细清理呼吸道，及时清除鼻和口腔的羊水和黏液，避免羊水和胎粪的吸入，预防胎粪吸入综合征的发生。

4.不要将脐血管的血液挤入胎儿循环，预防红细胞增多症。

5.新生儿为高危儿，注意保暖，早喂糖水，以防低血糖发生。

6.加强新生儿的近期和远期随访，早日进行智力开发。

第三节　多胎妊娠

一次妊娠同时怀有两个或两个以上的胎儿时称为多胎妊娠，以双胎最多见（约占 99%），三胎较为少见，四胎和四胎以上罕见。Hellin 早在 1895 年就根据大量统计资料得出多胎妊娠的发生定律，按 Hellin 公式计算多胎妊娠为 $1:89^{n-1}$（n 代表一次妊娠中的胎儿数），亦即每 89 次妊娠中有 1 例双胎，其他可依此类推。此后，经后人做大量统计资料的复核，发现 Hellin 公式仅为数学上的近似值。

近年来，由于促排卵药物及辅助生育技术（ART）的应用，多胎妊娠的发生率在全球迅速增长。多胎妊娠属高危妊娠，与单胎妊娠相比，多胎妊娠的流产、早产、胎儿畸形、胎儿生长受限、贫血、妊娠期高血压疾病、羊水过多、胎膜早破、前置胎盘、妊娠期糖尿病、产后出血等发病率大大增加，而且还出现一些特殊的并发症如多胎之一胎死宫内或畸形、双胎输血综合征、多胎之一胎膜早破或早产等。因此，它一直是产科临床研究的重点课题之一，也是我们临床医师迫切需要解决的问题。

【主诉】

患者早孕反应重、胎动频繁，妊娠晚期腹部有坠胀感、呼吸困难。

【临床特点】

（一）主要症状

1.停经后恶心、呕吐等早孕反应重。

2.自觉胎动频繁。

3.孕 10 周以后腹部增大和体重增加均明显。

4.妊娠晚期由于子宫体积过度膨胀，腹部坠胀感明显，膈肌升高造成呼吸困难甚至不能平卧，行动不便等。

（二）次要症状

患者因子宫体积过大可造成压迫症状,如下肢水肿、静脉曲张、胃部饱胀不适,持久站立可造成体位性腰背部疼痛。

（三）体征

1.宫高、腹围比相同孕周单胎妊娠者明显增大。

2.腹型呈尖腹或悬垂腹。

3.孕妇体重增加明显。

4.孕中、晚期腹部可触及两个胎头或多个小肢体,胎头较小,与子宫大小不成比例。

5.胎心听诊可在腹部两个部位听到频率不同的两个胎心音,即由两个人同时计数 1 分钟,两个胎心率相差 10 次以上,或虽然相差不到 10 次,但在两个胎心音之间隔着一无音区。

（四）鉴别诊断

1.巨大儿

也可出现妊娠晚期呼吸困难、腹部沉重等,查体孕妇腹部明显隆起,呈尖腹或悬垂腹,先露部高浮。B 超检查宫内孕,单活胎,胎儿腹围大于 39.0cm。而双胎妊娠孕中晚期腹部可触及两个胎头或多个小肢体,B 型超声检查两个胎头。

2.羊水过多

也可使孕妇自觉腹部胀痛、呼吸困难、行动不便等,腹部检查子宫过度增大,充满液体,腹壁及子宫壁紧张,张力大,胎位不易查清,胎心遥远或听不清。B 超检查羊水指数＞18cm 或羊水最大暗区垂直深度＞7cm,可明确诊断。

【辅助检查】

（一）首要检查

B 型超声检查是目前早期诊断多胎妊娠最主要的非损伤性方法。

1.妊娠 6 周

B 超即可最早检出多胎妊娠,表现为子宫较单胎子宫大,宫腔内含两个或两个以上胎囊,胎囊间互相靠拢,其间有明显的间隔。

2.妊娠 8 周

于妊娠囊内可见胎芽回声及原始心管搏动,即可确诊。

3.妊娠 11 周

可显示胎头声像,多胎妊娠可出现两个或两个以上胎头。阴道超声优于腹部超声,可提早 l 周左右观察到妊娠囊,尤其对胎芽、胎心的观察更清晰。

（二）次要检查

1.尿或血的 HCG 或 β-HCG

可确定有无妊娠。

2.血清甲胎蛋白（AFP）

多胎妊娠时血清 AFP 值明显增高,据戴仲英报道在 Hacfarlane 多胎资料中,双胎血清AFP 值升高者仅 29.13％,三胎为 44.18％,四胎及四胎上者达 80.10％。因此,筛查孕妇血清AFP,如果异常升高者,应疑为多胎,须进一步检查。

（三）检查注意事项

1.B 超诊断多胎妊娠的正确率随孕周的增加而升高,临床如疑为多胎,应继续随访,直到多胎妊娠数目完全确定。

2.多胎胎盘往往比单胎的覆盖面积大,应注意胎盘是否低置或有前置胎盘的可能。

3.目前认为超声是双胎输血综合征(TTTS)产前诊断的唯一手段。其诊断标准包括:单绒毛膜双羊膜囊双胎,性别相同;两胎儿之间腹围差异>18mm;受血胎儿羊水过多(>8cm)伴膀胱扩大;供血胎儿羊水过少(<2cm)伴膀胱小或未见;双胎间脐动脉 S/D 差异>0.4。

4.双胎妊娠的胎儿畸形发病率比单胎妊娠高。单卵双胎发生的胎儿畸形为双卵双胎的 3～7 倍,畸形以神经管缺陷、无心儿、联体双胎、消化系统及泌尿系统为多。故孕中期需 B 型超声检查,仔细排除胎儿畸形。

(1)无心儿:在双胎中多见。双胎儿之一为无心儿,其种类亦有数种:可仅有一头,也可仅有下半身、无上半身(无心肝肺)或仅见一软组织块等。

(2)联体双胎:十分罕见,其发病率为 1∶50000,联体双胎系单卵单羊膜腔于妊娠早期未能完全分离所致,或分裂过晚,两个胚胎伴一个共同的卵黄囊而构成较大面积的连体畸形。联体双胎为同性别。

5.双胎之一死亡,孕早期子宫内可见两个不相等的胎囊,在一正常胎囊旁见一变形或塌陷胎囊,常见不到胎芽,多因孕卵毁损,并逐渐吸收,称为双胎之一流失。孕中、晚期如胎儿之一死亡则可见颅骨变形,塌陷缩小,胎体萎缩,内脏结构不清,另一胎儿发育正常。

【治疗要点】

（一）治疗原则

加强多胎妊娠的孕期监护,尽早发现并发症并予以处理,努力降低围生期母儿病死率。

（二）具体治疗方法

1.妊娠期处理

(1)产前检查:于妊娠 10～12 周行 B 超检查,以明确绒毛膜羊膜囊类型,为围生期处理及分析预后提供依据。单绒毛膜双羊膜囊双胎应定期行有关双胎输血综合征方面的检查。由于多胎妊娠胎儿先天畸形的发病率较高,在孕 18～26 周应行超声产前诊断。多胎妊娠孕妇应提早产前检查并缩短其间隔时间。孕 20 周后每周测宫高、腹围及每 3 周测定 1 次脐动脉血流指数,以了解胎儿生长及血液循环状况。妊娠 31～32 周以后每周行无应激试验(NST),NST 无反应者应行胎儿生物物理评分及脐带动脉血流波形检测。应定期行早产预测,一般无宫缩情况下,可每月测定宫颈管长度及胎儿纤维结合蛋白。

(2)孕期营养:孕期需增加蛋白质摄入量,补充多种维生素及矿物质,每日比平时应多摄入 628kJ 的热量。于孕 12 周后每日补充铁剂 30mg 及叶酸 300μg 以预防贫血的发生。从孕 20 周开始,每日补钙 2g,有预防妊娠期高血压疾病的作用。

(3)卧床休息:早期卧床休息能改善子宫胎盘血液循环,减轻宫内胎物对子宫颈管的机械性压迫,从而减少早产并促进胎儿发育。

(4)选择性减胎术：一般来讲，双胎妊娠如无胎儿异常可不予减胎。但三胎以上妊娠，行减胎术，根据情况减为双胎或三胎。发现胎儿致命性异常时，可于孕期任何时间行减胎术。根据情况经腹部、经宫颈或经阴道实施。

(5)特殊情况的处理：

双胎之一胎死宫内：国内外研究表明双胎之一胎儿死亡基本上不会造成对母体凝血功能的影响。目前比较一致的观点是，如孕周尚早，存活胎儿未成熟，一般采用期待治疗，同时监测母体凝血功能，包括每周 1 次血常规、血小板计数及每 2 周一次凝血酶原时间、血浆鱼精蛋白副凝试验(3P 试验)、纤维蛋白原测定。孕 34 周以后可考虑终止妊娠。

双胎输血综合征(TTTS)：绝大多数都发生在双羊膜囊单绒毛膜双胎，发病率占单绒毛膜双胎的 10%～15%，是影响单绒毛膜双胎围生期结局的重要原因。B 超是产前诊断 TTTS 的重要手段。TTTS 主要的期待治疗方法包括超声密切监测和药物治疗，口服吲哚美辛(3mg/kg)是国内外公认的治疗羊水过多的有效药物，可以通过减少肾血流量使胎尿生成减少而降低羊水量，缓解症状，但疗效不理想，而且长期使用可能导致胎儿动脉导管狭窄。目前已有一些针对 TTTS 的宫内治疗方法用于临床，常用的干预性治疗包括经腹羊膜腔穿刺、双胎间羊膜隔切开术、胎儿镜下激光凝固胎盘血管交通支和选择性灭胎。但总的来说目前尚无大样本的随机对照研究提供足够证据证实 TTTS 的最佳宫内治疗方法。

联体双胎：若确诊为联体双胎，26 周前行引产碎胎术，26 周以后一般需要剖宫取胎术。

2.分娩期的处理

(1)双胎妊娠终止妊娠指征：①急性羊水过多，有压迫症状，孕妇腹部过度膨胀，呼吸困难，严重不适；②胎儿畸形；③母亲有严重并发症，不允许继续妊娠时；④妊娠达足月尚未临产，胎盘功能减退者。

(2)分娩方式选择：无论是阴道分娩还是剖宫产，均应做好输液、输血及抢救新生儿的准备。防治产后出血，胎儿娩出后应立即应用促宫缩药物，并使其作用维持到产后 2 小时。

多数能经阴道分娩：若两个胎儿均为头位或第一个胎儿为头位均可学虑阴道分娩，第一胎娩出后，助手应在腹部将胎儿维持在纵产式，同时注意脐带脱垂及胎盘早剥，必要时产钳或臀位助产结束分娩。如第一胎娩出后，一切情况正常，人工破膜后 10 分钟内无规律宫缩，可用缩宫素静脉滴注以加强宫缩，促使阴道分娩。极少数情况下，一胎娩出后，如果宫内胎儿过小，也有延迟数日甚至数周分娩的。

双胎妊娠如有下列情况之一，应考虑剖宫产指征：①第一胎儿为肩先露、臀先露；②宫缩乏力致产程延长，经治疗效果不佳；③胎儿窘迫，短时间内不能经阴道分娩者；④联体双胎孕周超过 26 周；⑤严重妊娠并发症需要尽快终止妊娠，如子痫前期、胎盘早剥等。

(三)治疗注意事项

1.双胎更可靠的分娩方式是依胎儿的组合、妊娠周数，以及胎儿体重来决定。胎儿组合为头先露-头先露者经阴道分娩，但先入盆的胎儿非头先露时要采取剖宫产。

2.双胎的分娩，后入盆胎儿大多数是紧接着先入盆胎儿的娩出而开始分娩的，但有时对已确认脐带脱垂和上肢脱出形成迁延性横位或胎儿窘迫者,应迅速行剖宫产。有时还必须行内倒转术牵出胎儿。

3.在多胎分娩之际,管理孕妇和管理胎儿的医师要分开,人数必须与胎儿数量相对应(双胎为二人,三胎为三人)。无论进行怎样的严格训练,也不应认为只有一名医师就有能力管理好母体加上两名胎儿。

4.对≥33孕周的三胎以上妊娠,估计胎儿体重>1500g,在促胎肺成熟的基础上,根据病情适当放宽剖宫产指征;<32孕周的多胎妊娠,除非有剖宫产的绝对指征,一般不主张手术产。

5.一旦发生医源性多胎妊娠,要积极推荐并及时实施选择性多胎妊娠减胎术,使妊娠胎数≤2个,从根本上消除多胎妊娠对母体和子代的危害。一般不推荐难以接受的终止妊娠处理,也禁忌性别的选择,除非有医学指征。

第四节　巨大胎儿

胎儿体重达到或超过4000g称为巨大胎儿。近年来,由于围生期保健改善、孕期营养过剩,孕妇运动减少等因素,巨大胎儿的发生有逐年增高的趋势。国内巨大胎儿发病率为7%,国外发病率为15.1%,男婴多于女婴。巨大胎儿是胎儿性难产的原因之一,并发肩难产机会多,处理不当可发生子宫破裂、软产道损伤、新生儿窒息、颅内出血、锁骨骨折等,给母儿造成极大的伤害。

【主诉】

孕妇在妊娠晚期出现呼吸困难、腹部沉重及两肋胀痛。

【临床特点】

1.主要症状

孕妇体重增加迅速,妊娠晚期出现呼吸困难,腹部沉重及两肋胀痛等症状。

2.次要症状

(1)腹部的负重引起腰背疼痛、行动不便。

(2)母亲患糖尿病是导致巨大胎儿的常见原因,孕妇可有多饮、多食、多尿等"三多"症状。

3.体征

孕妇腹部明显隆起,呈尖腹或悬垂腹。宫高>35cm,先露部高浮,到临产尚未入盆。若宫高加腹围≥140cm,巨大胎儿的可能性较大。

4.鉴别诊断

(1)双胎妊娠:妊娠晚期也可出现呼吸困难,甚至不能平卧,行动不便等。检查子宫大于相应孕周的单胎妊娠,孕中、晚期腹部可触及两个胎头或多个小肢体。可在腹部两个部位听到频率不同的两个胎心音,B型超声检查两个胎头可以确诊。

（2）羊水过多：也可使孕妇自觉腹部胀痛、呼吸困难、行动不便等，腹部检查子宫过度增大，充满液体，腹壁及子宫壁紧张，张力大，胎位不易查清，胎心遥远或听不清。B超检查羊水指数＞18cm或羊水最大暗区垂直深度＞7cm可明确诊断。

【辅助检查】

（一）首要检查

1.超声检查估计胎儿体重

（1）用于测量参数的超声切面：

双顶径（BPD）：双顶径应在丘脑水平做头颅横切面。超声图像：头颅呈椭圆形，丘脑两半球居中央，其间为第三脑室，中线两侧应基本对称，图像前三分之一处可见透明隔。测量据点可置于近场颅板的外缘及远场颅板的内缘，两点之间垂直穿过第三脑室之间的距离即为双顶径。

头围（HC）：头围的测量切面与双顶径测量切面完全相同，可在测量双顶径的同一切面上进行。不同的是要将测量据点完全放置在颅板的外缘，打点或划线均要完全包围在头颅的最外缘。如果仪器不能直接读出所划出的头围，也可分别测双顶径及枕额径，用公式计算出头围。

公式：头围＝（双顶径＋枕额径）×1.57

腹围（AC）：腹围的标准切面：胎儿腹部胃泡水平横切面。超声图像：基本呈圆形，背侧脊柱呈圆形，左侧为胃泡暗区，腹前壁完整，看不到脐静脉入腹壁，可见到肝门静脉或静脉导管。图像中不要包括有肾脏或心脏的影像。掌握了这些特点，一定可获得最佳的标准腹围测量切面。方法与测头围相同。

股骨长度（FL）：测量股骨时超声声束应完全与股骨呈垂直方向，要包括全部骨干，但不包括远端的骨骺。

（2）最常用的体重计算公式：

Hadlock等用多项参数所得出的公式，目前公认较好，许多高档超声仪器中设有产科软件，多用其公式。如果仪器有此设备，只要将所测数据一一输入，仪器会自动报出所得的估计体重。如果仪器无此设备，就需要自己将数据代入公式进行运算。但应注意数据准确计算，不要有错误。

$\log_{10}$出生体重＝1.3596－0.00386×AC×FL＋0.0064×HC＋0.00061×BPD×AC＋0.0424×AC＋0.174×FL

Shepard等用双顶径及腹围计算：

$\log_{10}$出生体重＝－1.7492＋0.166×BPD＋0.046×AC－2.646×AC×BPD/1000

（3）巨大胎儿的超声诊断：巨大胎儿超声诊断方法与估计胎儿体重一样。用同样的测量参数，推算出胎儿体重。也可以单项参数估测巨大胎儿，如BPD≥9.5cm，FAC≥35cm，FL≥7.5cm，均提示巨大胎儿可能。三者中以FAC最为敏感。近年来国内有学者用B超测量胎儿肱骨软组织厚度预测巨大胎儿，认为如果以胎儿肱骨软组织厚度≥11mm为截断值，预测巨大儿的灵敏度可达 91.3%。

2.宫高、腹围预测胎儿体重

"宫腹法"是粗略估计胎儿体重简单易行的方法,它的精确性虽不及 B 超,但对于 B 超水平不够的基层医院,"宫腹法"不失为一种很好的方法。目前临床上常用以下几种公式估计胎儿体重[所有公式的胎儿体重(g)用 W 表示,测量的数值单位均为 cm]:

(1)宫高>35cm,宫高+腹围>140cm,先露浮动不易衔接,提示巨大胎儿。

(2)胎儿体重=(宫高-n)×155,n 为常数,先露位棘下时,n=11,先露达棘平或棘上 1cm 时,n=12,先露位棘上 2cm 以上时,n=13。

(3)胎儿体重=宫高×腹围+150

(4)胎儿体重=2900+0.3×宫高×腹围

(5)胎头衔接者,胎儿体重=腹围×宫底高+200;胎头浮动或臀位者,胎儿体重=腹围×宫底高;胎膜已破胎头衔接者,胎儿体重=腹围×宫底高度+300。

(二)次要检查

血糖水平在普通孕妇中,孕 24~28 周时,OGTT 中的空腹血糖(FPG)>5.0mmol/L,预测巨大儿(>4000g)的敏感性为 100%,特异性为 64%。

(三)检查注意事项

超声检查由于对胎儿无害,方法简捷,可重复性强,成为目前最常用的检查方法。但超声诊断仍有不足之处,存在一定程度的假阴性或假阳性,临床上除了尽可能做到标准要求,还应当结合临床有关资料适当考虑结果。

影响超声对巨大胎儿诊断的因素有:

1.所采用的测量切面不标准

未按所要求的切面来进行测量。其原因可能是操作人员不够熟练,对标准切面掌握不好,也可能由于仪器分辨率差,测量标尺不精确。

2.胎儿位置影响

胎位常影响对标准切面的获取,尤其在孕末期,儿头入盆,头俯屈,胎体过度屈曲,均不易获得理想的超声断面图像。

3.超声探头所能探达的范围有限

胎儿过大,尤其足月后胎儿腹围太大,而探头的范围有限,常不能将过大胎儿的身体部分完全包括在图像之内。测量时只能估计可能超出的范围,使所得数据出现误差。

【治疗要点】

(一)治疗原则

尽可能准确估计胎儿体重,并结合骨盆测量选择分娩方式。

(二)具体治疗方法

1.剖宫产

估计非糖尿病孕妇胎儿体重≥4500g 或糖尿病孕妇胎儿体重≥4000g,即使骨盆正常,但为防止母儿产时损伤,应行剖宫产结束分娩。

2.经阴道分娩

(1)巨大胎儿试产在分娩过程中应严密观察:监护产程进展及胎儿安危,认真填写产程图,防止产科并发症。第一产程中,因子宫过度膨胀,可导致原发或继发宫缩乏力。产程稍有延迟就要及时查找原因,不易试产过久。若第一产程及第二产程延长,胎头停止在中骨盆迟迟不能下降者应尽早行剖宫产。若胎头双顶径已达坐骨棘水平以下 2cm,第二产程延长时,可行较大会阴侧切,行产钳助产。

(2)在助产时特别要注意肩难产:当胎儿较大时,不宜过早进行外旋转,使胎儿双肩径沿骨盆入口横经或斜径下降至中骨盆,再协助旋转胎肩,使双肩沿骨盆最大径线下降。

3.肩难产及其处理

胎头娩出后胎儿前肩嵌顿于耻骨联合上方,用常规助产手法不能娩出胎儿双肩称为肩难产。肩难产发生突然,情况紧急,必须迅速处理,否则,将导致母婴严重并发症。

临床上肩难产有时很难预测,一旦发生,应迅速采取有效的助产方法,尽快娩出胎肩,这是新生儿存活的关键。肩难产发生后,首先应快速清理胎儿口鼻内的黏液及羊水。请有经验的产科医师、新生儿科医师、麻醉科医师到场抢救的同时,双侧阴部神经阻滞麻醉并行足够大的双侧会阴后斜侧切开,使产道松弛。

肩难产助产应采取以下方法:

(1)屈大腿助产法(McRobert 法):即在助手帮助下使产妇的双侧髋关节向腹部高度屈曲,使大腿贴近腹部,可通过耻骨联合向母体头部方向转动,使骶骨和腰椎间角度变平,骨盆倾斜度减少,骨盆入口平面与产力的方向更加垂直,胎儿后肩较易通过骶骨岬而下降,前肩随之从耻骨联合后方下降。此法可使耻骨联合向上移动 8cm,使骨盆入口与第五腰椎水平面的角度由原来的 26°变成 10°。此法是处理肩难产的首选,对母婴的损伤较少。

(2)压前肩法:在产妇耻骨联合上方适度压胎儿前肩,使双肩径缩小,同时向下牵拉胎头,两者相互配合持续加压与牵引,有助于嵌顿的前肩娩出。此法多与屈大腿助产手法合用。

(3)旋肩法(Wood 旋转法):当胎肩嵌顿于骨盆入口前后径时,需将其转到骨盆入口斜径上才能娩出。具体操作为术者一手指或两手指在胎儿后肩.向顺时针转动 180°,使前肩从耻骨联合下转动,双肩径位于骨盆斜径。此法可用于 McRobert 法失败者。

(4)后肩娩出法:术者手顺骶骨深入至后肩,向上至后肘窝,使胎儿在胸前属肘屈前臂,然后握住胎手,沿胸的方向轻柔将手、前臂牵出阴道,娩出后肩,然后向下牵引胎头即可娩出前肩。

(5)Rubin 法:一手入阴道,找到易触到的胎肩(一般为前肩),将其推向胎儿前胸壁,使双肩径缩小,而松动嵌顿之前肩。

(6)Gasbin 法:产妇用双掌和双膝支撑身体跪于产床上,以使胎儿后肩通过骶骨岬,据报道第一次宫缩即可使 83%胎儿后肩通过骶骨岬,如不能自动娩出,则可配用 Wood 手法。

(7)还纳胎头后剖宫产法(Zavanelli 法):在子宫松弛剂及麻醉下,将胎头以枕前或枕后位屈曲,慢慢还纳入阴道内,然后立刻行剖宫产分娩。该方法一般在上述方法均失败时使用,至今对此法评价不一。若失败则母婴并发症严重,甚至导致死亡。

(8)锁骨切断术:尽量牵引胎头,使锁骨距阴道口近,然后以长剪刀在一手保护下切断锁骨中段,缩小肩径,娩出胎儿,如一侧锁骨切断后仍不能娩出则断另一侧锁骨。此法多用于胎儿已死的病例。存活胎儿行此术时注意勿伤及锁骨下动脉。

(9)耻骨联合切开术:可在局部麻醉下进行,切开耻骨联合之软骨及纤维组织,使骨盆径线增大,胎肩很易娩出,术后制动固定,伤口容易愈合。此法在第三世界应用较多,但手术时注意勿损伤膀胱及输尿管。

(三)治疗注意事项

1.目前要准确做出巨大胎儿的诊断有时有一定的难度,许多巨大胎儿往往是在出生后才做出诊断。

2.选择合适的分娩方式非常重要,虽然巨大胎儿也可以经阴道分娩,但毕竟发生难产、软产道损伤、新生儿产伤的机会增加,一般建议放宽剖宫产指征。注意防止产后出血的发生,剖宫产时子宫壁的切口要充分防止裂延。

3.巨大胎儿出生后1~2小时开始喂糖水,及早开奶,预防低血糖的发生;易发生低钙血症,应补充钙剂,多用10%葡萄糖酸钙1ml/kg加入葡萄糖溶液中滴注。积极治疗高胆红素血症,多选用蓝光治疗。

4.由于肩难产较少见,临床医师想在实践中熟悉操作机会较少,平时若不注意练习,一旦有肩难产就不易处理好。所以产科医师必须在平时要经常在模型上练习,达到熟练掌握肩难产的操作手法。处理肩难产时不能慌乱,要冷静、有条不紊的进行,否则将造成严重后果。

5.处理肩难产应避免过度牵拉胎头。过度牵拉胎头可并发臂丛神经损伤,因为过度侧牵胎头牵拉了侧神经根,常可导致上脊髓神经的损伤($C_5 \sim C_6$),最终导致肩和上臂的损伤和麻痹(Erb-duchenne 麻痹)。少数病例可致低位神经根受影响($C_7 \sim T_1$),使手活动障碍(Klumpke 麻痹)。$T_1 \sim T_3$ 损伤可致非常罕见的 Horner 综合征。有研究认为臂丛神经损伤有一部分是宫内来源的,即是对胎儿不匀称的牵拉力或者推力。

6.肩难产后,产妇需仔细检查有无产道裂伤,预防产后出血及感染。注意膀胱功能恢复。新生儿应积极处理新生儿窒息,仔细检查有无产伤,如臂丛神经损伤,胸锁乳突肌血肿,颅内出血,锁骨、肱骨骨折等,并预防感染。

第五节 胎儿畸形

胎儿畸形泛指出生前胎儿期形成的各种异常,包括形态结构和功能方面的异常。形态结构的异常主要有3种:①先天畸形:指由于胚胎内部有异常而不能正常发育所致的结构缺陷。②先天变形:指胚胎内部无异常,本来可以发育成正常的胎儿,由于外界有不正常压力的压迫胎儿造成的结构改变。③先天阻断症:指原来已经正常发育好的组织又受到了宫内的损坏。本节主要介绍的是胎儿先天畸形,其发生的原因很多,主要与遗传、环境、食物、药物、微生物感染、母儿血型不合等有关。在围生儿死亡中胎儿畸形占第一位。

(一)染色体异常综合征

1.21-三体综合征

即先天愚型,是人类最常见的一种染色体病,也是人类第 1 个被确诊的染色体病。自 1866 年由英国医师 Langdom Down 首次对此病作过临床描述,故称唐氏综合征。1959 年法国 Lejeune 首先发现此病是由于多了一条 21 号染色体,故称 21-三体综合征。1965 年 Yunis 用放射自显影及染色体显带技术确定,此额外的染色体根据大小应是第 22 号染色体,但考虑到临床上将 21-三体这一名称已习为所用,因此在 1971 年的巴黎会议决定仍沿用 21-三体这一名称,但在 Denver 体制的排号配对中,将第 21、22 号排序颠倒一下,即将较小的一对算作第 21 号排在 22 号前面,而较大的 22 号排在后面。该病发生的主要原因是由于父母的生殖细胞减数分裂时染色体不分离。其发生也与母亲的年龄、射线接触、病毒感染、服用致畸药物以及遗传因素等有关。

此病男性患者无生育能力,50% 为隐睾。女性患者偶有生育能力,所生子女 1/2 将发病,故须注意加强优生指导。另外,该病患者 IgE 较低,易发生呼吸道感染等,死亡率高。已经证明超氧化物歧化酶 1(SOD-1)基因位于第 21 号染色体上,而此病患者的 SOD-1 要比正常人高(1.45:1)。故认为此酶的增高与 21-三体患者的痴呆症状有关。

目前,该病的诊断必须依靠产前胎儿细胞或产后新生儿染色体核型分析才能够确定诊断。由于该病仍无法治疗,所以应依靠及时、准确的产前筛查以尽早终止妊娠而减少该病患儿的出生。

近 10 年来,对唐氏综合征的产前筛查一直受到学者的重视,使得该领域的进展很快。从最初的孕妇年龄筛查发展到母体血清标志物筛查和超声筛查;从羊膜腔穿刺检查发展到早期绒毛膜活检和非创伤性母血中直接分离胎儿细胞;从胎儿细胞的染色体型分析发展到现在可用荧光原位杂交技术来诊断胎儿细胞的染色体异常。

妊娠早期,唐氏综合征与胎儿颈部透明度(NT)增高(B 超测定)和孕妇血清 FreeB HCG 升高以及妊娠相关蛋白(PAPP-A)有关。NT 已被单独结合另两项血清标志物(结合试验)应用于其他筛查报告中。尽管这两项的血清标志物筛查试验的可靠性很高,但 NT 检查的可靠性是不确定的,这种不确定性导致妊娠早、中期筛查试验是否完善的争论。

妊娠中期筛查唐氏综合征,在过去的 10 年当中已被广泛采用,即根据就诊孕妇的不同血清标志物,再结合孕妇年龄得出该孕妇妊娠唐氏综合征胎儿的危险度。怀有患病胎儿时,孕妇血清中 AFP 和游离雌三醇降低,而 HCG 升高。测定该三种标志物的浓度,再结合年龄,组成了被广泛使用的三项试验。在通常的试验情况下,大约 5% 或更多已接受筛查试验的孕妇,需作羊水穿刺以保证 60%～80% 患病的胎儿被查出。大部分的筛查试验阴性的孕妇的胎儿是正常的,但假阳性结果仍然引起相当的恐慌。但通过联合筛查试验,这样的孕妇人数大大减低了,应该是较为可行的一种方法。

唐氏综合征的产前筛查是一种造福社会与家庭的事情,与肿瘤等疾病的早期筛查相比,明显地经济与高效。虽然目前广泛使用着妊娠中期的筛查,但随着联合筛查试验不断被认识,相信在不久的将来,它将会从现在的研究阶段进入到临床的常规应用中。

2.18-三体综合征(Edward 综合征)

该病于 1960 年首先报告,发生率占新生儿的 0.3‰,女:男为 3:1,多数在胚胎期流产。该病的发生一般认为是由于母亲卵子减数分裂发生不分离所致,与母亲年龄、遗传、射线及病毒感染等有关。

(1)诊断要点

①临床表现:生长发育迟缓、眼裂狭小、耳畸形低位、小颌、胸骨短小、骨盆小、船形足,手呈特殊指交叉握拳状,即拇指紧贴掌心,3、4 指紧贴手掌,2、5 指压于其上,肌张力高,90%有先天性心脏病,以室间隔缺损及动脉导管未闭多见。25%患者表现有通贯手。

②染色体诊断同上。

③超声检查。

(2)治疗:90%以上在胚胎早期自然流产而淘汰,除极少数患儿存活较长时间外,一般患儿于出生后仅存活 2 个月左右。肺炎、心脏畸形及多种其他畸形是导致患儿死亡的主要原因。产前诊断一旦确立,应征求孕妇及家属的意见进行引产。

(二)单基因异常综合征

即单基因畸形综合征,临床可根据染色体结构改变并结合家系分析进行诊断,这里对可能造成分娩困难的 X 连锁脑积水综合征(家族性脑积水)做一介绍,该病为 X 连锁隐性遗传病,因大脑导水管狭窄造成脑室内外有大量脑脊液(500~3000ml)蓄积于颅腔内,致颅腔体积增大,颅缝明显变宽,囟门显著增大。

1.诊断要点

①若为头先露,在耻骨联合上方触到宽大、骨质薄软、有弹性的头。胎头大于胎体并高浮,胎头跨耻征阳性。阴道检查可见盆腔空虚,胎先露部过高,颅缝宽,囟门大且紧张,颅骨软而薄,触之有如乒乓球的感觉。

②辅助检查:B 型超声在孕 20 周后,若脑室率—中线至侧脑室侧壁距离/中线致颅骨内缘距离>0.5,应考虑脑积水的存在。胎头周径明显大于腹周径,颅内大部分被液性暗区占据,中线漂动。

2.处理

应主要考虑母亲安全,若为头先露,确诊后应引产。宫口开大 3cm 行穿颅术,放出脑脊液。

(三)多基因异常

神经管缺陷(NTDs)

NTDs 系在胚胎发育早期(妊娠 21~28d),由于受到某些致畸因子的作用,使神经管不闭合所出现的一系列先天畸形。主要包括无脑儿、脑膜或脑膨出、脊柱裂。无脑儿生下后即死亡，而脊柱裂根据病变的部位及程度可存活而残废。NTDs 是国内最高发的先天畸形，全国发生率为 2.7‰，许多发达国家 NTDs 发生率均在 1‰ 左右。NTDs 主要为多基因遗传病，发病与环境关系密切，在我国北方七省 NTDs 发生率为 7‰，最高发生地为山西省。本病女胎多见，有人认为与绒毛膜促性腺激素（HCG）不足或胚胎受体细胞对 HCG 不敏感有关。现研究认为妊娠早期多种维生素及叶酸或维生素 B_{12} 的缺乏，以及高热或接触高温、桑拿浴等都与本病发生有关。本病可以在妊娠中期做母血清 AFP 测定，并辅以 B 型超声诊断，必要进行羊水穿刺做 AFP 及乙酰胆碱酯酶的测定。AFP 是糖蛋白，由胎儿肝脏及卵黄囊合成，其产生在胎儿具有时间规律，在母体中也有相似的规律。一般妊娠 16 周就可以从母血中检测到，32 周达高峰，以后逐渐降低。胚胎发育到 $23\sim25d$ 前、后神经孔相继封闭、形成一个不与外周相通的神经管，如未能正常闭合则形成开放性神经管畸形如无脑儿、脊柱裂等。当胎儿存在这类畸形时，脑脊液中的 AFP 可直接进入羊水，造成羊水 AFP 水平显著升高。胎儿期神经尚未分化成熟，可溶性胆碱酯酶进入脑脊液较成人多，故通过检测此酶也可诊断神经管缺陷，并且其准确性较 AFP 更高。

（1）无脑儿：是先天畸形胎儿中最常见的一种，女胎比男胎多 4 倍。

1）诊断要点

①临床表现：特殊外观为无颅盖骨，双眼突出，颈短，若伴羊水过多常早产，否则为过期产。分两种类型，一种是脑组织变性坏死突出颅外，另一种类型是脑组织未发育。

②体征：腹部检查时，感觉胎头较小。肛门检查和阴道检查时，可扪及凹凸不平的颅底部。

③辅助检查如上所述，孕母血清标志物 AFP、HCG 等结合 B 型超声多可确诊。超声可在孕 10 周对无脑儿做出诊断。

④鉴别诊断：应与面先露、小头畸形、脑脊膜膨出相区别。大的脑脊膜膨出常伴有大面积颅骨缺损。孕 14 周后 B 型超声探查见不到圆形颅骨光环，头端有不规则瘤结，也可行 X 线摄片，无颅盖骨即可确诊。

2）处理：无脑儿无存活可能，一经确诊应引产，分娩多无困难，偶尔因头小不能充分扩张软产道而致胎肩娩出困难，需耐心等待。如伴有脑脊膜膨出造成分娩困难，可行毁胎术或穿颅。

（2）脊柱裂：属脊椎管部分未完全闭合的状态。胎儿脊柱在孕 $8\sim9$ 周开始骨化，骨化过程若椎体两半不融合则形成脊椎裂，多发生在胸腰段，孕 18 周是发现的最好时机，20 周后表现明显，B 型超声可见脊柱间距变宽或形成角度呈 V 或 W 形，脊柱短小，不规则弯曲，不完整。严重者应终止妊娠。

（四）其他

如环境、药物、微生物感染等所致的畸形。

第六节　死胎

死胎是指妊娠 20 周后胎儿在子宫内死亡。胎儿在分娩过程中死亡称为死产,亦是死胎的一种。如死胎滞留过久,可引起母体凝血功能障碍,分娩时发生不易控制的产后出血,对产妇危害极大,在临床上及时诊断、处理是非常必要的。

【病因】

胎儿缺氧是造成胎儿宫内死亡最常见的原因,大约半数以上死胎为胎儿宫内缺氧所致。引起胎儿缺氧的因素有母体因素、胎盘因素、脐带因素、胎儿因素,具体情况如下:

1.母体因素

(1)严重的妊娠并发症致胎盘供血不足:妊娠期高血压疾病、妊娠合并慢性肾炎的孕妇可由于全身小动脉血管痉挛,引起子宫胎盘血流量减少,绒毛缺血缺氧导致胎儿死亡。

(2)红细胞携氧量不足:妊娠合并重度贫血,妊娠合并肺部疾病如肺炎、支气管哮喘、肺源性心脏病,各种原因导致的心功能不全,可导致母体红细胞携氧量不足引起胎儿宫内缺氧死亡。

(3)出血性疾病:母体产前出血性疾病如前置胎盘、胎盘早剥、子宫破裂、创伤等引起母体失血性休克,导致胎死宫内。

(4)妊娠并发症:妊娠期肝内胆汁淤积症患者由于胎盘胆汁淤积,绒毛水肿、绒毛间隙变窄,胎盘循环血流量减少,导致胎儿缺氧死亡;妊娠期的溶血性疾病和母儿血型不合(ABO 血型和 Rh 血型)可发生胎儿水肿死亡;糖尿病合并妊娠和妊娠期糖尿病孕妇发生不明原因的胎儿死亡。

(5)妊娠合并感染性疾病:细菌感染如 B 型链球菌致急性羊膜绒毛膜炎所致的感染性发热,导致机体氧气需要量迅速增加,供不应求而缺氧引起胎儿死亡;病毒性感染如风疹病毒、巨细胞病毒、单纯疱疹病毒等宫内病毒感染可导致胎死宫内;弓形体病在妊娠中期感染胎儿可发生广泛性病变,引起死亡。

(6)子宫局部因素:子宫张力过大或子宫收缩过强、子宫肌瘤、子宫畸形、子宫过度旋转等均可影响胎盘的血流供应,引起胎儿死亡。

(7)妊娠期生活不良行为:妊娠期吸烟、酗酒、吸毒等不良行为可以导致胎盘循环血流量减少,胎儿缺氧死亡;妊娠期应用对胎儿有致畸作用的药物可使遗传基因发生突变,致染色体畸变,导致胎儿死亡。

2.胎盘因素

胎盘因素是引起胎儿宫内缺氧死胎的重要因素,可表现为胎盘功能异常和胎盘结构异常。

(1)胎盘功能异常:过期妊娠使胎盘组织老化、胎盘功能减退,对胎儿的氧气和营养物质供应减少,特别是过度成熟胎儿对缺氧的耐受能力明显下降,容易发生胎儿宫内窘迫和胎死宫内;妊娠期严重的并发症和并发症亦常导致胎盘功能减退,胎盘循环血流量减少。胎盘感染炎性渗出增多、组织水肿,影响母胎间的血液交换导致胎死宫内。

（2）胎盘结构异常：轮状胎盘、膜状胎盘、胎盘过小，胎盘梗死使母胎间的营养物质交换面积减少；胎盘早剥时剥离面积达 1/2 时可导致胎儿宫内死亡。

3.脐带因素

脐带异常可使胎儿与母体间的血流交换中断，导致胎儿急性缺氧死亡。脐带扭转、脐带先露、脐带脱垂、脐带打结、脐带缠绕、脐带根部过细、脐带过短是临床引起死胎最常见的原因；单脐动脉亦可导致死胎。

4.胎儿因素

如严重的胎儿心血管系统功能障碍、胎儿严重畸形、胎儿生长受限、胎儿宫内感染、严重的遗传性疾病、母儿血型不合等。

【病理改变】

1.浸软胎

胎儿皮肤变软，触之脱皮，皮肤色素沉淀而呈暗红色，内脏器官亦变软而脆，头颅的结缔组织失去弹性而重叠。

2.压扁胎

胎儿死亡后，羊水被吸收，胎盘循环消失发生退化，身体结构相互压迫，形成干枯现象。

3.纸样胎

常见于多胎妊娠，其中一个胎儿死亡，另外的胎儿继续妊娠生长，已经死亡的胎儿枯干受压似纸质。纸样胎是压扁胎的进一步变化。

4.凝血功能障碍

胎儿宫内死亡 3 周以上仍未排出，退变的胎盘组织释放促凝物质和羊水释放凝血活酶进入母体血循环，激活母体凝血系统而引起弥散性血管内凝血，导致血液中的纤维蛋白原和血小板降低，发生难以控制的大出血。

【临床表现及诊断】

1.孕妇自觉胎动停止，乳房胀感消失，乳房变软缩小，子宫不继续增大。

2.腹部检查宫底高度及腹围小于停经月份，无胎动及胎心音。

3.死胎在宫内停留时间过久，可有全身疲乏，食欲不振，腹部下坠，产后大出血或致弥漫性血管内凝血（DIC）。

4.超声检查是诊断死胎最常用、方便、准确的方法。超声可显示胎动和胎心搏动消失。胎儿死亡时间不同，其超声检查显像亦不同。死亡时间较短，仅见胎心搏动消失，胎儿体内各器官血流、脐带血流停止、身体张力及骨骼、皮下组织回声正常，羊水无回声区、无异常改变。死亡时间较长超声反映的为胎儿浸软现象，显示胎儿颅骨强回声环形变、颅骨重叠变形；胎儿皮下液体积聚造成头皮水肿和全身水肿表现；液体积聚在浆膜腔如胸腔、腹腔；腹腔内肠管扩张并可见不规则的强回声显示；少量气体积聚也可能不产生声像阴影。如果死胎稽留宫内，进一步浸软变形，其轮廓变得模糊，可能会难以辨认，此时须谨防孕妇弥散性血管内凝血的发生。偶尔超声检查也可发现胎儿的死因如多发畸形等。

【临床处理】

死胎一经诊断且尚未排出者，无论胎儿死亡时间长短均应积极处理、尽快引产。引产处理前应详细询问病史,判断是否合并存在肝炎、血液系统疾病等能引起产后出血和产褥感染的疾病,并及时处理;同时常规检查凝血功能;死胎引产仔细检查胎盘、脐带和胎儿,寻找死胎发生的原因。

1.胎儿死亡时间短:可直接采用羊膜腔内注入依沙吖啶引产或前列腺素制剂引产;宫颈条件成熟亦可采用催产素静脉滴注引产。

2.胎儿死亡4周尚未排出,凝血功能监测显示凝血功能异常者,引产术前时准备新鲜冰冻血浆、血小板、纤维蛋白原。若纤维蛋白原$<1.5g/L$,血小板$<100×10^9/L$,应先抗凝治疗,待纤维蛋白原恢复正常再引产清除死胎。首选肝素,肝素可阻止病理性凝血过程又保护凝血成分不再被消耗。肝素剂量一般为$0.5mg/kg$,每6小时给药一次。一般用药24～48小时后血小板和纤维蛋白原可恢复到有效止血水平。

引产方法有:①缩宫素静脉滴注引产。在使用缩宫素前先口服己烯雌酚5mg,3/d,连用5d,以提高子宫平滑肌对缩宫素的敏感性;②羊膜腔内注射药物引产。临床常用药物为依沙吖啶。依沙吖啶在妊娠晚期可引起子宫强烈收缩,导致子宫破裂,故对有剖宫产史者应慎用。肝肾功能不全者禁用;③米非司酮配伍前列腺素引产。此法可用于妊娠24周前;亦可采用前列腺素E_2阴道栓剂终止28周内死胎。

若死胎接近足月且胎位异常,在宫口开大后予以毁胎,以保护母体免受损伤;若在引产过程中出现先兆子宫破裂需及时行剖腹探查术,胎盘娩出后应详细检查胎盘、脐带,以明确胎儿死亡原因。产后应注意严密子宫收缩和产后出血情况,应用抗生素预防感染和退乳处理。

第七节　脐带异常

脐带是连接母体与胎儿之间的桥梁,胎儿通过脐带、胎盘与母体进行营养和代谢物质交换。脐带长度的正常范围是35～70cm,平均54cm;其横切直径为1.5～2cm,脐带外面为一层羊膜,内由包埋在华尔通氏胶中的两条动脉和一条静脉组成。脐带异常时可影响胎儿的生长发育,甚至导致胎儿死亡。常见的脐带异常包括:脐带自身异常、脐带附着异常。

(一)脐带自身异常

分为结构异常、位置异常。

1.脐带结构异常

(1)脐带长度异常:有报告表明脐带的长度与妊娠早期和中期时羊水的多少和胎儿的活动度有关,胎儿活动多者脐带长,反之较短,如:先天愚型的胎儿活动少,脐带较短。一般在妊娠28周时脐带长度已达到足月时的长度。

①脐带过长:脐带长度超过70cm,多为正常的2倍。有报道脐带最长为300cm。过长的脐带易造成缠绕、打结、脱垂、脐血管栓塞。B超检查可见较多的脐带影像。

②脐带过短:脐带长度短于30cm,其发生率为1%。文献报道最短者仅0.5cm。脐带过短在临产前多无症状。临产后由于胎儿下降时牵拉脐带使脐血管过度延伸变窄,血流受阻,胎儿血液循环减少,易导致胎心变慢,胎儿缺氧、窒息,并有发生胎盘早期剥离、子宫内翻、胎儿脐

疝、脐血管或脐带断裂等危险。表现在产程(尤其是第二产程)进展缓慢,甚至滞产,在宫缩、胎先露下降时胎心减慢,宫缩间歇时,先露回缩,胎心可恢复。胎心监护可出现散发减速。

　　③无脐带:非常罕见,此时胎盘直接与胎儿腹壁相连,合并脏器外翻,这是体蒂发育异常的结果。也有的胎盘连于胎儿头皮,合并颅骨缺损和其他畸形。

　　(2)脐带粗细异常

　　①脐带水肿:临床多称胶质脐带,原因不明,一般多伴有胎儿水肿,可见于母儿血型不合、母亲糖尿病、早产和浸软胎儿。水肿的脐带切片见华通氏胶内有大小不等的空泡。

　　②脐带过细:脐带直径在孕中期迅速增粗,至 30 周达高峰,若脐带直径短于 1.6cm,称脐带过细。细脐带受压时,易使胎儿血液循环受阻,引起胎儿宫内窘迫或猝死。

　　(3)脐带血管异常

　　①单脐动脉:只有一条脐动脉称单脐动脉。其发生率文献报道差异很大在 0.20%～12%,多胎妊娠发生机会稍高于单胎妊娠为 0%～7%。发生原因是发育成脐动脉的两条尿囊动脉中一条发育不良或萎缩,或早期暂时性单脐动脉期持续不变。单脐动脉胎儿的孕母多有死胎、畸形和多次流产史,且多合并糖尿病、羊水过多、先兆子痫。单脐动脉胎儿畸形率和死亡率高,如胃肠道、骨骼、泌尿生殖道、心血管、中枢神经系统畸形。但畸形并非全是致死性的。所以,产科医师接生时应常规检查脐带,如有异常,要检查婴儿是否存在其他畸形,以利于早期诊治。目前,B超检查配合彩色多普勒可较准确地发现胎儿单脐动脉。

　　②脐血管破裂出血和血肿:脐血管自然破裂极罕见,多发生在较短的脐带在临产后先露部下降时的牵拉,使脐血管撕裂出血或脐带内出血。脐带血肿也很少见,但血肿多发生于静脉近胎儿端压迫脐带影响胎儿循环,均可导致胎儿死亡。

　　③脐带血管血栓形成:非常少见,常因脐带受压、扭转、狭窄、脐带肿瘤、胎盘剥离或感染等引起。脐动脉血栓常伴有脐静脉血栓,而脐静脉血栓形成可能是由于缩宫素引起子宫强烈收缩造成的。有脐带血管血栓的胎儿死亡率很高。但胎儿死亡往往是其他原因引起的,脐血管血栓形成是并发症,并不是致死的原因。

　　④脐带静脉曲张:多为脐带局部静脉过长,形成假结,有时成祥突出,状如静脉曲张。而真正的静脉曲张少见。

　　⑤脐血管数目的异常:为右侧尿囊静脉不退化,仍然保留,出现两条脐静脉;也有脐带内有4 条或 2 条血管的报道。

　　(4)脐带内的残留胚胎组织:有尿囊、脐肠系膜导管残留等,临产意义不大。

　　(5)脐带囊肿:

　　①自胎生残留物衍化而来的脐带囊肿:可来自尿囊、卵黄囊肠系膜管残留的囊肿,没有临床意义。可借助病理来鉴别。

　　②羊膜上皮包涵囊肿:非常少见,多很小,囊内覆以羊膜上皮。

　　③华通氏胶退变形成的囊肿:华通氏胶黏液样退变形成的空腔,内含黏液,没有上皮。

　　(6)脐带炎症:脐带内见白细胞浸润,但并非所有的浸润都表示存在真正的感染。

　　(7)脐带肿瘤:真正的脐带肿瘤罕见,可分为血管瘤、畸胎瘤,均为良性,文献未见有恶性肿瘤的报道。

①血管瘤：多很小，但直径可达到17cm，肿瘤自华通氏胶毛细血管发生，属脐带原始血管间叶组织的畸形，不是真正的肿瘤。

②畸胎瘤：妊娠早期原肠陷入脐带，使得原始生殖细胞有可能从原肠游走到脐带结缔组织内，发生畸胎瘤。

2.脐带位置异常

(1)脐带打结

①脐带假结：较常见，多为脐血管长于脐带或脐静脉长于脐动脉，华通氏胶增厚形成的假性结节，无临床意义。

②脐带真结：多于妊娠3～4个月，胎儿较小，活动度较大时发生，一般先有脐带缠绕，而后胎儿穿过脐带环形成真性结节。多见于脐带过长、羊水过多、单羊膜囊双胎等。真结未拉紧时，不影响胎儿血液循环，可无症状，但临产后随着胎先露的下降，结节张力增加，会引起胎心改变，甚至危及生命。

(2)脐带缠绕：脐带围绕胎儿颈部、四肢、躯干称为脐带缠绕。以脐带绕颈多见(17%)，多与脐带过长、胎动过频、羊水量多等有关。脐带缠绕使可移动的脐带变短，其后果与真性脐带过短相同。现超声检查可以诊断脐带绕颈，准确率可达94.2%。脐带缠绕的胎儿在妊娠期多无症状，临产后无胎心及胎动异常可待产，如出现产程延长、胎心变化应立即给产妇吸氧，左侧卧位，如无效，则剖宫产结束分娩；若宫口已开全，无头盆不称可行阴道助产。

(3)脐带扭转：指脐带沿其纵轴扭转呈螺旋形，生理性扭转可达6～11周。过多的脐带扭转多与脐带发育不良、多产、胎动频繁等有关。可造成胎儿血液循环延缓、中断，发生胎儿生长受限，甚至胎死宫内。所以孕妇应学会自测胎动，如发现异常，应及时就诊。

(4)脐带脱垂：脐带脱垂分显性与隐性，显性脐带脱垂是指胎膜已破，脐带脱出于子宫颈口外，降至阴道甚至外阴者。隐性脐带脱垂是指胎膜未破脐带位于胎先露的一侧，先露与骨盆壁之间，脐带位于胎先露的前方称为脐先露。脐带是胎儿与母体进行物质交换的重要通道，脐带脱垂造成脐带受压，引起脐带血流受限，致胎儿急性缺血缺氧，是一种发生率虽低但严重危及胎儿生命的产科急症，一旦发生，其手术产率和围生儿死亡率明显升高，及时发现及时处理，可降低围生儿死亡率。

【发病率】

脐带脱垂的发生率报道不一，国外报道为0.23%～0.47%，国内报道为0.25%～0.3%。其中显性脐带脱垂是严重威胁胎儿生命的产科急症，围生儿病死率可达20%～30%。我国现阶段臀位多采取剖宫产结束分娩，因而更多的脐带脱垂出现在头位分娩中。

【病因】

胎先露未能与骨盆入口密切衔接时，均有可能发生脐带脱垂。常见情况有：

1)胎先露异常使胎先露部与母体骨盆间有较大空隙，由此导致的脐带脱垂约占40%～50%。如头盆不称、胎头高浮、早产或宫内生长迟缓儿相对骨盆宽大，双胎、各种异常先露如臀位，特别是足先露时发生脐带脱垂的可能性最大，肩先露、面先露、枕先露时的枕横位、枕后位等，先露部位不能紧贴盆壁，也可导致脐带脱垂。

2)胎盘附着位置偏低，特别是脐带又附着于胎盘下缘，也是脐带易于下滑受压因素。

3)脐带过长,羊水过多,胎膜早破,产程中阴道检查,手转胎头,人工破水等情况都有可能发生脐带脱垂。

【临床表现】

1)症状:脐带完全脱垂,掉出阴道口外,肉眼可见不难诊断。如若脐带掉出阴道口外,产妇常常主诉有物掉出。于胎儿缺氧初始,胎动常频繁,产妇感到胎动活跃,当胎心消失胎死宫内,产妇感到胎动减少并迅即消失。

2)体征:通过阴道检查可以发现脱出宫颈口在阴道内的脐带。如果胎膜未破,通过阴道或肛门检查于先露部前方触及到条索状物。脐带有或没有搏动视胎心情况而定,搏动与胎心一致,是脐带先露时检查所见。

脐带隐性脱垂或受压常常是在阴道检查时,企图摸清胎位或手转胎头纠正胎位时,触摸胎头侧方而发现有脐带存在。

腹部听诊,由于脐带受压时多出现胎变化,突然胎心变快迅即变慢、不规律而后消失。胎心监护可发现胎儿心动过缓,可变减速、晚减速或延长自发减速等图形,表明有脐带受压及胎儿宫内缺氧表现,视血液循环中断情况不同而有不同改变。

【分类】

按照胎膜是否破裂以及脐带脱垂的程度分为完全性脐带脱垂、脐带先露和隐性脐带脱垂或隐性脐带先露。

1)完全性脐带脱垂:是指胎膜破裂后,脐带掉出于宫颈口外,仍存在阴道口内或掉出阴道口外。这是脐带脱垂中最严重的情况。

2)脐带先露:是指胎膜未破,脐带位于胎先露前方或侧方,超过先露部前端。

3)隐性脐带脱垂或隐性脐带先露:是指脐带位于先露部侧方、耳前,最低点不超越先露部的前方。

以上3种情况除脐带脱垂的脐带先露之定义各家一致外,隐性脐带脱垂、隐性脐带先露甚或脐带受压,虽有不同名称,尚无统一定义,但意指是一致的。

【诊断】

1)临床表现:早期诊断与正确处理是降低围生儿病死率的唯一有效措施,有脐带脱垂原因存在时,应警惕有无脐带脱垂。若胎膜未破,于胎动、宫缩后胎心率突然变慢,改变体位、上推先露及抬高臀部后迅速恢复者,应考虑有脐带隐性脱垂的可能,临产后应行胎心监护。若已破膜,更应警惕。一旦胎心率出现异常时,应立即做阴道检查,注意有无脐带脱垂和脐带血管有无搏动,不能用力去触摸,以免延误处理时间及加重脐血管受压。在胎先露部旁或胎先露部下方以及在阴道内触及脐带者,或脐带脱出于外阴者,则确诊无疑。

2)辅助检查:监护手段可根据条件而定,产时可使用胎儿监护仪、超声多普勒或听诊器监测胎心率以及行胎儿生物物理监测以了解胎儿情况,并可用B型超声检查,有助于判定脐带位置,用阴道探头显示会更清晰。

【对母儿的影响】

不同程度的脐带脱垂及受压都造成共同的病理改变,使胎儿胎盘间血液循环中断,造成胎儿急速缺氧,继之酸中毒,重要脏器损伤,严重威胁胎儿生命安全。有一些新生儿经过抢救成活,但由于宫内缺氧严重,患儿心、脑、肾等重要器官损伤严重,最终难免一死。即或有少数幸存者,这些婴儿将来的智力或神经运动后遗症也会致残终身。随着胎儿监护手段的进展,一些脐带受压或隐性脐带脱垂常能及早发现,并给予紧急剖宫手术,抢救成活的病例亦不在少数,但严重的脐带脱垂则抢救成活的不多见。脐带脱垂一旦发生,产妇及医护人员均要经历一场紧张和惊吓的磨难,紧急手术、助产有可能造成产道损伤、出血、感染,特别是婴儿损伤和死亡造成产妇巨大的精神创伤。因此,如何预防或减少脐带脱垂的发生,一旦发生争取最佳后果是至关重要的。

【处理】

脐带脱垂严重危及胎儿生命。胎儿生存和窒息情况取决于脐带受压程度及脐带脱垂时间,脱垂时间<5min,胎儿预后较佳。

1)产前健康教育及指导:加强产前检查对降低脐带脱垂发生率有重要意义。通过临床病例分析,脐带脱垂常与胎位不正、多胎、多次妊娠、早产以及骨产道异常、胎膜早破、羊水过多、脐带过长、胎盘低置等因素有关。可见,做好孕期检查和健康教育至关重要,许多孕妇忽视孕期管理,未能发现异常胎位而失去纠正的机会。因此,要加强孕期宣教,在孕期接受正规检查,适时纠正异常胎位,对低胎龄、臀先露或骨盆异常、羊水过多等存在脐带脱垂隐患的孕妇,必要时提早住院。预防脐带脱垂应定期产科检查,筛检出高危孕妇,有剖宫产指征者于预产期前收治入院择期手术。对胎膜早破患者应避免直立行走,特别是胎头尚未衔接者入院后常规 B 超检查以了解脐带情况,脐带先露者可直接剖宫产,需引产的则加强胎心监护。

2)产时护理及对策:加强产程监护:对有脐带脱垂高危因素的产妇临产后嘱其卧床休息,严密观察产程进展,勤听胎心,胎膜破裂后立即测听胎心并且连续胎心监护,注意监测羊水性状和胎心率盐线的变化,如有头高位者破膜后羊水由清变浑浊并出现胎心改变或破膜后胎心变慢、胎动或宫缩后胎心率突然变慢、胎心监护 NST 评分低、出现减速尤其变异减速 OCT 阳性,要考虑隐性脐带脱垂。阴道检查时胎先露一侧较高处触及脐带,超声检查于胎先露前方见到声像也应考虑隐性脐带脱垂。

一旦确诊脐带脱垂,不主张行脐带还纳术,可直接剖宫产,需引产的则加强胎心监护,尽量避免不必要的阴道检查和阴道操作,如发现较大较深的减速立即阴道检查以明确诊断。

对非高危孕妇特别是进入产程后,不能为加速产程而随意进行毫无医学指征的产科干预。同时快速给产妇静脉滴注过氧化氢碳酸酰胺以及静脉推注"新三联"(葡萄糖加维生素 C 加维生素 K_1 或地塞米松)。

产科实践中,脐带脱垂常发生在人工破膜时或破膜后发生,表明破膜技巧与脐带脱垂相关。破膜应在宫缩间隙进行,胎先露高浮情况下行人工破膜,尽可能排除隐性脐带脱垂后再破膜,对羊膜囊鼓者采用高位小孔针刺破膜,同时手指留在阴道内使羊水缓慢流出。

3)正确选择分娩方式:脐带脱垂造成脐带受压,引起脐带血流受阻,致胎儿急性缺血缺氧,危及胎儿的生命。若及时发现、抢救得力,多数围生儿的预后是好的。临床实践中要根据产次、胎心、胎儿体重、宫缩、宫口大小、骨盆径线等具体情况,选择最佳的分娩方式。

①当脐带搏动>100/min,争取尽快就地行剖宫产术:如胎心率 60/min 左右,而脐带搏动微弱者,仍应争取机会,并请儿科医生协助抢救;对头位、臀位、宫口开全、先露低、无头盆不称

者,行产钳术或臀牵引术,使胎儿迅速娩出。

②若胎儿已死亡,则等待自然娩出,必要时毁胎。

③横位无子宫破裂征象,宫口开全者应立即行内倒转术;横位有子宫破裂或先兆子宫破裂者,不论胎儿是否存活,都应立即剖腹探查。

4)做好新生儿窒息复苏准备:脐带脱垂的胎儿均有宫内窘迫,娩出的新生儿呼吸道多有大量分泌物,清除呼吸道分泌物,保证呼吸道通畅是抢救新生儿的关键措施。胎儿娩出前必须有熟练掌握复苏技术的医护人员在场,并准备好吸痰器、氧气、气管插管、新生儿喉镜及急救药品。胎儿娩出后,迅速、准确地判断新生儿情况,按窒息的程度选择合适的复苏方法。首先吸净呼吸道的分泌物,然后通过对新生儿的评估分别给氧气管插管、脐静脉注射等,必要时行胸外心脏按压及人工通气,待新生儿呼吸建立、皮肤转红、哭声洪亮后方可断脐,同时要注意保暖。

同时,预防产后出血及感染:胎儿娩出后按摩子宫,宫体注射缩宫素 20U,认真检查软产道有无损伤,尤其是阴道手术助产者,用碘仿擦洗外阴,2 次/天,保持外阴清洁,预防感染。

目前显性脐带脱垂的处理方式有 3 种:剖宫产、阴道助产、脐带还纳术。

脐带还纳术:以温生理盐水纱布包裹脐带后迅速还纳,但现大多数学者不主张应用还纳术,认为会加重脐带流受阻,耽误抢救时机。故发现脐带脱垂后应立即吸氧、抬高孕妇臀部、并用手将胎先露部推至骨盆入口以上,在胎儿存活前提下,根据胎儿情况、宫口开大程度、胎先露高低及宫缩情况决定分娩方式。

若宫口开全 S≥+2,宫缩好,预期短时间能经阴道分娩者,立即阴道助产或以臀位牵引娩出胎儿。

若宫口未开全、先露位置高,预期短时间内不能经阴,道分娩者,而且估计娩出后窒息儿可以抢救存活者,除给氧外,抬高臀部,手托先露,减轻脐带受压,就地局麻下行剖宫产,同时儿科医师到场准备围生儿抢救需紧急处理。

一旦发现胎儿心动过速或过缓,应立即改变产妇体位。不见好转时立即置产妇头低脚高位,并行阴道检查,确定宫口大小,了解脐带脱垂或受压情况,确定还纳脐带可能性,决定分娩方式。并立即给予氧气吸入,静脉注射 50% 葡萄糖注射液,准备各种抢救婴儿措施。

如估计不能立即阴道分娩,给予宫缩松弛药,如静脉注射硫酸镁 4g(25% 硫酸镁注射液 16ml 加 5%～25% 葡萄糖注射液 20ml,不少于 5min 注完)或深部肌内注射常规硫酸镁混合液 12ml(24% 硫酸镁注射液 10ml 加 2% 普鲁卡因注射液 2ml)以便减少或停止宫缩,减轻脐带受压。

阴道助产:当宫口开全,脐带脱垂或受压,无论头位或臀位,估计能够从速自阴道分娩出胎儿,胎心情况不佳或刚刚消失,均应分秒必争,尽快助产,协助胎儿娩出后,行新生儿复苏术。

剖宫产:宫口尚未开全,不能立即分娩,胎心存在,尽量还纳脐带。脐带脱垂时可使产妇取胸膝卧位,争取胎儿宫内复苏。同时准备就地剖宫产。待胎心有所恢复,估计胎儿可活,立即手术。切记不可过早撤出手臂,以免先露部下降,脐带再次受压,当然也不可多触膜刺激脐带。

如经过各种紧急处置,胎心急速变坏消失,或复而出现,但有心律不齐,又不能立即阴道分娩。此时即使剖宫取出胎儿,但由于胎儿宫内缺氧,酸中毒,心脑受损严重,再施以复苏,纠正酸中毒往往也难奏效。如若胎心已消失,又不能立即阴道分娩,可等待宫口开全,尽量自然分娩。

【预防】

显性脐带脱垂的高危因素有:隐性脐带脱垂、胎位异常(臀位、横位)、脐带过长、早产、经产妇、双胎、胎头高浮、羊水过多、不恰当人工破膜及胎膜早破等。早期发现和诊断隐性脐带脱垂对预防显性脐带脱垂有积极的作用。如胎膜早破,在胎动、宫缩后出现胎心音突然减慢、经改变体位、上推胎先露部及抬高孕妇臀部后,胎心能迅速恢复者。胎心监护 NST 评分低,出现减速尤其变异减速 OCT 阳性者。B 超于胎先露前方见到脐带声像者,均应警惕隐性脐带脱垂的存在,以防止其发展为显性脐带脱垂。重视胎位异常及尽量减少不必要的产科干预,尤在胎头高浮情况下,尽量排除隐性脐带脱垂后再破膜。对于胎膜早破、初产头浮、胎位不正、多胎妊娠、羊水过多等,有可能发生脐带脱垂的高危因素应提高警惕。破膜后,临产时都应经常听取胎心,必要时行连续胎心电子监护。

总结显性脐带脱垂的预防措施有:

1)加强围生期保健,预防感染、预防早产及低体重儿,产前检查时应及时发现和纠正高危因素。对于无法纠正者可提早住院,适当放宽剖宫产指征。

2)运用胎心监护仪、其血流图、彩色 B 超等辅助检查手段,及早发现脐带先露、脐带受压等。

3)胎膜早破者应用车、床送入院,胎头高浮者切忌起床活动。

4)产程中持续胎心监护及时发现胎心异常,并做必要的阴道检查,尽量减少不必要的产科干预。如人工破膜,尤其当胎先露高浮、胎头入盆未固定情况下,尽可能排除隐性脐带脱垂后再破膜。胎先露未固定时,不可上推胎先露。

5)人工破膜时,特别对于羊水过多之产妇,应采取高位、细针破水,使羊水缓缓流出,避免大量羊水冲出造成脐带脱垂。产程中人工破膜应选在宫缩即将停止,羊膜尚有一定张力时,既易于刺破胎膜,又防止强烈宫缩造成羊水突然冲出。凡是自然或人工破膜时均应立即听取胎心,肛门检查了解宫颈情况,排除脐带脱垂及脐带先露。

6)产程中发现胎心异常或胎心监护胎儿宫内缺氧及脐带受压征象,经改变体位不能缓解时,均应行阴道检查,了解是否有脐带问题。产程中必要进行阴道检查时,动作要轻柔,必要时行阴部神经阻滞麻醉,取得产妇合作,手转胎头时不可将头上推太高,防止诱发脐带脱垂。

【诊治禁忌】

1)脐带还纳术有一定困难,成功率低,常边送边滑脱,另外因脐带受刺激,脐血管收缩加重胎儿缺氧情况,常在还纳的过程中胎儿脐带搏动停止,延误抢救时机,尽可能避免脐带还纳术。

2)无论脐带脱垂长度多少,只要有脐带搏动及胎心变化,禁止使用缩宫素。

3)临产后先露未入盆或胎位异常者,应卧床休息,少做肛查或阴道检查,检查的动作要轻,以防胎膜破裂。一旦胎膜破裂,应立即听胎心,如有改变,立即做阴道检查。

4)阴道检查发现脐带脱垂,检查者手可应在阴道内并将胎儿先露部上推,分开手指置于先露与盆壁之间,使脐带由指缝通过而避免受压。

5)根据宫口开大情况,估计胎儿体重及何种先露,采取恰当的快速分娩方式。无阴道分娩条件,胎心＞80/min,就地行剖宫产术,禁止搬动,以便短时间内取出新生儿。

6)一旦确定无脐带动脉搏动,应等待自然分娩,禁止盲目手术,以免给产妇造成不必要的损失。若胎儿已死亡,则等待自然娩出,必要时毁胎。

7)羊水过多时,羊膜腔内压力高,破膜时脐带易被冲出。胎头未入盆而须人工破膜者,应在宫缩间歇时行高位羊膜囊穿刺,缓慢放出羊水以防脐带被羊水冲出,避免大量羊水冲出造成脐带脱垂,而破膜前后要听胎心。

3.诊断要点

(1)临产表现:破膜后胎心率变慢,或宫缩后胎心率仍慢且不规则;如在第一产程未破膜前有胎心改变,经垫高臀部或改变体位后胎心情况转好都应考虑到脐带脱垂的可能。破膜后,阴道检查触及脐带或脐血管搏动。

(2)超声检查可在胎先露前面见到脐带影像;临产后进行胎心监护,有助于隐性脐带脱垂的发现。

4.处理

(1)一旦确诊应立即使孕妇臀高位或胸膝卧位,如胎儿存活应立即剖宫产。同时,减少脐带受压,恢复血液循环。将胎先露上推,使脱出的脐带还纳回阴道,使脐带免受外界刺激,以减少脐血管痉挛及迷走神经兴奋所致的循环障碍;停止应用促宫缩药物,应用子宫松弛药,使子宫血管扩张。如地西泮 10mg 静脉推注;利托君 50mg,加入 5％葡萄糖 500ml 中,静脉滴注;或 25％硫酸镁 5～10g 静脉滴注。

(2)如胎心已消失,脐带搏动已停止;或胎儿较小,不能成活,可待其自然分娩。如宫口已开全,无头盆不称,胎心尚存,可行产钳助产。

(3)在缺乏紧急剖宫产条件时,应经导尿管注入 500～700ml 生理盐水充盈膀胱,同时用宫缩抑制药利托君 50mg 加入 5％葡萄糖 500ml 静脉滴注,按宫缩情况调节滴数。每分钟 40～49 滴。同时监测产妇生命指征及胎心监护。手术时放空膀胱,停用利托君。

(二)脐带附着异常
正常脐带附着在胎儿面正中或旁正中,约占 90％。

1.边缘性附着
脐血管附着在胎盘组织的边缘似球拍状。国内报道发生率为 10％左右,国外为5.6％。目前未发现有任何临床意义。

2.帆状附着
脐带附着于胎膜上,脐血管经过羊膜与绒毛膜之间进入胎盘,又称为帆状胎盘。

第八节 胎盘异常

胎盘是胚胎与母体组织的结合体,是联系母儿的重要器官。正常胎盘呈圆形或卵圆形,呈盘状。足月妊娠时胎盘直径 15～20cm,分为光滑的胎儿面和粗糙的母体面,母体面被浅沟分为 10～20 个胎盘小叶。脐带附着于胎盘中央、偏侧或边缘。可分为形态、位置异常。

（一）胎盘形态异常

1.有缘胎盘和轮状胎盘

由于绒毛膜板比胎盘底板小，胎膜不像正常移行到胎盘的边缘，而是与胎盘边缘有一定的距离，使胎盘边四周的绒毛组织或部分绒毛组织在绒毛膜板界限以外。如果胎膜在一个平面上，则在胎盘周围形成一个白色环，称为有缘胎盘；如果胎膜折叠形成一个稍隆起的嵴，则称为轮状胎盘。前者临床意义不大，后者多见于经产妇，且常伴有流产、早产、产前出血、围生期胎儿死亡、低体重儿、产后胎膜滞留等。

2.膜状胎盘

非常罕见，胎盘面积大而薄，但不一定全部如膜状，可以部分为膜状，是异常伸展的胎盘，直径可达 35cm，而厚度仅 0.5cm。这种胎盘是早期妊娠时，应当萎缩的平滑绒毛膜部分的绒毛未萎缩所致。常引起从妊娠早期开始的反复性阴道出血，逐渐加重，类似中央性前置胎盘，还易发生流产、早产、低体重儿、产后出血、胎盘粘连以致临床不得不手取胎盘或切除子宫。

3.环状胎盘

胎盘为一空心圆柱体或一完整的环，较少见，是孕卵着床过深或过浅的返祖现象。这样的胎盘易粘连，造成剥离困难，易引起产后大出血。

4.筛状胎盘

极为罕见，胎盘中心缺少一小叶绒毛，但有绒毛膜板。易误认为胎盘小叶不全，进行不必要的探查或刮宫。

5.副叶胎盘和假叶胎盘

是在主体胎盘附近有一个或多个大小不等的副叶与之相连，特点是主体和副叶之间有胎儿血管相连，接受其胎儿的血循环。若副胎盘与主胎盘之间无血管相连，则称为假叶胎盘。这类胎盘的形成，可能是由于局部包蜕膜与真蜕膜在非常早的时期就融合，因而有较好的血供，使部分应该退化的平滑绒毛膜没有退化。二者常附着于子宫下端或侧壁，可被误诊为前置胎盘。副胎盘常遗留在子宫内而被忽视，导致母体产后大出血并继发感染。所以，必须认真检查每个胎盘边缘有无血管撕裂痕迹，及时发现副叶胎盘。

6.多叶胎盘

由于受精卵着床后底蜕膜血管供给不足，呈现局灶状分布，使胎盘形成多叶状。常见为两叶，发生率为 2.2%～4.2%，多见于多产妇、大龄和有不育史的孕妇。易残留在宫腔内，引起产后出血和感染。

7.帆状胎盘

如上节所述，帆状胎盘指脐带附着于胎膜上。其发生率为 0.1%～13.6%，多胎妊娠时发生率明显增高，双胎中 9% 的胎盘为帆状，三胎胎盘多是帆状。形成原因不清，可能与受精卵着床异常或由前置胎盘演变而来。如胎膜上的血管通过子宫下段或越过子宫内口附近时，处于胎先露之前称为血管前置。如前置血管断裂，对胎儿危害极大。

（1）诊断要点

①临床表现：前置血管在破膜后立即出现无痛性阴道流血，量不多，但引起胎儿心率急剧

下降。也有阴道出血发生在破膜后，或不出血。阴道检查可触及胎膜上有固定的搏动血管，频率与胎心率相同，与先露之间无间隙，无华通氏胶保护。

②辅助检查：B超检查如发现在宫颈内口区有与脐带搏动一致的条索状低回声区，应考虑有前置血管的可能；通过已扩张的宫口用羊膜镜检查可以直接观察出血情况，还可取胎儿头皮血，测定胎儿失血情况。

③鉴别诊断：需与前置胎盘或见红多、胎盘早剥鉴别，后者阴道流血多来自母体，不同的临床症状和B超有助于鉴别。

（2）处理：本病对母体无害，仅对胎儿及新生儿构成威胁。如可进行产前诊断，可以提高围生儿的存活率。疑有前置血管而胎儿存活，应尽快结束分娩。

8.巨大胎盘

正常胎盘重500～600g，约占新生儿体重的1/6。巨大胎盘系指胎盘重量超过800g，与胎儿体重比例发生变化，其面积增大，绒毛肥大、水肿，间质组织增殖等。常见于妊娠高血压综合征、过熟儿、羊水过多症、多胎、巨大胎儿、胎儿溶血症、母体糖尿病、梅毒等。

（二）胎盘位置异常

1.前置胎盘

2.植入胎盘

由于底蜕膜完全或部分缺损导致胎盘与宫壁粘连，按胎盘绒毛侵入子宫肌层的程度分为3类：①粘连性胎盘，胎盘绒毛粘连或附着于子宫肌层；②侵蚀性或穿透性胎盘，胎盘绒毛侵入或侵蚀子宫肌层；③植入或穿透性胎盘，胎盘绒毛穿透子宫肌层。发生率报道不一，多见于高龄产妇和（或）多产妇，与多次刮宫或内膜损伤、子宫手术史等有关。出血严重程度与植入的部位、大小、深度成正相关。如娩出胎儿后，感觉胎盘剥离困难，牵拉脐带时，宫底伴随胎盘一起下降，应怀疑胎盘粘连或植入的可能。若为植入，应立即开腹手术处理。

第五章　产力、产道、胎位异常

第一节　子宫收缩乏力

产后子宫收缩乏力是指胎盘娩出后子宫不能正常收缩和缩复,导致血窦不能闭合,引起流血过多,是早期产后出血的主要原因。

【病理及病因】

妊娠后子宫迅速由原来的10ml容量增至500～1000倍,在产后数周内就要恢复到非孕状态,这些过程主要依赖于子宫肌肉的收缩和缩复。子宫体部肌肉特别肥厚,呈螺旋状交错成网状排列,正常分娩时,当胎盘自子宫蜕膜层剥离排出宫腔后,由于子宫肌纤维的强力收缩和缩复作用,使肌纤维间的血管、血窦受压闭合,血流停滞、血栓形成,使出血迅速减少。此时若由于全身或局部的原因使子宫收缩乏力,则胎盘附着部子宫肌壁间血管、血窦不能关闭即可引起出血。

子宫收缩乏力的常见原因可以分为全身性的和局部性原因。

1.全身性原因

包括精神过度紧张、较长时间未很好进食、睡眠不佳、神倦体乏致子宫收缩不良,临产后使用过多镇静药或麻醉药,及其他全身性疾病等。

2.局部性原因

子宫过度伸展,如巨大儿、双胎、羊水过多等使子宫肌纤维过度伸展,影响了产后子宫正常的缩复作用。子宫畸形、发育不良、子宫肌瘤、手术瘢痕等使子宫肌纤维失去正常收缩能力。子宫炎症和多次生育的经产妇子宫肌纤维有退行变。尿潴留,膀胱、直肠过度充盈影响子宫缩复。子宫肌肉水肿,如严重贫血、妊高征等所致子宫肌缺血水肿。胎盘卒中子宫壁有渗血均影响子宫收缩。前置胎盘、胎盘宫角附着,胎盘附着在子宫肌的被动收缩部分,胎盘剥离后,由于该部位肌纤维薄弱收缩无力,不易缩复,血窦不易闭合而出血。缩宫素(催产素)引产、催产易导致产后子宫收缩乏力。难产、滞产致使产程延长,产妇衰竭。胎盘早剥、子宫卒中、胎盘滞留或残留、宫腔积血等形成的血块也可影响子宫缩复。

【临床表现】

与产妇全身状况、有无器质性病变、有无贫血及产后出血的急缓、出血的量有关。

1.阴道出血

产后子宫收缩乏力主要表现为阴道出血。产后突然阴道大量出血,可使产妇很快出现休克。有胎盘滞留者,在胎盘娩出前即可有大出血,胎盘娩出后继续出血不止。

2.根据出血量不同全身症状不同

(1)大量急性出血:产妇自觉头晕、心悸、恶心、呕吐、出汗、呼吸短促、烦躁不安,检查时可发现面色苍白、出冷汗、四肢冷，脉搏细速，呼吸短促，血压下降，并可迅速陷入休克状态。若抢救不及时，甚至可在数小时内死亡。这类病例临床容易及时发现，不致延误处理。

（2）少量连续不断的出血或间断的阵发性出血：这类病例常被忽视。初期仅表现为脉搏增快、血压正常甚至可以反射性地增高，待出血量多达机体不能代偿时，方出现明显休克症状，此时往往失血已很多，贻误抢救时机，造成救治上的困难。

（3）隐性出血：有些产妇血液淤积在宫腔内或阴道内，显性出血不多，这种病例更容易被忽视。按压子宫时可有大量血及血块排出，产后宫腔积血可达 1000ml 以上，胎盘娩出后经常触摸宫底了解子宫收缩情况可避免此种情况的发生。

体征：休克体征，如面色苍白，出冷汗，四肢冷，重者可有意识不清甚至昏迷，脉快而细弱，呼吸短促，血压下降。

子宫缩复：子宫弛软而大，宫腔内积血者宫底升高，不易摸清，有时可摸到胀大的膀胱。阴道出血阵发性增多，血液暗红色。按摩子宫时，子宫可变硬，阴道流血减少，停止按摩后子宫又变软，揉压子宫可排出大量积血。

【诊断】

诊断主要依据有子宫收缩乏力的致病原因；阴道大量出血，并出现因失血出现的症状及体征，必须详细了解出血情况，仔细检查腹部、软产道及胎盘，必要时辅以实验室检查；胎盘娩出后子宫松软无力；针对子宫收缩乏力的治疗有效，并依据阴道出血的时间，排除其他疾病导致出血的可能。产后出血的诊断关键是要找到出血原因。

【鉴别诊断】

1. 软产道损伤

是导致产后出血的重要原因。在胎儿娩出后，尤其在急产、产钳助产、手转或器械旋转胎头、臀位牵引术、巨大胎儿产出后，紧接着出现阴道流血且持续不断、色鲜红，应首先考虑软产道裂伤。经仔细检查外阴、阴道、子宫颈及盆腔不难发现。

2. 胎盘滞留或部分剥离

常与子宫收缩乏力同时存在。在胎儿娩出后，间隔一个短时间后出现流血，量或多或少、色暗红、有血块，可伴有子宫收缩，宫底上升等征象。胎盘娩出后，将胎盘平铺于台上，仔细检查，如胎盘、胎膜缺失，经手取、钳取或大刮匙刮宫，可以取出。

3. 凝血功能障碍引起的产后出血

多有诱发因素，如重度妊高征、胎盘早剥、羊水栓塞、死胎等，阴道流血不凝固，子宫收缩好，使用宫缩剂无效。除阴道外，全身多处均可出血，且血不凝。血液检查：血小板 $100 \times 10^9/$ L 或进行性下降，纤维蛋白原下降、凝血酶原时间延长等。有时产后出血若未及时补充血容量，丧失大量凝血因子，休克未控制，可发生酸中毒损伤血管内皮而继发 DIC。

【治疗】

产后子宫收缩乏力发病急，短时间内即可大量失血，威胁产妇生命安全，故应引起高度重视、警惕，注意预防出血，随时做好抢救的准备。治疗原则是加强宫缩以止血并救治休克。一旦发生出血，应争分夺秒，各种措施同时或交替进行，边治疗，边检查，以免延误救治时机。

1.加强子宫收缩

(1)手法按摩子宫:是简便有效地促进宫缩的方法,先导尿排空膀胱。

①腹部按摩法:按摩子宫必须将宫腔内积血压出,在胎盘娩出后,助产者一手置于产妇腹部,握住子宫底部,轻轻按摩,促进其收缩;或一手从耻骨联合上方将子宫向上托起,另一手置于子宫底部,拇指在前,其余4指在后,有节律地进行按摩,有时不易握持,可于耻骨联合上方按压下腹中部,使子宫向上升高,另一手在腹部按摩子宫,按摩过程中要及时按压宫底使积血排出。

②双合按摩法:出血迅猛,腹部按摩无效时及时改用此法。术者先一手置于腹部,按摩宫底挤出宫腔内积血,待积血排除后,一手握拳置于阴道前穹窿,顶住子宫前壁,另一手自腹部按压子宫后壁使子宫前屈,两手相对紧紧压迫子宫并做按摩,此法能刺激子宫收缩,并能压迫子宫血窦,持续15min多能奏效。手术中注意无菌操作及阴道内的手压力不可过大。

(2)宫缩药的应用:按摩同时加用子宫收缩药,临床常用药物如下。

①缩宫素:选择性兴奋子宫平滑肌,加强收缩力和收缩频率,对宫颈作用弱。作用快,但持续时间短。10~20U,静脉推注,或加入5%葡萄糖注射液500ml中静脉滴注,或20U肌内注射。后视宫缩情况重复应用。

②麦角生物碱类:麦角新碱对子宫体及子宫颈都有兴奋作用,引起子宫强直性收缩,机械地压迫血管而止血。作用强,持续时间长。0.2~0.4mg肌内注射或静脉推注,其不良反应主要有:恶心、呕吐、面色苍白、血压升高。故高血压、心脏病者慎用。

甲麦角新碱为麦角新碱的甲基衍生物,作用相类似,但血压升高的不良反应较少、较轻。

③前列腺素类:前列腺素有多种类型,其中 PGE_2 和 $PGF_{2\alpha}$ 及其衍生物对子宫平滑肌具有较强的收缩作用,近年来逐渐用于治疗子宫收缩乏力引起的产后出血,效果良好。对上述药物治疗无效者,可以选用。

卡前列素 2mg 肌内注射,间隔 15~90min 可重复应用。国产卡孕栓 1mg 或米索前列腺醇($PGF_{2\alpha}$衍生物)200μg 可直接置入肛门内或含服,此类药物可经肝分解,迅速失活,静脉滴注能维持一定的血药浓度,作用优于肌内注射。且使用方便、经济实用,不良反应较轻。不良反应主要有恶心、呕吐、腹泻、发热、潮热、高血压以及子宫强烈收缩引起的下腹痛等,因症状较轻,一般不需处理,短时内可以好转。

(3)宫纱填压止血:经过上述处理产后出血多可控制,如仍继续出血,可宫纱填压止血,或经以上方法不见效,子宫全部松弛无力,又无进一步救治条件或准备转送时,在宫腔内填压纱条,应用此法得当也不失为一种有效治疗方法。特制的长纱布条,可有不同型号,消毒后备用。填纱时,在严格无菌操作下,一手固定宫底,一手用长弯钳或卵圆钳将浸有抗生素的宫纱自右向左,自上而下,顺序填入子宫腔,必须从子宫底部开始,坚实填紧,不能留有空隙。剩余的纱布应填满阴道,留置导尿管。止血的原因是由于刺激子宫体感受器,通过大脑皮质刺激子宫收缩,以及纱布直接压迫止血。

宫纱填压后,注意病人血压、脉搏,注意有无继续阴道出血,宫底是否升高,有无宫腔积血而未外流,填塞是否起作用,填压同时进行抗休克治疗,并继续应用宫缩药及广谱抗生素预防感染。一般在 1h 内止血,24h 后取出。取时慢慢抽出,抽出一段停几分钟,待子宫逐渐缩少收缩,然后再抽出部分,再等待,直至全部取出。取出纱条时,有可能再次出血,故需在输液及缩宫素、静脉滴注下进行,有条件者配血备用。

剖宫产时遇有子宫收缩乏力性出血,也可填压宫纱,但要在确实有效时再缝合子宫切口,应尽力避免术后出血仍不能控制,再次开腹手术,给患者带来更大痛苦,甚至危及生命。

(4)压迫腹主动脉:用拳在腹部子宫底上方垂直压向腰椎,使腹主动脉受压,从而减少子宫血供,促进宫缩进而达到减少出血的目的。

(5)葡萄糖酸钙促宫缩:平滑肌的收缩依赖 ATP 分解产生的能量,而 ATP 分解需要钙离子参与,始能活化产生能量,故注射葡萄糖酸钙有助于维持肌肉神经兴奋性,加强子宫收缩。

(6)中医针灸治疗:取三阴穴、合谷穴配太冲穴或太溪穴,弱刺激 30min,可作为辅助治疗。

2.手术止血

阴道分娩者,如经上述处理仍不能止血,应在输血抗休克的情况下开腹。而剖宫产时的子宫收缩乏力性出血,按摩和用宫缩药无效时直接进行此项手术。

(1)双侧子宫动脉上行支结扎:主要用于剖宫产时子宫收缩乏力性出血病例。以肠线结扎双侧子宫动脉及静脉,可达到暂时的止血目的,肠线脱落后血管可再通,也可有侧支循环形成。以后仍可有正常月经和妊娠。

用铬制肠线及大圆针进行缝合,把子宫拉向一侧,触摸子宫峡部两侧跳动的子宫动脉上升支起始段,从子宫前面于子宫血管内侧 2～3cm 处进针,穿过子宫肌层,包括一定量的肌层在内,以免损伤子宫血管,并可闭塞子宫肌层内的动脉分支,亦使缝扎更为牢固,再经后部离子宫动静脉 2～3cm 阔韧带无血管区穿出打结,勿刺伤静脉,以免发生阔韧带血肿。

结扎后观察片刻,子宫因缺血呈粉红色,出血被控制,视为有效。结扎后可能因子宫缺血,强烈收缩,在术后最初 24～48h 出现剧烈的产后子宫收缩痛,须应用哌替啶止痛。恶露较未结扎子宫动脉者少,色较暗。

(2)髂内动脉结扎止血:是控制盆腔内严重出血的有力措施。子宫收缩乏力性产后出血保守治疗无效,便可行该结扎术。

结扎方法:髂内动脉是髂总动脉的一个分支,第一步先扪到髂内、髂外动脉分叉处,然后在圆韧带和输卵管之间打开后腹膜,延伸到骨盆侧壁,并分离到髂总动脉分叉处之远侧端 1～2cm 处,辨认输尿管,将其轻柔地向中线牵开,解剖血管表面的疏松结缔组织,显露髂总分叉部,继续分离髂内动脉,清扫髂内动脉外膜,使之与其邻近组织游离,在分叉的远侧端 2～3cm处,紧贴髂内动脉下方,用 Babcock 钳自外向内侧方向使动脉与其下方完全游离,抬起髂内动脉,通过直角钳引入 7 号丝线分两道结扎髂内动脉。注意结扎前应先压迫该段血管并由台下助手触摸足背动脉搏动及观察该侧足趾颜色,以防误扎髂外动脉。

在髂内动脉的直下方为髂内静脉,操作必须仔细,防止撕裂静脉,否则可导致出血,而止血非常困难。缝合后腹膜前注意止血,如有渗血可用吸收性明胶海绵压迫止血。髂内动脉侧支循环丰富,在双侧结扎之后,盆腔脏器不致发生缺血、坏死。

(3)髂内动脉栓塞止血法:无须开腹,可在短时间内完成,侵扰较少;可保留子宫,保留生育功能;侧支循环再出血的可能性小;栓塞剂吸收后,血管可再通,从而避免缺血坏死。

(4)子宫切除术:经上述处理仍不能止血者,应争取时间,在救治休克的同时行开腹手术。

一般只行子宫次全切除术,双侧附件可以保留。每一手术操作均须注意止血,在分离组织时,任一血管漏扎均可发生严重出血。剖宫产子宫切除的对象常常是有过剖宫产史者,在子宫颈与膀胱后壁之间的正常疏松间隙为紧密的致密结缔组织所代替,这时绝不能试图应用钝性剥离找到这一间隙,常可造成膀胱后壁的损伤,甚至穿破。剖宫产子宫切除术的最重要的并发症是下泌尿道损伤,术中必须充分注意。

3.休克救治

密切观察产妇的一般情况,包括面色、神志、脉搏、血压、子宫的收缩情况。准确收集及记录出血量。导尿、留置导尿管,记尿量。给氧。动态观察血色素、血小板计数、凝血功能等。

测定出血量:胎儿娩出后,需严密观察出血情况并准确测量出血量。临床对产后出血量常估计不足,以致未能及时纠正失血而引起休克。单凭估计测算的失血量往往低于实际失血量,不能忽略了会阴切开、腹部切口的失血,以及敷料、纱布、布巾等处的血量。较简单的方法是在胎儿娩出后放置一专用的产后接血便器或弯盘在产妇臀下收集产后2h流出的血,最后用量杯测量。最精确的方法是在产前将产包内产妇所用的消毒单、巾及敷料一律称重,再把产后被血浸湿的上述物品一一称重,所增重量即为失血量(按血液比重1.05g换算成1ml)。也可根据症状估算失血量,当产妇心率快,血压开始下降,出现亚临床休克症状时,估计已失血1000ml以上;休克症状明显时,往往失血量已超过1500ml。

迅速建立通畅的静脉通路是抢救成功的先决条件,有产后出血高危因素的产妇临产后就要建立两条静脉通道,一条用宫缩剂促进子宫收缩,一条补充血容量,保证输血、输液速度。血容量的快速补充对保持微循环的畅通,保证组织供氧,防止发展到休克失代偿期具有重要意义。晶体液的输入量应为估计失血量的3倍。常用晶体液有:林格注射液、平衡液、右旋糖酐。休克早期不应该补糖,尤其是高渗糖,因为在休克代偿期,儿茶酚胺分泌增加,使肝糖原分解产生高血糖,在缺氧的情况下对糖的氧化能力降低,糖氧化不全产生酮体,引起酸中毒。在输入平衡液的同时应备血输血或输胶体液。超过1000ml的大量出血应及时输血,最好输新鲜血,补充量应比失血量多500~600ml。出血时血容量减少,血浆胶体渗透压降低,应补充胶体溶液以维持正常胶体渗透压。治疗过程中要注意保暖并予持续低流量吸氧。

4.其他

待出血好转,一般情况平稳后,应在产房密切观察2h后,再送回病房,并继续观察子宫收缩及阴道出血情况,根据情况使用缩宫素,防止发生膀胱过度充盈。继续给予抗感染治疗等支持治疗。

【预后及预防】

1.督促孕妇定期做产前检查,凡有异常状况,如贫血、营养不良、合并心血管病、血液病等应及时调治,改善身体素质。对高危孕妇应提前入院或转上级医院。

2.正确处理产程。要注意产妇精神心理的护理,保证正常饮食和休息,及时排空大小便,防止尿潴留、产妇过度疲劳、产程延长、滞产等。产程中要注意宫缩,避免产程延长及粗暴按压宫底压出胎儿的做法,胎儿的娩出过程要尽量缓慢,可使拉长的子宫肌纤维逐渐回缩,使胎儿娩出后的子宫能更快、更有效地促使胎盘娩出。对有产后出血高危因素者,于儿头着冠时含服卡孕栓1mg或米索前列醇200μg或娩肩时静脉注射缩宫素10U。胎盘娩出过程是防治产后出血的关键,应注意胎盘剥离征象,及时娩出,胎盘未剥离前不可过早地按摩子宫或牵拉脐带,引起胎盘剥离不全或子宫内翻。对具有多胎妊娠、既往有剖宫产史、产后出血史、合并妊高征等内外科疾病高危因素的产妇应加强监护,提前做好准备,建立输液通道,并配血备用。为防止子宫收缩无力,应正确使用镇静药及麻醉药。

3.产后应严密观察宫缩情况及阴道出血量,按摩子宫,防止宫腔积血,在产房至少监护1h,发现出血多时应及时处理。要注意防止尿潴留。

第二节　子宫收缩过强

(一)协调性子宫收缩过强

1.临床表现

子宫收缩的节律性、对称性和极性均正常,仅子宫收缩力过强、过频,宫腔压力＞50mmHg。若产道无阻力,宫口迅速开全,分娩在短时间内结束,宫口扩张速度＞5cm/h(初产妇)或10cm/h(经产妇),总产程＜3h称为急产。经产妇多见,若伴头盆不称、胎位异常或瘢痕子宫有可能发生子宫破裂。

2.对产妇的影响

宫缩过强、过频,产程过快,可致初产妇阴道以及会阴撕裂伤。如胎先露部下降受阻,可发生子宫破裂。接产时来不及消毒可致产褥感染。胎儿娩出后子宫肌纤维缩复不良,易发生胎盘滞留或产后出血。

3.对胎儿及新生儿的影响

宫缩过强、过频影响子宫胎盘血液循环,胎儿在宫内缺氧,易发生胎儿窘迫、新生儿窒息,甚至死亡。胎儿娩出过快,胎头在产道内受到的压力突然解除,可致新生儿颅内出血。无准备的分娩,来不及接产,新生儿易发生感染。若坠地可致骨折、外伤。

4.处理

有急产史的孕妇,在预产期前1～2周应提前住院待产。临产后不应灌肠。提前做好接产及抢救新生儿窒息的准备。胎儿娩出时,勿使产妇向下屏气。若急产来不及消毒及新生儿坠地者,新生儿应肌注维生素 K_1 10mg 预防颅内出血,并尽早肌注精制破伤风抗毒素 1500U。产后仔细检查宫颈、阴道、外阴,若有撕裂应及时缝合。若属未消毒的接产,应给予抗生素预防感染。

(二)不协调性子宫收缩过强

1.强直性子宫收缩

通常不是子宫肌组织功能异常,几乎均由外界因素异常造成,例如临产后由于不适当地应用缩宫素,或对缩宫素敏感,以及胎盘早剥血液浸润子宫肌层等,使子宫强力收缩,宫缩间歇期短或无间歇,均可引起宫颈内口以上部分的子宫肌层出现强直性痉挛性收缩。

(1)临床表现:产妇烦躁不安,持续性腹痛,拒按。胎位触不清,胎心听不清。有时可出现病理缩复环、血尿等先兆子宫破裂征象。

(2)处理:一旦确诊为强直性子宫收缩,应及时给予宫缩抑制药,如 25％硫酸镁 20ml 加于 25％葡萄糖液 20ml 内缓慢静脉推注(不少于 5min),或肾上腺素 1mg 加于 5％葡萄糖液 250ml 内静脉滴注。若属梗阻性原因,应立即行剖宫产术。若胎死宫内可用乙醚吸入麻醉,若仍不能缓解强直性宫缩,应行剖宫产术。

2.子宫痉挛性狭窄环

子宫壁局部肌肉呈痉挛性不协调性收缩形成的环状狭窄,持续不放松,称为子宫痉挛狭窄环。狭窄环可发生在宫颈、宫体的任何部分,多在子宫上下段交界处,也可在胎体某一狭窄部,以胎颈、胎腰处常见。

(1)原因:多因精神紧张、过度疲劳以及不适当地应用宫缩药或进行阴道内操作所致。

(2)临床表现:产妇出现持续性腹痛,烦躁不安,宫颈扩张缓慢,胎先露部下降停滞,胎心时快时慢。阴道检查时在宫腔内触及较硬而无弹性的狭窄环,此环与病理缩复环不同,特点是不随宫缩上升。

(3)处理:应认真寻找导致子宫痉挛性狭窄环的原因,及时纠正。停止阴道内操作及停用缩宫素等。若无胎儿窘迫征象,给予镇静药如哌替啶 100mg,吗啡 10mg 肌注,也可给予宫缩抑制药如沙丁胺醇 4.8mg 口服,25％硫酸镁 20ml 加于 25％葡萄糖液 20ml 内缓慢静注,等待异常宫缩自然消失。当宫缩恢复正常时,可行阴道助产或等待自然分娩。若经上述处理,子宫痉挛性狭窄环不能缓解,宫口未开全,胎先露部高,或伴有胎儿窘迫征象,均应立即行剖宫产术。若胎死宫内,宫口已开全,可行乙醚麻醉,经阴道分娩。

第三节　骨产道异常

骨盆径线过短或形态异常,致使骨盆腔小于胎先露部可通过的限度,阻碍胎先露部下降,影响产程顺利进展,称为狭窄骨盆。狭窄骨盆可以为一个径线过短或多个径线同时过短,也可以为一个平面狭窄或多个平面同时狭窄。当一个径线狭窄时,要观察同一个平面其他径线的大小,再结合整个骨盆腔大小与形态进行综合分析,做出正确判断。

(一)狭窄骨盆的分类

1.骨盆入口平面狭窄

分 3 级:Ⅰ级为临界性狭窄,骶耻外径 18cm,入口前后径 10cm,绝大多数可以经阴道自然分娩;Ⅱ级为相对性狭窄,骶耻外径 16.5～17.5cm,入口前后径 8.5～9.5cm,需试产后才能决定是否可以经阴道分娩;Ⅲ级为绝对性狭窄,骶耻外径≤16.0cm,入口前后径≤8.0cm,必须以剖宫产结束分娩。在临床实践中常遇到的是前两种。我国妇女常见以下两种类型:

(1)单纯扁平骨盆:骨盆入口呈横扁圆形,骶岬向前下突出,使骨盆入口前后径缩短而横径正常。

(2)佝偻病性扁平骨盆:童年患佝偻病,骨骼软化使骨盆变形,骶岬被压向前,骨盆入口前后径明显缩短,使骨盆入口呈横的肾形,骶骨下段向后移,失去骶骨正常弯度,变直向后翘。尾骨呈钩状突向骨盆出口平面。由于髂骨外展,使髂棘间径≥髂嵴间径;由于坐骨结节外翻,耻骨弓角度增大,骨盆出口横径变宽。

2.中骨盆及骨盆出口平面狭窄

分三级:临界性狭窄,坐骨棘间径 10cm,坐骨结节间径 7.5cm;相对性狭窄,坐骨棘间径 8.5~9.5cm,坐骨结节间径 6.0~7.0cm;绝对性狭窄,坐骨棘间径≤8.0cm,坐骨结节间径≤5.5cm。我国妇女常见以下两种类型:

(1)漏斗骨盆:骨盆入口各径线值正常。两侧骨盆壁向内倾斜,状似漏斗得名。其特点是中骨盆及骨盆出口平面均明显狭窄,使坐骨棘间径、坐骨结节间径缩短,耻骨弓角度<90°。坐骨结节间径与出口后矢状径之和<15cm,常见于男型骨盆。

(2)横径狭窄骨盆:与类人猿型骨盆类似。骨盆入口、中骨盆及骨盆出口横径均缩短,前后径稍长,坐骨切迹宽。测量骶耻外径值正常,但髂棘间径及髂嵴间径均缩短。中骨盆及骨盆出口平面狭窄,产程早期无头盆不称征象,当胎头下降至中骨盆或骨盆出口时,常不能顺利地转成枕前位,形成持续性枕横位或枕后位造成难产。

3.骨盆三个平面狭窄

骨盆外形属女型骨盆,但骨盆入口、中骨盆及骨盆出口平面均狭窄,每个平面径线均小于正常值 2cm 或更多,称为均小骨盆,多见于身材矮小、体形匀称的妇女。

4.畸形骨盆

骨盆失去正常形态称畸形骨盆。仅介绍下列两种:

(1)骨软化症骨盆:现已罕见。系因缺钙、磷、维生素 D 以及紫外线照射不足,使成人期内质矿化障碍,被类骨组织代替,骨质脱钙、疏松、软化。由于受躯干重力及两股骨向内上方挤压,使骶岬突向前,耻骨联合向前突出,骨盆入口平面呈凹三角形,坐骨结节间径明显缩短,严重者阴道不能容纳 2 指。一般不能经阴道分娩。

(2)偏斜骨盆:系一侧髂骨翼与髋骨发育不良所致骶髂关节固定,下肢和髋关节疾病,引起骨盆一侧斜径缩短的偏斜骨盆。

(二)狭窄骨盆的临床表现

1.骨盆入口平面狭窄的临床表现

(1)胎头衔接受阻:一般情况下初产妇在妊娠末期,即预产期前 1~2 周或临产前胎头已衔接,即胎头双顶径进入骨盆入口平面,颅骨最低点达坐骨棘水平。若入口狭窄时,即使已经临产胎头仍未入盆,经检查胎头跨耻征阳性。胎位异常如臀先露、面先露或肩先露的发生率是正常骨盆的 3 倍。脐带脱垂发生率增加 6 倍。

(2)若已临产,根据骨盆狭窄程度、产力强弱、胎儿大小及胎位情况不同,临床表现也不尽相同:①骨盆临界性狭窄:若胎位、胎儿大小及产力正常,胎头常以矢状缝在骨盆入口横径衔接,多取后不均倾势,即后顶骨先入盆,后顶骨逐渐进入骶凹处,再使前顶骨入盆,则矢状缝位于骨盆入口横径上成头盆均倾势。临床表现为潜伏期及活跃期早期延长,活跃期后期产程进展顺利。若胎头迟迟不入盆,此时出现胎膜早破,其发生率为正常骨盆的 4~6 倍。由于胎膜早破母儿可发生感染,胎头不能紧贴宫颈内口诱发反射性宫缩,常出现继发性宫缩乏力。潜伏期延长,宫颈扩张缓慢。②骨盆绝对性狭窄:若产力、胎儿大小及胎位均正常,但胎头仍不能入盆,常发生梗阻性难产。这种情况可出现病理缩复环,甚至子宫破裂。如胎先露部嵌入骨盆入口时间较长,血液循环障碍,组织坏死,可形成泌尿生殖道瘘。在强大的宫缩压力下,胎头颅骨重叠,严重时可出现颅骨骨折及颅内出血。

2.中骨盆平面狭窄的临床表现

(1)胎头能正常衔接:潜伏期及活跃期早期进展顺利。当胎头下降达中骨盆时,由于内旋转受阻,胎头双顶径被阻于中骨盆狭窄部位之上,常出现持续性枕横位或枕后位。同时出现继发性宫缩乏力,活跃期后期及第二产程延长,甚至第二产程停滞。

(2)胎头受阻于中骨盆:有一定可塑性的胎头开始变形,颅骨重叠,胎头受压,使软组织水肿,产瘤较大,严重时可发生脑组织损伤、颅内出血及胎儿宫内窘迫。若中骨盆狭窄程度严重,宫缩又较强,可发生先兆子宫破裂及子宫破裂。强行阴道助产,可导致严重软产道裂伤及新生儿产伤。

3.骨盆出口平面狭窄的临床表现

骨盆出口平面狭窄与中骨盆平面狭窄常同时存在。若单纯骨盆出口平面狭窄者,第一产程进展顺利,胎头达盆底受阻,第二产程停滞,继发性宫缩乏力,胎头双顶径不能通过出口横径,强行阴道助产,可导致软产道、骨盆底肌肉及会阴严重损伤,胎儿严重产伤,对母儿危害极大。

(三)狭窄骨盆的诊断

在分娩过程中,骨盆是个不变因素。狭窄骨盆影响胎位和胎先露部在分娩机制中的下降及内旋转,也影响宫缩。在估计分娩难易时,骨盆是首先考虑的一个重要因素。在妊娠期间应查清骨盆有无异常,有无头盆不称,及早做出诊断,以决定适当的分娩方式。

1.病史

询问孕妇有无佝偻病、脊髓灰质炎、脊柱和髋关节结核以及外伤史。若为经产妇,应了解既往有无难产史及新生儿有无产伤等。

2.全身检查

测量身高,孕妇身高<145cm应警惕均小骨盆。观察孕妇体形,步态有无跛足,有无脊柱及髋关节畸形,米氏菱形窝是否对称,有无尖腹及悬垂腹等。

3.腹部检查

(1)一般检查:观察腹型,尺测子宫长度及腹围,B型超声观察胎先露部与骨盆关系,还应测量胎头双顶径、胸径、腹径、股骨长,预测胎儿体重,判断能否通过骨产道。

(2)胎位异常:骨盆入口狭窄往往因头盆不称、胎头不易入盆导致胎位异常,如臀先露、肩先露。中骨盆狭窄影响已入盆的胎头内旋转,导致持续性枕横位、枕后位等。

(3)估计头盆关系:在正常情况下,部分初孕妇在预产期前2周,经产妇于临产后,胎头应入盆。若已临产,胎头仍未入盆,则应充分估计头盆关系。检查头盆是否相称的具体方法为孕妇排空膀胱,仰卧,两腿伸直。检查者将手放在耻骨联合上方,将浮动的胎头向骨盆腔方向推压。若胎头低于耻骨联合前表现,表示胎头可以入盆,头盆相称,称胎头跨耻征阴性;若胎头与耻骨联合前表面在同一平面,表示可疑头盆不称,称胎头跨耻征可疑阳性;若胎头高于耻骨联合前表面,表示头盆明显不称,称胎头跨耻征阳性。对出现跨耻征阳性的孕妇,应让其取两腿屈曲半卧位,再次检查胎头跨耻征,若转为阴性,提示为骨盆倾斜度异常,而不是头盆不称。

4.骨盆测量

（1）骨盆外测量:骨盆外测量的结果可以间接反映出真骨盆的大小。骨盆外测量各径线<正常值 2cm 或能上能下为均小骨盆。骶耻外径<18cm 为扁平骨盆。坐骨结节间径<8cm,耻骨弓角度 90°,为漏斗型骨盆。骨盆两侧斜径(以一侧髂前上棘至对侧髂后上棘间的距离)及同侧直径(从髂前上棘至同侧髂后上棘间的距离)相差>1cm 为偏斜骨盆。

（2）骨盆内测量:骨盆外测量发现异常,应进行骨盆内测量。对角径<11.5cm,骶岬突出为骨盆入口平面狭窄,属扁平骨盆。中骨盆平面狭窄及骨盆出口平面狭窄往往同时存在,应测量骶骨前面弯度、坐骨棘间径、坐骨切迹宽度(即骶棘韧带宽度)。若坐骨棘间径<10cm,坐骨切迹宽度<2 横指,为中骨盆平面狭窄。若坐骨结节间径<8cm,应测量出口后矢状径及检查骶尾关节活动度,估计骨盆出口平面的狭窄程度。若坐骨结节间径与出口后矢状径之和<15cm,为骨盆出口平面狭窄。

（四）狭窄骨盆对母儿影响

1.对产妇的影响

若为骨盆入口平面狭窄,影响胎先露部衔接,容易发生胎位异常,由于胎先露部被隔在骨盆入口之上,常引起继发性宫缩乏力,导致产程延长或停滞。若为中骨盆平面狭窄,影响胎头内旋转,容易发生持续性枕横位或枕后位。胎头长时间嵌顿于产道内,压迫软组织引起局部缺血、水肿、坏死、脱落,于产后形成生殖道瘘;胎膜早破及手术助产增加感染机会。严重梗阻性难产若不及时处理,可导致先兆子宫破裂,甚至子宫破裂,危及产妇生命。

2.对胎儿及新生儿的影响

头盆不称易发生胎膜早破、脐带脱垂,脐带脱垂发生率是正常产妇的 4～6 倍,导致胎儿窘迫,甚至胎儿死亡;产程延长,胎头受压,缺血缺氧容易发生颅内出血;产道狭窄,手术助产机会增多,易发生新生儿产伤及感染。

（五）狭窄骨盆分娩时处理

首先应明确狭窄骨盆类别和程度,了解胎位、胎儿大小、胎心率、宫缩强弱、宫口扩张程度、胎先露下降程度、破膜与否,结合年龄、产次、既往分娩史进行综合判断,决定分娩方式。

1.一般处理

在分娩过程中,应安慰产妇,使其精神舒畅,信心倍增,保证营养及水分的摄入,必要时补液。还需注意产妇休息,要监测宫缩强弱,勤听胎心,检查胎先露部下降及宫口扩张程度。

2.骨盆入口平面狭窄的处理

（1）明显头盆不称(绝对性骨盆狭窄):骶耻外径≤16cm,骨盆入口前后径≤8.0cm,胎头跨耻征阳性者,足月活胎不能入盆,不能经阴道分娩。应在临产后行剖宫产术结束分娩。

（2）轻度头盆不称(相对性骨盆狭窄):骶耻外径 16.5～17.5cm,骨盆入口前后径 8.5～9.5cm,胎头跨耻征可疑阳性。足月活胎体重<3000g,胎心率及产力均正常,应在严密监护下试产。胎膜未破者可在宫口扩张 3cm 时行人工破膜。若破膜后宫缩较强,产程进展顺利,多数能经阴道分娩。试产过程中若出现宫缩乏力,可用缩宫素静脉滴注加强宫缩。试产 2～4h,胎头仍迟迟不能入盆,宫口扩张缓慢,或伴有胎儿窘迫征象,应及时行剖宫产术结束分娩。若胎膜已破,为了减少感染,应适当缩短试产时间。

骨盆入口平面狭窄,主要为扁平骨盆的妇女,于妊娠末期或临产后,胎头矢状缝只能衔接于骨盆入口横径上。胎头侧屈使其两顶骨先后依次入盆,呈不均倾势嵌入骨盆入口,称为头盆均倾不均,若前顶骨先嵌入,矢状缝偏后,称前不均倾;若后顶骨先嵌入,矢状缝偏前,称后不均倾,当胎头双颅骨均通过骨盆入口平面时,即能较顺利地经阴道分娩。

3.中骨盆及骨盆出口平面狭窄的处理

在分娩过程中,胎儿在中骨盆平面完成俯屈及内旋转动作。若中骨盆平面狭窄,则胎头俯屈及内旋转受阻,易发生持续性枕横位或枕后位。产妇多表现活跃期或第二产程延长及停滞、继发性宫缩乏力等。若宫口开全,胎头双顶径达坐骨棘水平或更低,可经阴道徒手旋转胎头为枕前位,待其自然分娩,或行产钳或胎头吸引术助产。若胎头双顶径未达坐骨棘水平,或出现胎儿窘迫征象,应行剖宫产术结束分娩。

骨盆出口平面是产道的最低部位,应于临产前对胎儿大小、头盆关系做出充分估计,决定能否经阴道分娩,诊断为骨盆出口狭窄,不应进行试产。若发现出口横径狭窄,耻骨弓角度变锐,耻骨弓下三角空隙不能利用,胎先露部向后移,利用出口后三角空隙娩出。临床上常用出口横径与出口后矢状径之和估计出口大小。若两者之和>15cm 时,多数可经阴道分娩,有时需用胎头吸引术或产钳术助产,应做较大的会阴后一侧切开,以免会阴严重撕裂。若两者之和<15cm,足月胎儿不易经阴道分娩,应行剖宫产术结束分娩。

4.骨盆三个平面狭窄的处理

主要是均小骨盆。若估计胎儿不大,胎位正常,头盆相称,宫缩好,可以试产,通常可通过胎头变形和极度俯屈,以胎头最小径线通过骨盆腔,可能经阴道分娩。若胎儿较大,有明显头盆不称,胎儿不能通过产道,应尽早行剖宫产术。

5.畸形骨盆的处理

根据畸形骨盆种类、狭窄程度、胎儿大小、产力等情况具体分析。若畸形严重,明显头盆不称者,应及早行剖宫产术。

第四节　软产道异常

软产道包括子宫下段、宫颈、阴道及骨盆底软组织构成的弯曲管道。软产道异常所致的难产少见,容易被忽视。应于妊娠早期常规行双合诊检查,了解软产道有无异常。

(一)外阴异常

1.会阴坚韧

多见于初产妇,尤其 35 岁以上高龄初产妇更多见。由于组织坚韧,缺乏弹性,会阴伸展性差,使阴道口狭小,在第二产程常出现胎先露部下降受阻,且可于胎头娩出时造成会阴严重裂伤。分娩时,应作预防性会阴后一侧切开。

2.外阴水肿

重度子痫前期、重症贫血、心脏病及慢性肾炎孕妇,在有全身水肿的同时,可有重度外阴水肿,分娩时妨碍胎先露部下降,造成组织损伤、感染和愈合不良等情况。在临产前,可局部应用

50％硫酸镁液湿热敷;临产后,仍有严重水肿者,可在严格消毒下进行多点针刺皮肤放液。分娩时,可行会阴后一侧切开。产后加强局部护理,预防感染。

3.外阴瘢痕

外伤、药物腐蚀或炎症后遗症瘢痕挛缩,可使外阴及阴道口狭小,影响胎先露部下降。若瘢痕范围不大,分娩时可作会阴后一侧切开。若瘢痕过大,扩张困难者,应行剖宫产术。

(二)阴道异常

1.阴道横隔

横隔较坚韧,多位于阴道上、中段。在横膈中央或稍偏一侧常有一小孔,易被误认为宫颈外口。若仔细检查,在小孔上方可触及逐渐开大的宫口边缘,而该小孔直径并不变大。阴道横隔影响胎先露下降,当横膈被撑薄,此时可在直视下自小孔处将膈作 X 形切开。膈被切开后,因胎先露部下降压迫,通常无明显出血,待分娩结束再切除剩余的膈,用肠线间断或连续锁边缝合残端。若横膈高且坚厚,阻碍胎先露部下降,则需行剖宫产术结束分娩。

2.阴道纵隔

阴道纵隔若伴有双子宫、双宫颈,位于一侧子宫内的胎儿下降,通过该侧阴道分娩时,纵隔被推向对侧,分娩多无阻碍。当阴道纵隔发生于单宫颈时,有时纵隔位于胎先露部的前方,胎先露部继续下降,若纵隔薄可自行断裂,分娩无阻碍。若纵隔厚阻碍胎先露部下降时,须在纵隔中间剪断,待分娩结束后,再剪除剩余的隔,用肠线间断或连续锁边缝合残端。

3.阴道狭窄

由产伤、药物腐蚀、手术感染致使阴道瘢痕挛缩形成阴道狭窄者,若位置低、狭窄轻,可作较大的会阴后——侧切开,经阴道分娩。若位置高、狭窄重、范围广,应行剖宫产术结束分娩。

4.阴道尖锐湿疣

妊娠期尖锐湿疣生长迅速,早期可治疗。体积大、范围广泛的疣可阻碍分娩,易发生裂伤、血肿及感染。为预防新生儿喉乳头瘤行剖宫产术。

5.阴道囊肿和肿瘤

阴道壁囊肿较大时,阻碍胎先露部下降,此时可行囊肿穿刺抽出其内容物,待产后再选择时机进行处理。阴道内肿瘤阻碍胎先露部下降而又不能经阴道切除者,均应行剖宫产术,原有病变待产后再行处理。

(三)宫颈异常

1.宫颈外口黏合

多在分娩受阻时被发现。当宫颈管已消失而宫口却不扩张,仍为一很小的孔,通常用手指稍加压力分离黏合的小孔,宫口即可在短时间内开全。但有时为使宫口开大,需行宫颈切开术。

2.宫颈水肿

多见于扁平骨盆、持续性枕后位或滞产,宫口未开全过早使用腹压,致使宫颈前唇长时间被压于胎头与耻骨联合之间,血液回流受阻引起水肿,影响宫颈扩张。轻者可抬高产妇臀部,减轻胎头对宫颈压力,也可于宫颈两侧各注入 0.5％利多卡因 5～10ml 或地西泮 10mg 静脉推注,待宫口近开全,用手将水肿的宫颈前唇上推,使其逐渐越过胎头,即可经阴道分娩。若经上述处理无明显效果,宫口不继续扩张,可行剖宫产术。

3.宫颈坚韧

常见于高龄初产妇,宫颈缺乏弹性或精神过度紧张使宫颈挛缩,宫颈不易扩张。此时可静脉推注地西泮 10mg。也可于宫颈两侧各注入 0.5%利多卡因 5~10ml,若不见缓解,应行剖宫产术。

4.宫颈瘢痕

宫颈锥形切除术后、宫颈裂伤修补后感染、宫颈深部电烙术后等所致的宫颈瘢痕,虽于妊娠后软化,若宫缩很强,宫口仍不扩张,不宜久等,应行剖宫产术。

5.宫颈癌

此时宫颈硬而脆,不应经阴道分娩,应行剖宫产术,术后放疗。若为早期浸润癌,可先行剖宫产术,随即行广泛性子宫切除术及盆腔淋巴结清扫术。

6.宫颈肌瘤

生长在子宫下段及宫颈部位的较大肌瘤,占据盆腔或阻塞于骨盆入口时,影响胎先露部进入骨盆入口,应行剖宫产术。若肌瘤在骨盆入口以上而胎头已入盆,肌瘤不阻塞产道则可经阴道分娩,肌瘤待产后再行处理。

第五节　胎位异常

胎位异常是造成难产的常见因素之一。分娩时枕前位(正常胎位)约占 90%,而胎位异常约占 10%,其中胎头位置异常居多,占 6%~7%,有胎头在骨盆腔内旋转受阻的持续性枕横(后)位,有因胎头俯屈不良呈不同程度仰伸的面先露,还有高直位、前不均倾位等。胎产式异常的臀先露占 3%~4%,肩先露已极少见。此外还有复合先露。

(一)持续性枕后位、枕横位

在分娩过程中,胎头以枕后位或枕横位衔接。在下降过程中,胎头枕部因强有力宫缩绝大多数能向前转 135°或 90°,转成枕前位自然分娩。仅有 5%~10%胎头枕骨持续不能转向前方,直至分娩后期仍位于母体骨盆后方或侧方,致使分娩发生困难者,称持续性枕后位或持续性枕横位。国外报道发病率均为 5%左右。

1.原因

(1)骨盆异常:骨盆形态及大小异常是发生持续性枕后位、枕横位的重要原因。常发生于男型骨盆或类人猿型骨盆。这两类骨盆的特点是骨盆入口平面前半部较狭窄,不适合胎头枕部衔接,后半部较宽,胎头容易以枕后位或枕横位衔接。这类骨盆常伴有中骨盆平面及骨盆出口平面狭窄,影响胎头在骨盆平面向前旋转,为适应骨盆形态而成为持续性枕后位或持续性枕横位。由于扁平骨盆前后径短小,均小骨盆各径线均小,而骨盆入口横径最长,胎头常以枕横位入盆,由于骨盆偏小,胎头旋转困难,胎头便持续在枕横位。

(2)胎头俯屈不良:持续性枕后位、枕横位胎头俯屈不良,以枕额径(11.3cm)通过产道,较枕下前囟径(9.5cm)增加 1.8cm,影响胎头在骨盆腔内旋转。若以枕后位衔接,胎儿脊柱与母体脊柱接近,不利于胎头俯屈,胎头前囟成为胎头下降的最低部位,而最低点又常转向骨盆前方,当前囟转至前方或侧方时,胎头枕部转至后方或侧方,形成持续性枕后位或持续性枕横位。

(3)子宫收缩乏力:影响胎头下降、俯屈及内旋转,容易造成持续性枕后位或枕横位。反过来,持续性枕后位或枕横位使胎头下降受阻,也容易导致宫缩乏力,两者互为因果关系。

(4)头盆不称:头盆不称时,骨盆腔容积小,使胎头下降与内旋转受阻,而呈持续性后位或枕横位。

(5)其他:前壁胎盘、膀胱充盈、子宫下段宫颈肌瘤均可影响胎头内旋转,形成持续性枕横位或枕后位。

2.诊断

(1)临床表现:临产后胎头衔接较晚及俯屈不良,由于胎先露部不易紧贴子宫下段及宫颈内口,常导致协调性宫缩乏力及宫口扩张缓慢。若枕后位,因枕骨持续位于骨盆后方压迫直肠,产妇自觉肛门坠胀及排便感,致使宫口尚未开全时过早使用腹压,容易导致宫颈前唇水肿和产妇疲劳,影响产程进展。持续性枕后位,枕横位常致活跃期晚期及第二产程延长。若在阴道口虽已见到胎发,历经多次宫缩时屏气却不见胎头继续顺利下降时,应想到可能是持续性枕后位。

(2)腹部检查:在宫底部触及胎臀,胎背偏向母体后方或侧方,在对侧明显触及胎儿肢体。若胎头已衔接,有时可在胎儿肢体侧耻骨联合上方扪到胎儿颏部。胎心在脐下一侧偏外方听得最响亮,枕后位时因胎背伸直,前胸贴近母体腹壁,胎心在胎儿肢体侧的胎胸部位也能听到。

(3)肛门检查或阴道检查:当肛查宫口部分扩张或开全时,若为枕后位,感到盆腔后部空虚,查明胎头矢状缝位于骨盆斜径上,前囟在骨盆右前方,后囟(枕部)在骨盆左后方则为枕左后位,反之为枕右后位。查明胎头矢状缝位于骨盆横径上,后囟在骨盆左侧方,则为枕左横位,反之为枕右横位。当出现胎头水肿、颅骨重叠、囟门触不清时,需行阴道检查借助胎儿耳郭及耳屏位置及方向判定胎位,若耳郭朝向骨盆后方,诊断为枕后位;若耳郭朝向骨盆侧方,诊断为枕横位。

(4)B型超声检查:根据胎头颜面及枕部位置,能准确探清胎头位置。

3.分娩机制

胎头多以枕横位或枕后位衔接,在分娩过程中,若不能转成枕前位时,其分娩机制如下:

(1)枕后位:胎头枕部到达中骨盆向后行45°内旋转,使矢状缝与骨盆前后径一致。胎儿枕部朝向骶骨呈枕后位。其分娩方式有:

①胎头俯屈较好。胎头继续下降,前囟先露抵达耻骨联合下时,以前囟为支点,胎头继续俯屈使顶部及枕部自会阴前缘娩出。继之胎头仰伸,相继由耻骨联合下娩出额、鼻、口、颏。此种分娩方式为枕后位经阴道助娩最常见的方式。

②胎头俯屈不良。当鼻根出现在耻骨联合下时,以鼻根为支点,胎头先俯屈,从会阴前缘娩出前囟、顶部及枕部,然后胎头仰伸,使鼻、口、颏部相继由耻骨联合下娩出。因胎头以较大的枕额周径旋转,胎儿娩出更加困难,多需手术助产。

(2)枕横位:部分枕横位于下降过程中无内旋转动作,或枕后位的胎头枕部仅向前旋转45°成为持续性枕横位。持续性枕横位虽能经阴道分娩,但多数需用手或行胎头吸引术将胎头转

成枕前位娩出。

4.对母儿影响

(1)对产妇的影响:胎位异常导致继发性宫缩乏力,使产程延长,常需手术助产,容易发生软产道损伤,增加产后出血及感染机会。若胎头长时间压迫软产道,可发生缺血坏死脱落,形成生殖道瘘。

(2)对胎儿的影响:第二产程延长和手术助产机会增多,常出现胎儿窘迫和新生儿窒息,使围生儿死亡率增高。

5.处理

持续性枕后位、枕横位在骨盆无异常、胎儿不大时,可以试产。试产时应严密观察产程,注意胎头下降、宫口扩张程度、宫缩强弱及胎心有无改变。

(1)第一产程

①潜伏期:需保证产妇充分营养与休息。若有情绪紧张、睡眠不好可给予哌替啶或地西泮。让产妇向胎腹的方向侧卧,以利胎头枕部转向前方。若宫缩欠佳,应尽早静脉滴注缩宫素。

②活跃期:宫口开大 3～4cm 产程停滞除外头盆不称可行人工破膜,使胎头下降,压迫宫颈,增强宫缩,推动胎头内旋转。若产力欠佳,静脉滴注缩宫素。若宫口开大>1cm/h,伴胎先露部下降,多能经阴道分娩。在试产过程中,出现胎儿窘迫征象,应行剖宫产术结束分娩。若经过上述处理效果不佳,宫口开大<1cm/h或无进展时,则应剖宫结束分娩。宫口开全之前,嘱产妇不要过早屏气用力,以免引起宫颈前唇水肿,影响产程进展。

(2)第二产程:若第二产程进展缓慢,初产妇已近 2h,经产妇已近 1h,应行阴道检查。当胎头双顶径已达坐骨棘平面或更低时,可先行徒手将胎头枕部转向前方,使矢状缝与骨盆出口前后径一致,或自然分娩,或阴道助产(低位产钳术或胎头吸引术)。若转成枕前位有困难时,也可向后转成正枕后位,再以产钳助产。若以枕后位娩出时,需作较大的会阴后一侧切开,以免造成会阴裂伤。若胎头位置较高,疑有头盆不称,需行剖宫产术。中位产钳禁止使用。

(3)第三产程:因产程延长,容易发生产后宫缩乏力,胎盘娩出后应立即静注或肌注子宫收缩药,以防发生产后出血。有软产道裂伤者,应及时修补。新生儿应重点监护。凡行手术助产及有软产道裂伤者,产后应给予抗生素预防感染。

(二)胎头高直位

胎头呈不屈不仰姿势,以枕额径衔接于骨盆入口,其矢状缝与骨盆入口前后径相一致,称为胎头高直位。发病率国内文献报道为 1.08%,国外资料报道为 0.06%～1.6%。胎头枕骨向前靠近耻骨联合者称为胎头高直前位,又称枕耻位;胎头枕骨向后靠近骶岬者称为胎头高直后位,又称枕骶位。胎头高直位对母儿危害较大,应妥善处理。

1.病因

胎头高直位的病因尚不清楚,可能与下列因素有关:

(1)头盆不称:是胎头高直位发生最常见的原因。常见于骨盆入口平面狭窄、扁平骨盆、均小骨盆及横径狭小骨盆,特别是当胎头过大、过小及长圆形胎头时易发生胎头高直位。

(2)腹壁松弛及腹直肌分离:胎背易朝向母体前方,胎头高浮,当宫缩时易形成胎头高直位。

（3）胎膜早破：胎膜突然破裂，羊水迅速流出，宫缩时胎头矢状缝易固定于骨盆入口前后径上，形成胎头高直位。

2.诊断

（1）临床表现：由于临产后胎头不俯屈，进入骨盆入口的胎头径线增大，胎头迟迟不衔接，使胎头不下降或下降缓慢，致使产程延长，常感耻骨联合部位疼痛。当高直前位时，胎头入盆困难，活跃期早期宫口扩张延缓或阻滞；一旦胎头入盆后，产程进展顺利；若胎头不能衔接，表现活跃期阻滞。高直后位时，胎头不能通过骨盆入口，胎头不下降，先露部高浮，活跃期早期延缓和阻滞，即使宫口能开全，由于胎头高浮也易发生滞产、先兆子宫破裂或子宫破裂。

（2）腹部检查：胎头高直前位时，胎背靠近腹前壁，不易触及胎儿肢体，胎心位置稍高在近腹中线听得最清楚。胎头高直后位时，胎儿肢体靠近腹前壁，有时在耻骨联合上方可清楚触及胎儿下颌。

（3）阴道检查：因胎头位置高，肛查不易查清，此时应行阴道检查。发现胎头矢状缝与骨盆入口前后径一致，后囟在耻骨联合后，前囟在骶骨前，为胎头高直前位，反之为胎头高直后位。

（4）B 型超声检查：可探清胎头双顶径与骨盆入口横径一致，胎头矢状缝与骨盆入口前后径一致。

3.分娩机制

胎头高直前位临产后，胎儿脊柱朝向母体腹壁，有屈曲的余地，在宫缩的作用下，由于杠杆的作用，使胎头极度俯屈，以胎头枕骨在耻骨联合后方为支点，使前囟和额部先后沿骶岬下滑入盆衔接、下降，双顶径达坐骨棘平面以下时，待胎头极度俯屈的姿势纠正后，胎头不需内旋转或转 45°，以正枕前位或枕前位经阴道分娩。高直后位临产后，胎头枕部及胎背与母体腰骶部贴近，较长的胎头矢状缝，置于较短的骨盆入口前口径上，妨碍胎头俯屈及下降，使胎头处于高浮状态迟迟不能入盆，即使入盆下降至盆底也难以向前旋转 180°，故以枕前位娩出的可能性极小。

4.处理

胎头高直前位时，若骨盆正常、胎儿不大、产力强，应给予充分试产机会，加强宫缩促使胎头俯屈，胎头转为枕前位可经阴道分娩或阴道助产。若试产失败再行剖宫产术结束分娩。胎头高直后位因很难经阴道分娩，一经确诊应行剖宫产术。

（三）前不均倾位

胎头以枕横位入盆（胎头矢状缝与骨盆入口横径一致）时，胎头侧屈，以前顶骨先下降，矢状缝靠近骶骨称为前不均倾位，其发病率为 0.55%～0.81%。

1.原因

前不均倾位的发生原因尚不清楚，常发生于头盆不称、扁平骨盆、骨盆倾斜度过大、腹壁松弛及悬垂腹时。因胎体向前倾斜，使胎头前顶骨先入盆，胎儿脊柱与骨盆轴相交成角而使前顶骨低于后顶骨，发生前不均倾。

2.诊断

（1）临床表现：产程中常发生胎膜早破，胎头迟迟不衔接，由于后顶骨被阻于骶岬之上，即使衔接也难以顺利下降。产程延长或停滞,多在宫口扩张至 3～5cm 时即停滞不前。因前顶骨紧嵌于耻骨联合后方压迫尿道及宫颈前唇,导致尿潴留、血尿、宫颈前唇水肿及胎膜早破。胎头受压过久,可出现胎头水肿及胎儿窘迫。由于胎头下降受阻常导致继发性宫缩乏力,有时可发生先兆子宫破裂。

(2)腹部检查:前不均倾位的胎头不易入盆。在临产早期,于耻骨联合上方可扪到胎头前顶部。随产程进展,胎头继续侧屈使胎头与胎肩折叠于骨盆入口处,因胎头折叠于胎肩之后使胎肩高于耻骨联合平面,于耻骨联合上方只能触到一侧胎肩而触不到胎头,易误认为胎头已入盆。

(3)阴道检查:胎头矢状缝在骨盆入口横径上,向后移靠近骶岬,同时前后囟一起后移。前顶骨紧嵌于耻骨联合后方,产瘤大部分位于前顶骨,致使盆腔后半部空虚,因后顶骨的大部分尚在骶岬之上而不能触及。

3.分娩机制

前不均倾位时,以前顶骨先入盆,由于耻骨联合后平面直而无凹陷,前顶骨紧紧嵌顿于耻骨联合后,使后顶骨架在骶岬之上无法下降入盆。偶见骨盆宽大、胎儿较小、宫缩强,前顶骨降至耻骨联合后,经侧屈后顶骨能滑过骶岬而入盆。

4.预防

首先应预防前不均倾位的发生,如有腹壁松弛或悬垂腹,妊娠后期以腹带裹腹。分娩早期让产妇取坐位或屈膝半卧位,减小骨盆倾斜度,以纠正胎儿倾斜姿势,避免前顶骨先入盆。

5.处理

一当确诊为前不均倾位,除极个别胎儿小、宫缩强、骨盆宽大可给予短时间试产外,均应尽快以剖宫产结束分娩。剖宫产切开子宫下段时,应用力抵住胎肩,朝子宫方向推送,使胎头侧屈得到纠正,防止前臂脱出。娩出胎头时,可用左手食指钩住胎儿的口,使之转向前方,以枕后位方式娩出。

(四)面先露

胎头枕骨与背部接触,胎头呈极度仰伸的姿势通过产道,以面部为先露时称为面先露,多于临产后发现。面先露以颏骨为指示点,有颏左前、颏左横、颏左后、颏右前、颏右横、颏右后 6 种胎位,以颏左前及颏右后位较多见。我国 15 所医院统计发病率为 0.8‰～2.7‰,国外资料为 1.7‰～2.0‰。经产妇多于初产妇。

1.病因

(1)骨盆狭窄:骨盆入口狭窄时,胎头衔接受阻,阻碍胎头俯屈,导致胎头极度仰伸。

(2)头盆不称:临产后胎头衔接受阻,造成胎头极度仰伸。

(3)腹壁松弛:经产妇悬垂腹时胎背向前反屈,胎儿颈椎及胸椎仰伸形成面先露。

(4)脐带过短或脐带绕颈:使胎头俯屈困难。

(5)胎儿畸形:无脑儿因无顶骨,可自然形成面先露。先天性甲状腺肿,胎头俯屈困难,也可导致面先露。

2.诊断

(1)临床表现:潜伏期延长、活跃期延长或阻滞,胎头迟迟不能入盆。

（2）腹部检查：因胎头极度仰伸入盆受阻，胎体伸直，宫底位置较高。颏前位时，耻骨联合上方为过度伸展的颈部，胎头轮廓不清。在孕妇腹前壁容易扪及胎儿肢体，因胸部向前挺，胎心由胸部传出，故在胎儿肢体侧的下腹部听得清楚。颏后位时，于耻骨联合上方可触及胎儿枕骨隆突与胎背之间有明显凹沟，胎心较遥远而弱。

（3）肛门检查及阴道检查：可触到高低不平、软硬不均的颜面部，若宫口开大时可触及胎儿口、鼻、颧骨及眼眶，并依据颏部所在位置确定其胎位。

（4）B 型超声检查：可以看到过度仰伸的胎头，确定胎头枕部及眼眶的位置，可以明确面先露并能确定胎位。

3.分娩机制

在骨盆入口平面很少发生面先露，通常是额先露在胎头下降过程中的胎头进一步仰伸而形成面先露。分娩机制包括仰伸、下降、内旋转及外旋转。

颏前位时，胎头以仰伸姿势衔接、下降，胎儿面部达骨盆底时，胎头极度仰伸，颏部为最低点，向前方转 45°，胎头继续下降并极度仰伸，颏部位于最低转向前方，当颏部自耻骨弓下娩出后，极度仰伸的胎颈前面处于产道小弯（耻骨联合），胎头俯屈时，胎头后部能够适应产道大弯（骶骨凹），使口、鼻、眼、额、前囟及枕部自会阴前缘相继娩出，胎头娩出后进行外旋转及复位，胎肩及胎体相继娩出，但产程明显延长。

颏后位时，胎儿面部达骨盆底后，多数能经内旋转 135°后以颏前位娩出。少数因内旋转受阻，成为持续性颏后位，胎颈已极度伸展，不能适应产道大弯，故足月活胎不能经阴道自然娩出。

颏横位时，多数可向前转 90°为颏前位娩出，而持续性颏横位不能自然娩出。

4.对母儿影响

（1）对产妇的影响：颏前位时，因胎儿颜面部不能紧贴子宫下段及宫颈内口，常引起宫缩乏力，致使产程延长；颜面部骨质不能变形，容易发生会阴裂伤。颏后位时，导致梗阻性难产，若不及时处理，造成子宫破裂，危及产妇生命。

（2）对胎儿及新生儿的影响：由于胎头受压过久，可引起颅内出血、胎儿窘迫、新生儿窒息。胎儿面部受压变形，颜面皮肤青紫、肿胀，尤以口唇为著，影响吸吮，严重时可发生喉头水肿影响吞咽及呼吸。新生儿于生后保持仰伸姿势达数日之久，生后需加强护理。

5.处理

颏前位时，若无头盆不称，产力良好，有可能经阴道自然分娩。若出现继发性宫缩乏力，第二产程延长，可用产钳助娩，但会阴后一侧切开要足够大。若有头盆不称或出现胎儿窘迫征象，应行剖宫产术。持续性颏后位时，难以经阴道分娩，应行剖宫产术结束分娩。若胎儿畸形，无论颏前位或颏后位，均应在宫口开全后行穿颅术结束分娩。颏横位若能转成颏前位，可以经阴道分娩，持续性颏横位常出现产程延长和阻滞，应剖宫产结束分娩。

（五）臀先露

臀先露是最常见的异常胎位，占妊娠足月分娩总数的 3%～4%。多见于经产妇。因胎头比胎臀大，分娩时后出胎头无明显变形，往往娩出困难，加之脐带脱垂较多见，使围生儿死亡率增高，是枕先露的 3～8 倍。臀先露以骶骨为指示点，有骶左前、骶左横、骶左后、骶右前、骶右横、骶右后 6 种胎位。

1.原因

妊娠 30 周以前,臀先露较多见,妊娠 30 周以后多能自然转成头先露。临产后持续为臀先露的原因尚不十分明确,可能的因素有:

(1)胎儿在宫腔内活动范围过大。羊水过多、经产妇腹壁松弛以及早产儿羊水相对偏多,胎儿易在宫腔内自由活动形成臀先露。

(2)胎儿在宫腔内活动范围受限。子宫畸形(如单角子宫、双角子宫等)、胎儿畸形(如无脑儿、脑积水等)、双胎妊娠及羊水过少等,容易发生臀先露。胎盘附着在宫底及宫角,臀先露的发生率为 73%,而头先露为 5%。

(3)胎头衔接受阻。狭窄骨盆、前置胎盘、肿瘤阻塞骨盆腔及巨大胎儿等,也易发生臀先露。

2.诊断

(1)临床表现:孕妇常感肋下有圆而硬的胎头。由于胎臀不能紧贴子宫下段及宫颈内口,常导致宫缩乏力,宫口扩张缓慢,致使产程延长。

(2)腹部检查:子宫呈纵椭圆形,胎体纵轴与母体纵轴一致。在宫底部触到圆而硬、按压时有浮球感的胎头;若未衔接,在耻骨联合上方触到不规则,软而宽的胎臀,胎心在脐左(或右)上方听得最清楚。衔接后,胎臀位于耻骨联合之下,胎心听诊以脐下最明显。

(3)肛门检查及阴道检查:肛门检查时,触及软而不规则的胎臀或触到胎足、胎膝。若胎臀位置高,肛查不能确定时,需行阴道检查。阴道检查时,了解宫口扩张程度及有无脐带脱垂。若胎膜已破能直接触到胎臀、外生殖器及肛门,此时应注意与颜面相鉴别。若为胎臀,可触及肛门与两坐骨结节连在一条直线上,手指放入肛门内有环状括约肌收缩感,取出手指可见有胎粪。若为颜面,口与两颧骨突出点呈三角形,手指放入口内可触及齿龈和弓状的下颌骨。若触及胎足时,应与胎手相鉴别,胎足趾短而平齐,且有足跟,胎手指长,指端不平齐。

(4)B 型超声检查:能准确探清臀先露类型以及胎儿大小、胎头姿势、胎儿畸形等。

3.分娩机制

在胎体各部中,胎头最大,胎肩小于胎头,胎臀最小。头先露时,胎头一经娩出,身体其他部位随即娩出。而臀先露时则不同,较小且软的臀部先娩出,最大的胎头却最后娩出,为适应产道条件,胎臀、胎肩、胎头需按一定机制适应产道条件方能娩出,故需要掌握胎臀、胎肩及胎头三部分的分娩机制。以骶右前位为例加以阐述。

(1)胎臀娩出:临产后,胎臀以粗隆间径衔接于骨盆入口右斜径,骶骨位于右前方。胎臀逐渐下降,前髋下降稍快故位置较低,抵达骨盆底遇到阻力后,前髋向母体右前方行 45°内旋转,使前髋位于耻骨联合后方,此时粗隆间径与母体骨盆出口前后径一致。胎臀继续下降,胎体稍侧屈以适应产道弯曲度,后髋先从会阴前缘娩出,胎体行外旋转,使胎背转向前方或右前方。

(2)胎肩娩出:当胎体行外旋转的同时,胎儿双肩径衔接于骨盆入口右斜径或横径,并沿此径线逐渐下降,当双肩达骨盆底时,前肩向右旋转 45°至耻骨弓下,使双肩径与骨盆出口前后径一致,同时胎体侧屈使后肩及后上肢从会阴前缘娩出,继之前肩及前上肢从耻骨弓下娩出。

(3)胎头娩出:当胎肩通过会阴时,胎头矢状缝衔接于骨盆入口左斜径或横径,并沿此径线逐渐下降,同时胎头俯屈。当枕骨达骨盆底时,胎头向母体左前方旋转45°,使枕骨朝向耻骨联合。胎头继续下降,当枕骨下凹到达耻骨弓下时,以此处为支点,胎头继续俯屈,使颏、面及额部相继自会阴前缘娩出,随后枕部自耻骨弓下娩出。

4.对母儿影响

(1)对产妇的影响:胎臀形状不规则,不能紧贴子宫下段及宫颈内口,容易发生胎膜早破、继发性宫缩乏力及产程延长,使产后出血与产褥感染的机会增多,产伤和手术产率升高,若宫口未开全强行牵拉,容易造成宫颈撕裂甚至延及子宫下段。

(2)对胎儿及新生儿的影响:胎臀高低不平,对前羊膜囊压力不均匀,常致胎膜早破,发生脐带脱垂是头先露的10倍,脐带受压可致胎儿窘迫甚至死亡;胎膜早破,使早产儿及低体重儿增多。后出胎头牵出困难,常发生脊柱损伤、脑幕撕裂、新生儿窒息、臂丛神经损伤、胸锁乳突肌损伤导致的斜颈及颅内出血,颅内出血的发病率是头先露的10倍,臀先露导致早产儿的发病率与死亡率均增高。

5.处理

(1)妊娠期:于妊娠30周前,臀先露多能自行转为头先露。若妊娠30周后仍为臀先露应予矫正。常用的矫正方法有:

①胸膝卧位。让孕妇排空膀胱,松解裤带,每日2次,每次15min,连做1周后复查。这种姿势可使胎臀退出盆腔,借助胎儿重心改变,使胎头与胎背所形成的弧形顺着宫底弧面滑动完成。

②激光照射或艾灸至阴穴。近年多用激光照射两侧至阴穴(足小趾外侧,距趾甲角1分),也可用艾灸条,每日1次,每次15~20min,5次为一疗程。

③外转胎位术。应用上述矫正方法无效者,于妊娠32~34周时,可行外转胎位术,因有发生胎盘早剥、脐带缠绕等严重并发症的可能,应用时要慎重,术前半小时口服沙丁胺醇4.8mg。行外转胎位术时,最好在B型超声及胎儿电子监测下进行。孕妇平卧,两下肢屈曲稍外展,露出腹壁。查清胎位,听胎心率。操作步骤包括松动胎先露部(两手插入胎先露部下方向上提拉,使之松动)、转胎(两手把握胎儿两端,一手将胎头沿胎儿腹侧,保持胎头俯屈,轻轻向骨盆入口推移,另手将胎臀上推,与推胎头动作配合,直至转为头先露)。动作应轻柔,间断进行。若术中或术后胎动频繁而剧烈或胎心律异常,应停止转动并退回原胎位观察半小时。

(2)分娩期:应根据产妇年龄、胎产次、骨盆类型、胎儿大小、胎儿是否存活、臀先露类型以及有无并发症,于临产初期做出正确判断,决定分娩方式。

1)剖宫产的指征:狭窄骨盆、软产道异常、胎儿体重>3500g、胎儿窘迫、胎膜早破、脐带脱垂、妊娠并发症、高龄初产、有难产史、不完全臀先露等,均应行剖宫产术结束分娩。

2)决定经阴道分娩的处理

①第一产程:产妇应侧卧,不宜站立走动。少做肛查,不灌肠,尽量避免胎膜破裂。一旦破膜,应立即听胎心。若胎心变慢或变快,应行肛查,必要时行阴道检查,了解有无脐带脱垂。若有脐带脱垂,胎心尚好,宫口未开全,为抢救胎儿,需立即行剖宫产术。若无脐带脱垂,可严密观察胎心及产程进展。若出现协调性宫缩乏力,应设法加强宫缩。当宫口开大4~5cm时,胎足即可经宫口脱出阴道。为了使宫颈和阴道充分扩张,消毒外阴之后,使用"堵"外阴方法。当

宫缩时用无菌巾以手掌堵住阴道口,让胎臀下降,避免胎足先下降,待宫口及阴道充分扩张后才让胎臀娩出。此法有利于后出胎头的顺利娩出。在"堵"的过程中,应每隔 10～15min 听胎心 1 次,并注意宫口是否开全。宫口已开全再堵易引起胎儿窘迫或子宫破裂。宫口近开全时,要做好接产和抢救新生儿窒息的准备。

②第二产程:接产前,应导尿排空膀胱。初产妇应作会阴后一侧切开术。有三种分娩方式 a.自然分娩。胎儿自然娩出,不做任何牵拉。极少见,仅见于经产妇、胎儿小、宫缩强、骨盆腔宽大者。b.臀位助产。当胎臀自然娩出至脐部后,胎肩及后出胎头由接产者协助娩出。脐部娩出后,一般应在 2～3min 娩出胎头,最长不能超过 8min。后出胎头娩出有主张用单叶产钳,效果佳。c.臀牵引术。胎儿全部由接产者牵拉娩出,此种手术对胎儿损伤大,一般情况下应禁止使用。

③第三产程:产程延长易并发子宫乏力性出血。胎盘娩出后,应肌注缩宫素或麦角新碱,防止产后出血。行手术操作及有软产道损伤者,应及时检查并缝合,应予抗生素预防感染。

6.臀位助产的方法

(1)上肢助产:有滑脱法及旋转胎体法两种。

①滑脱法:术者右手握住胎儿双足,向前上方提,使左肩显露于会阴,再用左手示、中指伸入阴道,由胎儿后肩沿上臂至肘关节处,协助后臂及肘关节沿胸前滑出阴道,然后将胎体放低,前肩自然由耻骨弓下娩出。

②旋转胎体法:术者双手紧握胎儿臀部,两手拇指在背侧,两手另四指在腹侧(不可压腹部),将胎体按逆时针方向旋转,同时稍向下牵拉,右肩及右臂自然从耻骨弓下娩出,再将胎体顺时针方向旋转,娩出左肩及左臂。

(2)胎头助产:先将胎背转至前方,使胎头矢状缝与骨盆出口前后径一致,此时将胎体骑跨在术者左前臂上,同时术者左手中指伸入胎儿口中,食指及无名指扶于两侧上颌骨;术者右手中指压低胎头枕部使其俯屈,食指及无名置于胎儿两侧锁骨上,先向下牵拉,同时助手在产妇下腹正中向下适当加压,使胎儿下颏、口、鼻、眼、额相继娩出。

(六)肩先露

胎体纵轴与母体纵轴相垂直为横产式。胎体横卧于骨盆入口之上,先露部为肩,称为肩先露。占妊娠足月分娩总数的 0.25%,是对母儿最不利的胎位。除死胎及早产儿胎体可折叠娩出外,足月活胎不可能经阴道娩出。若不及时处理,容易造成子宫破裂,威胁母儿生命。根据胎头在母体左或右侧和胎儿肩胛朝向母体前或后方,有肩左前、肩左后、肩右前、肩右后四种胎位。

1.病因

肩先露的常见原因:①早产儿;②前置胎盘;③羊水过多;④骨盆狭窄;⑤子宫异常或肿瘤,影响胎头入盆;⑥多产妇所致腹壁松弛,据统计产次≥4 次,肩先露发生率升高 10 倍。

2.诊断

(1)临床表现:肩先露不能紧贴子宫下段及宫颈内口,缺乏直接刺激,容易发生宫缩乏力;胎肩对宫颈压力不均,容易发生胎膜早破。破膜后羊水迅速外流,胎儿上肢或脐带容易脱出,导致胎儿窘迫甚至死亡。随宫缩不断加强,胎肩及胸廓一部分被挤入盆腔内,胎体折叠弯曲,胎颈被拉长,上肢脱出于阴道口外,胎头和胎臀仍被阻于骨盆入口上方,形成忽略性(嵌顿性)肩先露。子宫收缩继续增强,子宫上段越来越厚,子宫下段被动扩张越来越薄,由于子宫上下段肌壁厚薄相差悬殊,形成环状凹陷,并随宫缩逐渐升高,甚至可以高达脐上,形成病理缩复环,是子宫破裂的先兆,若不及时处理,将发生子宫破裂。

(2)腹部检查:子宫呈横椭圆形,子宫底高度低于妊娠周数,子宫横径宽。宫底部及耻骨联合上方较空虚,在母体平腹部一侧触到胎头,另一侧触到胎臀。肩前位时,胎背朝向母体腹壁,触之宽大平坦;肩后位时,胎儿肢体朝向母体腹壁,触及不规则的小肢体。胎心在脐周围两侧最清楚。根据腹部检查多能确定胎位。

(3)肛门检查或阴道检查:胎膜未破者,因胎先露部浮动于骨盆入口上方,肛查不易触及胎先露部。若胎膜已破、宫口已扩张者,阴道检查可触到肩胛或肩峰、锁骨、肋骨及腋窝。腋窝尖端指向胎儿肩部及头端位置,据此可决定胎头在母体左或右侧。肩胛骨朝向母体前或后方,可决定肩前位或肩后位。例如胎头在母体右侧,肩胛骨朝向后方,则为肩右位。胎手若已脱出于阴道口外,可用握手法鉴别是胎儿左手或右手,因检查者只能与胎儿同侧的手相握。例如肩前位时左手脱出,检查者用左手与胎儿左手相握,依此类推。

(4)B型超声检查:能准确探清肩先露,并能确定具体胎位。

3.处理

(1)妊娠期:妊娠后期发现肩先露应及时矫正。可采用胸膝卧位、激光照射(或艾灸)至阴穴。上述矫正方法无效,应试行外转胎位术转成头先露,并包扎腹部以固定胎头。若行外转胎位术失败,应提前住院决定分娩方式。

(2)分娩期:根据胎产次、胎儿大小、胎儿是否存活、宫口扩张程度、胎膜是否破裂、有无并发症等,决定分娩方式。

①足月活胎,伴有产科指征(如狭窄骨盆、前置胎盘、有难产史等),应于临产前行择期剖宫产术结束分娩。

②初产妇、足月活胎,临产后应行剖宫产术。

③经产妇、足月活胎,也可行剖宫产。若宫口开大 5cm 以上,破膜不久,羊水未流尽,可在乙醚深麻醉下行内转胎位术,转成臀先露,待宫口开全助产娩出。若双胎妊娠第二胎儿为肩先露,可行内转胎位术。

④出现先兆子宫破裂或子宫破裂征象,无论胎儿死活,均应立即行剖宫产术。术中若发现宫腔感染严重,应将子宫一并切除。

⑤胎儿已死,无先兆子宫破裂征象,若宫口近开全,在全麻下行断头术或碎胎术。术后应常规检查子宫下段、宫颈及阴道有无裂伤。若有裂伤应及时缝合。注意产后出血,给予抗生素预防感染。

(七)复合先露

胎先露部(胎头或胎臀)伴有肢体(上肢或下肢)同时进入骨盆入口,称为复合先露。临床以一手或一前臂沿胎头脱出最常见,多发生于早产者,发病率为 0.8‰~1.66‰。

1.病因

胎先露部不能完全充填骨盆入口,或在胎先露部周围有空隙均可发生。以经产妇腹壁松弛者、临产后胎头高浮、骨盆狭窄、胎膜早破、早产、双胎妊娠及羊水过多等为常见原因。

2.临床经过及对母儿影响

仅胎手露于胎头旁,或胎足露于胎臀旁者,多能顺利经阴道分娩。只有在破膜后,上臂完全脱出则能阻碍分娩。下肢和胎头同时入盆,直伸的下肢也能阻碍胎头下降,若不及时处理可致梗阻性难产,威胁母儿生命。胎儿可因脐带脱垂死亡,也可因产程延长、缺氧造成胎儿窘迫,甚至死亡等。

3.诊断

当产程进展缓慢时,行阴道检查发现胎先露部旁有肢体而明确诊断,常见胎头与手同时入盆,诊断时应注意与臀先露及肩先露相鉴别。

4.处理

发现复合先露,首先应查清有无头盆不称。若无头盆不称,让产妇向脱出肢体的对侧侧卧,肢体常可自然缩回。脱出肢体与胎头已入盆,等宫口近开全或开全后上推肢体,将其回纳,然后经腹部下压胎头,使胎头下降,以产钳助娩。若头盆不称明显或伴有胎儿窘迫征象,应尽早行剖宫产术。

第六章　分娩期并发症

第一节　产后出血

　　产后出血是指胎儿娩出后 24 小时内失血量超过 500ml,是分娩期常见的严重并发症,居我国产妇死亡原因首位。其发病率占分娩总数 2%～3%。产后出血可发生在三个时期即胎儿娩出后至胎盘娩出前,胎盘娩出至产后 2 小时及产后 2 小时至 24 小时,多发生在前两期。产后 2 小时内失血量占产后 24 小时内失血量的 74.7%。由于分娩时测量和收集失血量存在一定的困难,估计失血量偏少,实际发病率更高。引起产后出血的主要原因为子宫收缩乏力、胎盘因素、软产道损伤及凝血功能障碍。在诊断中应予高度重视,值得注意的是近年来在抢救产科大量汹涌出血时,如果在彻底止血前只补充晶体及红细胞,还会引起稀释性凝集病。

一、子宫收缩乏力

　　宫缩乏力性出血依然是产后出血的主要原因,占 70%～90%,及时有效地处理宫缩乏力性产后出血,对降低孕产妇死亡率十分关键。

　　【病因与发病机制】

　　引起子宫收缩乏力性产后出血的原因有多种,凡是影响子宫收缩和缩复功能的因素都可引起子宫乏力性产后出血,常见的有:全身因素、子宫局部因素、产程因素、产科并发症、内分泌及药物因素等。

　　1.全身因素

　　孕妇的体质虚弱,妊娠合并心脏病,高血压、肝脏疾病、血液病等慢性全身性疾病均可致产后宫缩乏力。另外,产妇可因产程中对分娩的恐惧及精神紧张和产后胎儿性别不理想等精神因素使大脑皮质功能紊乱,加上产程中进食不足及体力消耗,水电解质平衡紊乱,均可导致宫缩乏力。

　　2.子宫局部因素

　　①子宫肌纤维过度伸展:如多胎妊娠、巨大儿、羊水过多等,使子宫肌纤维失去正常收缩能力。②子宫肌壁损伤:经产妇使子宫肌纤维变性,结缔组织增生影响子宫收缩。急产、剖宫产和子宫肌瘤剔除术后,都可因子宫肌壁的损伤影响宫缩。③子宫病变:子宫畸形(如双角子宫、残角子宫、双子宫等)、子宫肌瘤、子宫腺肌病等,均能引起产后宫缩乏力。

　　3.产程因素

　　产程延长、滞产、头盆不称或胎位异常试产失败等,都可引起继发性宫缩乏力,导致产后出血。

　　4.产科并发症

　　妊娠期高血压疾病、宫腔感染、胎盘早剥、前置胎盘等可因子宫肌纤维水肿,子宫胎盘卒中,胎盘剥离面渗血,子宫下段收缩不良等引起宫缩乏力性产后出血。

5.内分泌失调

产时和产后,产妇体内雌激素、缩宫素及前列腺素合成与释放减少,使缩宫素受体数量减少,肌细胞间隙连接蛋白数量减少。子宫平滑肌细胞 Ca^{2+} 浓度降低,肌浆蛋白轻链激酶及 ATP 酶不足,均可影响肌细胞收缩,导致宫缩乏力。

6.药物影响

产前及产时使用大剂量镇静剂、镇痛剂及麻醉药,如吗啡、氯丙嗪、硫酸镁、哌替啶、苯巴比妥钠等,都可以使宫缩受到抑制而发生宫缩乏力性产后出血。

【临床表现】

子宫收缩乏力性产后出血可发生在胎盘娩出前也可以在胎盘娩出后,胎盘娩出后阴道多量流血及失血性休克等相应症状,是产后出血的主要临床表现。主要表现为胎盘娩出后阴道流血较多,按压宫底有血块挤出。也可以没有突然大量的出血,但有持续的中等量出血,直到出现严重的血容量不足,产妇可出现烦躁、皮肤苍白湿冷、脉搏细弱、脉压缩小等休克症状。

【诊断】

1.估计失血量

胎盘娩出后 24h>500ml 可诊断产后出血。估计失血量的方法有:①称重法:失血量(ml)＝[胎儿娩出后的接血敷料湿重(g)－接血前敷料干重(g)]/1.05(血液比重 g/ml)。②容积法:用产后接血容器收集血液后,放入量杯测量失血量。③面积法:可按接血纱块血湿面积粗略估计失血量。④监测生命体征、尿量和精神状态。⑤休克指数法,休克指数＝心率/收缩压(mmHg)。⑥血红蛋白含量测定,血红蛋白每下降 10g/L,失血 400～500ml。但是产后出血早期,由于血液浓缩,血红蛋白值常不能准确反映实际出血量。

2.确诊条件

①出血发生于胎盘娩出后。②出血为暗红色或鲜红色,伴有血块。③宫底升高,子宫质软、轮廓不清,阴道流血多或剖宫产时,可以直接触到子宫呈疲软状。按摩子宫及应用缩宫剂后,子宫变硬,阴道流血可减少或停止。④除外产道裂伤、胎盘因素和凝血功能障碍因素所致产后出血。

【处理】

宫缩乏力性产后出血的处理原则为:正确估计失血量和动态监护、针对病因加强宫缩、止血、补充血容量、纠正失血性休克、预防多器官功能衰竭及感染。

1.正确估计出血量和动态监护

准确估计失血量是判断病情和选择实施抢救措施的关键。估计失血量大于或可能大于500ml 时,则须及时采取必要的动态监护措施,如:凝血功能、水电解质平衡,持续心电监护,持续监测血压、脉搏等生命体征;必要时可以连续检测血红蛋白浓度及凝血功能。

2.处理方法

(1)子宫按摩或压迫法:可采用经腹按摩或经腹经阴道联合按压。经腹按摩方法为,胎盘娩出后,术者一手的拇指在前、其余四指在后,在下腹部按摩并压迫宫底,挤出宫腔内积血,促进子宫收缩;经腹经阴道联合按压法为,术者一手戴无菌手套伸入阴道握拳置于阴道前穹隆,顶住子宫前壁,另一只手在腹部按压子宫后壁,使宫体前屈,两手相对紧压并均匀有节律地按摩子宫;剖宫产时可以手入腹腔,直接按摩宫底,增强子宫收缩。按摩时间以子宫恢复正常收缩并能保持收缩状态为止,同时要配合应用宫缩剂。

(2)宫缩剂的应用:①缩宫素:为预防和治疗产后出血的一线药物。治疗产后出血方法为:缩宫素 10U 肌内注射、子宫肌层或宫颈注射,以后 10~20U 加入 500ml 晶体液中静脉滴注,给药速度根据患者的反应调整,常规速度 250ml/h,约 80mU/min。静脉滴注能立即起效,但半衰期短(1~6min),故需持续静脉滴注。缩宫素应用相对安全,大剂量应用时可引起高血压、水钠潴留和心血管系统副作用;一次大剂量静脉注射未稀释的缩宫素,可导致低血压、心动过速和(或)心律失常,甚至心跳骤停,虽然合成催产素制剂不含抗利尿激素,但仍有一定的抗利尿作用,大剂色应用特别是持续长时间静脉滴注可引起水中毒。因缩宫素有受体饱和现象,无限制加大用量反而效果不佳,并可出现副作用,故 24h 总量应控制在 60U 内。②卡前列素氨丁三醇(为前列腺素 $F_{2\alpha}$ 衍生物(15-甲基 $PGF_{2\alpha}$),引起全子宫协调有力的收缩。用法为 $250\mu g$(1 支)深部肌内注射或子宫肌层注射,3min 起作用,30min 达作用高峰,可维持 2h;必要时可重复使用,总量不超过 8 个剂量。此药可引起肺气道和血管痉挛外,另外的副作用有腹泻、高血压、呕吐、高热、颜面潮红和心动过速。哮喘、心脏病和青光眼患者禁用,高血压患者慎用。③米索前列醇:系前列腺素 E_1 的衍生物,可引起全子宫有力收缩,应用方法:米索前列醇 $200~600\alpha g$ 顿服或舌下给药,口服 10min 达高峰,2h 后可重复应用,米索前列醇副作用者恶心、呕吐、腹泻、寒战和体温升高较常见;高血压、活动性心、肝、肾脏病及肾上腺皮质功能不全者慎用,青光眼、哮喘及过敏体质者禁用。

(3)手术治疗:在上述处理效果不佳时,可根据患者情况和医师的熟练程度选用下列手术方法。

1)宫腔填塞:有宫腔水囊压迫和宫腔纱条填塞两种方法,阴道分娩后宜选用水囊压迫,剖宫产术中选用纱条填塞。宫腔填塞后应密切观察出血量、子宫底高度、生命体征变化等,动态监测血红蛋白、凝血功能的状况,以避免宫腔积血,水囊或纱条放置 24~48h 后取出,要注意预防感染。

2)B-Lynch 缝合:适用于子宫缩乏力性产后出血,子宫按摩和宫缩剂无效并有可能切除子宫的患者。方法:将子宫托出腹腔,先试用两手加压观察出血量是否减少以估计 B-Lynch 缝合成功止血的可能性,加压后出血基本停止,则成功可能性大,可行 B-Lynch 缝合术。下推膀胱腹膜返折进一步暴露子宫下段。应用可吸收线缝合,先从右侧子宫切口下缘 2~3cm、子宫内侧 3cm 处进针,经宫腔至距切口上缘 2~3cm、子宫内侧 4cm 出针;然后经距宫角约 3~4cm 宫底将缝线垂直绕向子宫后壁,于前壁相应位置进针进入宫腔横向至左侧后壁与右侧相应位置进针,出针后将缝线垂直通过宫底至子宫前壁,与右侧相应位置分别于左侧子宫切口上、下缘缝合。收紧两根缝线,检查无出血即打结。然后再关闭子宫切口。子宫放回腹腔观察 10min,注意下段切口有无渗血,阴道有无出血及子宫颜色,若正常即逐层关腹。B-Lynch 缝合术后并发症的报道较为罕见,但有感染和组织坏死的可能,应掌握手术适应证。

3)盆腔血管结扎:包括子宫动脉结扎和髂内动脉结扎。子宫血管结扎适用于难治性产后出血,尤其是剖宫产术中宫缩乏力性出血,经宫缩剂和按摩子宫无效,或子宫切口撕裂而局部止血困难者。推荐五步血管结扎法：单侧子宫动脉上行支结扎；双侧子宫动脉上行支结扎；子宫动脉下行支结扎；单侧卵巢子宫血管吻合支结扎；双侧卵巢子宫血管吻合支结扎。髂内动脉结扎术手术操作困难，需要由盆底手术熟练的妇产科医师操作。适用于宫颈或盆底渗血、宫颈或阔韧带出血、腹膜后血肿、保守治疗无效的产后出血，结扎前后需准确辨认髂外动脉和股动脉，必须小心勿损伤髂内静脉，否则可导致严重的盆底出血。

4）经导管动脉栓塞（TAE）：适应证：经保守治疗无效的各种难治性产后出血，生命体征稳定。禁忌证：生命体征不稳定、不宜搬动的患者；合并有其他脏器出血的DIC；严重的心、肝、肾和凝血功能障碍；对造影剂过敏者。方法：局麻下行一侧腹股沟韧带中点股动脉搏动最强点穿刺，以Seldinger技术完成股动脉插管。先行盆腔造影，再行双侧髂内动脉及子宫动脉造影，显示出血部位及出血侧子宫动脉，大量造影剂外溢区即为出血处。迅速将导管插入出血侧的髂内动脉前干，行髂内动脉栓塞术（ⅡAE）或子宫动脉栓塞术（UAE），二者均属经导管动脉栓塞术（TAE）的范畴。固定导管，向该动脉注入带抗生素的吸收性明胶海绵颗粒或吸收性明胶海绵条或吸收性明胶海绵弹簧钢圈后，直至确认出血停止，行数字减影成像技术（DSA）造影证实已止血成功即可，不要过度栓塞。同法栓塞对侧。因子宫供血呈明显的双侧性，仅栓塞一侧子宫动脉或髂内动脉前干将导致栓塞失败。临床研究结果表明术中发生的难治性产后出血以髂内动脉结扎术和子宫切除术为宜。而术后或顺产后发生的顽固性出血可选择髂内动脉栓塞术。对于复发出血者，尚可再次接受血管栓塞治疗。

5）子宫切除术：适用于各种保守性治疗方法无效者。一般为次全子宫切除术，如前置胎盘或部分胎盘植入宫颈时行子宫全切除术。操作注意事项：由于子宫切除时仍有活动性出血，故需以最快的速度"钳夹、切断、下移"，直至钳夹至子宫动脉水平以下，然后缝合打结，注意避免损伤输尿管。对子宫切除术后盆腔广泛渗血者，用大纱条填塞压迫止血并积极纠正凝血功能障碍。

3.补充血容量纠正休克

产妇可因出血量多，血容量急剧下降发生低血容量性休克。在针对病因加强宫缩和止血的同时，应积极纠正休克。建立有效静脉通道，监测中心静脉压、血气、尿量，补充晶体平衡液及血液、新鲜冰冻血浆等，有效扩容纠正低血容量性休克。对于难治性休克，在补足血容量后可给予血管活性药物升压。另外可短期大量使用肾上腺皮质激素，有利于休克的纠正。在积极抢救，治疗病因之后，达到以下状况时，可以认为休克纠正良好：出血停止；收缩压>90mmHg；中心静脉压回升至正常；脉压>30mmHg；脉搏<100次/min；尿量>30ml/h；血气分析恢复正常；一般情况良好，皮肤温暖、红润、静脉充盈、脉搏有力。

4.预防多器官功能障碍

严重的宫缩乏力性产后出血可发生凝血功能障碍，并发DIC，继而发生多脏器功能衰竭。休克和多脏器功能衰竭是产后出血的主要死因，因此治疗宫缩乏力性产后出血时需注意主要脏器的功能保护。明显的器官功能障碍应当采用适当的人工辅助装置，如血液透析、人工心肺机等。

5.预防感染

产妇由于大量出血而机体抵抗力降低，且抢救过程中难以做到完全无菌操作，因此，有效止血和控制病情同时还需应用足量的抗生素预防感染。

【预防】

重视产前保健、积极治疗引起产后宫缩乏力的疾病、正确处理产程、加强产后观察,可有效降低宫缩乏力性产后出血的发生率。

1.加强孕期保健,定期产检,发现有引起宫缩乏力性产后出血的高危因素及时入院诊治。

2.积极预防和治疗产科并发症及妊娠并发症。

3.正确处理产程,重视产妇休息及饮食,防止疲劳及产程延长;合理使用子宫收缩剂及镇静剂;对孕妇进行精神疏导,减少精神紧张情绪。对有发生宫缩乏力性产后出血可能者适时给予宫缩剂加强宫缩。

4.加强产后观察,产后产妇应在产房中观察 2 小时,仔细观察产妇的生命体征、宫缩及阴道流血情况,发生异常及时处理。离开产房前鼓励产妇排空膀胱,鼓励产妇与新生儿早接触、早吸吮,能反射性引起子宫收缩,减少出血量。

二、胎盘因素所致出血

【概述】

胎盘因素是导致产后出血的第二大原因,仅次于子宫收缩乏力,文献报道约占产后出血总数的 7%～24%。近年来由于剖宫产及宫腔操作增加,胎盘因素所致产后出血的比例有明显上升趋势,成为严重产后出血且必须切除子宫的最常见原因。主要包括胎盘剥离不全、胎盘剥离后滞留、胎盘嵌顿、胎盘粘连、胎盘植入、胎盘和(或)胎膜残留以及前置胎盘等。

【分类】

1.胎盘剥离不全

多见于宫缩乏力或第三产程处理不当,如胎盘未剥离而过早牵拉脐带或刺激子宫,使胎盘部分自宫壁剥离,影响宫缩,剥离面血窦开放引起出血不止。

2.胎盘剥离后滞留

多由宫缩乏力或膀胱充盈等因素影响胎盘下降,胎盘从宫壁完全剥离后未能排出而潴留在宫腔内影响子宫收缩。

3.胎盘嵌顿

由于使用宫缩剂不当或第三产程过早及粗暴按摩子宫等,引起宫颈内口附近子宫肌呈痉挛性收缩,形成狭窄环,使已全部剥离的胎盘嵌顿于宫腔内,影响子宫收缩致出血。

4.胎盘粘连

在引起产后出血的胎盘因素中胎盘粘连最常见,胎儿娩出后胎盘全部或部分粘连于子宫壁上,不能自行剥离,称为胎盘粘连,易引起产后出血。胎盘粘连包括所有胎盘小叶的异常粘连(全部胎盘粘连),累及几个胎盘小叶(部分胎盘粘连),或累及一个胎盘小叶(灶性胎盘粘连)。

5.胎盘植入

指胎盘绒毛因子宫蜕膜发育不良等原因而植入子宫肌层,临床上较少见。根据胎盘植入面积又可分为完全性与部分性两类。其发生与既往有过宫内膜损伤及感染有关,绒毛可侵入深肌层达浆膜层甚至穿透浆膜层形成穿透性胎盘,可引起子宫自发破裂。

6.胎盘小叶、副胎盘和（或）胎膜残留

部分胎盘小叶、副胎盘或部分胎膜残留于宫腔内，影响子宫收缩而出血。常因过早牵拉脐带、过早用力揉挤子宫所致。

7.胎盘剥离出血活跃

胎盘剥离过程中出血过多。

8.胎盘早剥

子宫卒中子宫肌纤维水肿弹性下降，易引起宫缩乏力而致产后出血。

9.前置胎盘

在引起剖宫产产后出血的胎盘因素中，最常见的即前置胎盘。前置胎盘易并发产后出血原因主要有以下三点：首先在胎盘前置时，胎盘附着于子宫下段或覆盖于子宫颈中，其附着部位肌肉薄弱或缺乏，胎盘剥离后，不能有效收缩关闭血管，从而导致出血不止，引起产后出血；其次前置胎盘易发生胎盘粘连及植入肌层，胎盘剥离时出血较多；第三点是当胎盘附着于子宫前壁时，切开子宫很容易损伤胎盘而出血。

【高危因素】

在蜕膜形成缺陷的情况下胎盘粘连比较常见，许多临床资料显示发生胎盘粘连、植入、滞留、前置胎盘与多胎、多产、炎症、化学药物刺激、机械损伤等因素造成子宫内膜损伤有密切关系。随着人工流产次数的增多，胎盘因素所引起的产后出血也逐渐增多，多次吸宫或刮宫过深损伤子宫内膜及其浅肌层可造成再次妊娠时子宫蜕膜发育不良，因代偿性扩大胎盘面积或增加覆着深度以摄取足够营养，使胎盘粘连甚至植入发生率增加。另外，子宫内膜面积减少可引起胎盘面积增加或发生异位形成前置胎盘造成产后大出血。部分患者由于人工流产术中无菌技术操作不严或过早性生活引起子宫内膜炎。

【临床特点】

胎盘因素导致的产后出血一般表现为胎盘娩出前阴道多量流血，常伴有宫缩乏力，子宫不呈球状收缩，宫底上升，脐带不下移。胎盘娩出、宫缩改善后出血停止。出血的特点为间歇性，血色暗红，有凝血块。胎盘小叶或副胎盘残留是在胎儿娩出后胎盘自然娩出，但阴道流血较多，似子宫收缩不良，应仔细检查胎盘是否完整和胎膜近胎盘周围有无血管分支或有无胎盘小叶缺如的粗糙面。完全性胎盘粘连或植入在手取胎盘前往往出血极少或不出血，而在试图娩出胎盘时可出现大量出血，甚至有时牵拉脐带可导致子宫内翻。胎盘嵌顿时在子宫下段可发现狭窄环。胎盘嵌顿引起的产后出血比较隐匿，出血量与血流动力学的改变不相符。

B超声像特征：正常产后子宫声像图为子宫体积明显增大，宫壁均匀增厚，内膜显示清晰。单纯胎盘残留与胎盘粘连均表现为宫腔内光点密集及边缘轮廓较清晰的光团，提示胎盘胎膜瘤。胎盘植入则表现为宫腔内见胎盘组织样回声，其与部分子宫肌壁关系密切，局部子宫肌壁明显薄于对侧。

【治疗措施】

1.胎盘剥离不全及粘连绝大多数可徒手剥离取出。手取胎盘的方法为在适当的镇痛或麻醉下，一手在腹壁按压固定宫底，另一手沿着脐带通过阴道进入子宫。触到胎盘后，即用手掌尺侧进入胎盘边缘与宫壁之间逐步将胎盘与子宫分离，部分残留用手不能取出者，用大号刮匙刮取残留物,最好在 B 超引导下刮宫。若徒手剥离胎盘时,手感分不清附着界限则切忌以手指用力分离胎盘,因很可能是完全性胎盘粘连或胎盘植入。

2.完全性胎盘粘连或胎盘植入以子宫切除为宜。若出血不多需保留子宫者可保守治疗,子宫动脉栓塞术或药物(氨甲蝶呤或米非司酮)治疗都有较好效果。

1)药物治疗:①米非司酮:是一种受体水平抗孕激素药物,它能抑制滋养细胞增殖,诱导和促进其凋亡,能引起胎盘绒毛膜滋养层细胞周期动力学发生明显变化,阻断细胞周期的运转,从而抑制滋养层细胞的增殖过程,引起蜕膜和绒毛组织的变性。用法:米非司酮 50mg 口服,3 次/d,共服用 12d。②MTX:MTX 用法 10mg 肌内注射,1 次/d,共 7d;或 MTX 1mg/kg 单次肌内注射。如血 β-HCG 下降不满意一周后可重复一次用药。③中药治疗:生化汤主要成分有当归 8g,川芎 3g,桃仁 6g,炙甘草 5g,蒲黄 5g,红花 6g,益母草 9g,泽兰 3g,炮姜 6g,南山楂 6g,五灵脂 6g,水煎服,每日 1 剂,2 次/d,5d 为 1 个疗程。

2)盆腔血管栓塞术由经验丰富的放射介入医生进行,其栓塞成功率可达 95%。对还有生育要求的产妇,可避免子宫切除。介入栓塞的方法是局部麻醉下将一导管置入腹主动脉内,应用荧光显影技术确定出血血管,并放入可吸收的吸收性明胶海绵栓塞出血血管,达到止血目的。若出血部位不明确,可将吸收性明胶海绵置入髂内血管。此法对多数宫腔出血有效。

3.胎盘剥离后滞留:首先导尿排空膀胱,用手按摩宫底使子宫收缩,另一手轻轻牵拉脐带协助胎盘娩出。

4.胎盘嵌顿在子宫狭窄环以上者,可使用静脉全身麻醉下,待子宫狭窄环松解后,用手取出胎盘当无困难。

5.胎盘剥离出血活跃:胎盘剥离过程中出现阴道大量流血需立即徒手剥离胎盘娩出,并给予按摩子宫及应用宫缩制剂。

6.前置胎盘剥离面出血者,可"8"字缝合剥离面止血。或用垂体后叶素 6U 稀释于 20ml 生理盐水中,于子宫内膜下多点注射,显效快,可重复使用,无明显不良反应。B-lynch 缝合术也是治疗前置胎盘产后出血较好的保守治疗手段。胎盘早剥子宫卒中并有凝血功能障碍者,要输新鲜血浆,补充凝血因子。Fg<1.5g/L 时,输纤维蛋白原,输 2~4g,可升高 1g/L,BPC<50×10⁹/L,输 BPC 悬液。

7.宫腔填塞术:前置胎盘或胎盘粘连所导致的产后出血,填塞可以控制出血。宫腔填塞主要有两类方法,填塞球囊或填塞纱布。可供填塞的球囊有专为宫腔填塞而设计的,能更好地适应宫腔形状,如 Bakri 紧急填塞球囊导管;原用于其他部位止血的球囊,但并不十分适合宫腔形状,如森布管、Rusch 泌尿外科静压球囊导管;利用产房现有条件的自制球囊,如手套或避孕套。宫腔填塞纱布是一种传统的方法,其缺点是不易填紧,且因纱布吸血而发生隐匿性出血,建议统一使用规格为 10cm×460cm 长的纱布,所填入纱布应于 24h 内取出,宫腔填塞期间须予抗生素预防感染;取出纱条前应先使用缩宫素,促进子宫收缩,减少出血。

【预防措施】

加强婚前宣教,做好计划生育,减少非意愿妊娠,减少人工流产次数,以降低产后出血的发生率。为了预防产后出血,重视第三产程的观察和处理,胎儿娩出后配合手法按摩子宫,正确及时使用缩宫药物,以利胎盘剥离排出,密切观察出血量,仔细检查胎盘、胎膜娩出是否完整,胎膜边缘有无断裂的血管残痕,如有,应在当时取出。胎盘未娩出前有较多阴道流血或胎儿娩出后 10min 未见胎盘自然剥离征象时要及时实施宫腔探查及人工剥离胎盘术可以减少产后出血。有文献报道第三产程用米索前列腺醇 $400\mu g+NS$ 5ml 灌肠,能减少产后出血量。

对于前置胎盘者,尤其是中央型及部分型前置胎盘,需做好产后出血抢救的各项准备工作,应由有经验的高年资医生上台参与手术,手术者术前要亲自参与 B 超检查,了解胎盘的位置及胎盘下缘与子宫颈内口的关系,选择合适的手术切口,从而有效降低产后出血的发生率,术中要仔细检查子宫颈内口是否有活动性出血,因为有可能发生阴道出血但宫腔无出血而掩盖了出血现象。

三、软产道损伤

【概述】

软产道损伤是指子宫下段、子宫颈、阴道、盆底及会阴等软组织在分娩时所引起的损伤。在妊娠期间,软产道组织出现一系列生理性改变,如子宫、阴道、盆底等处的肌纤维增生和肥大,软产道各部的血管增多与充血,淋巴管较扩张,结缔组织变松软,以及阴道壁黏膜增厚、皱襞增多等,因而使软产道组织血液丰富,弹性增加,并且有一定的伸展性。由于这些变化,在分娩时能经受一定程度的压力和扩张,因而有利于胎儿的通过与娩出。但有时由于分娩过程所需的软产道扩张程度已超过最大限度,如娩出巨大胎儿时,或软产道本身有病变不能相应扩张,或在娩出胎儿的助产中操作不当,均可导致不同程度的软产道损伤。

【临床表现及诊断】

胎儿娩出后出血,血色鲜红能自凝,出血量与裂伤程度以及是否累及血管相关,裂伤较深或波及血管时,出血较多。检查子宫收缩良好,则应仔细检查软产道可明确裂伤及出血部位。特别是急产、阴道助产、臀牵引手术产等,应全面检查会阴、阴道、宫颈以便明确是否有裂伤。有时产道裂伤形成血肿,造成隐性失血,小血肿无症状,若大血肿位于腹膜后及阔韧带等部位,表现为分娩后及剖宫产术后出现心慌、头晕、面色苍白、皮肤湿冷、血压下降、脉搏细速、尿量减少,阴道出血不多、子宫收缩正常、按压子宫无明显血液流出,B 超检查有助于明确诊断。

【分类及处理】

1.会阴阴道裂伤

阴道壁和会阴部的裂伤,是产妇在分娩时最常见的并发症。阴道、会阴裂伤按损伤程度可分为 4 度：Ⅰ度裂伤是指会阴部皮肤及阴道入口黏膜撕裂;Ⅱ度裂伤指裂伤已达会阴体筋膜及肌层,累及阴道后壁黏膜,向阴道后壁两侧沟延伸并向上撕裂,解剖结构不易辨认;Ⅲ度裂伤指裂伤向会阴深部扩展,肛门外括约肌已断裂,直肠黏膜尚完整;Ⅳ度裂伤指肛门、直肠和阴道完全贯通,直肠肠腔外露,组织损伤严重。发生会阴裂伤后,应立即修补、缝合,缝合时应按解剖层次缝合,注意缝至裂伤底部,避免遗留无效腔,更要避免缝线穿过直肠黏膜,否则将形成瘘管。同时缝合时必须注意止血及无菌操作,避免发生血肿及感染。对于Ⅲ、Ⅳ度裂伤,首先用 Allis 钳夹住括约肌断端(断裂时括约肌回缩),用 2-0 缝线间断缝合,然后用 3-0 缝线修补直肠,再行阴道黏膜,会阴部肌肉和皮肤缝合。术后注意应用抗生素预防感染。

2.外阴、阴蒂裂伤

阴道分娩时,保护会阴不得当,仅注意保护会阴体,强力压迫后联合,忽略胎头仰伸助其成为俯屈状态,虽会阴未裂伤而导致外阴大小阴唇或前庭阴蒂裂伤小动脉破裂出血,分娩后应仔细检查,发现活动性出血用细线缝合。

3.宫颈裂伤

宫口未开全时,产妇即用力屏气;宫缩过强,宫颈尚未充分扩张而已被先露部的压力所冲破;胎儿方位异常,如枕横位、枕后位、颜面位,宫颈着力不均匀造成损伤及先天性宫颈发育异常的产妇,行阴道助产手术或阴道手术的操作方法不够正确,如产钳之钳叶,误置在宫颈之外,或用产钳旋转胎头的方法不当;在第一产程时曾用力把宫颈托上,企图刺激宫缩与促使宫颈口迅速扩张;这些均有可能引起宫颈撕裂。

疑为宫颈裂伤应暴露宫颈直视下观察,若裂伤浅且无明显出血,可不予缝合并不作宫颈裂伤诊断,若裂伤深且出血多,有活动性出血,应用两把卵圆钳牵拉裂伤两侧的宫颈,在裂口顶端0.5cm健康组织处先缝合一针,避免裂伤缩血管出血形成血肿,之后间断缝合,最后一针应距宫颈外侧端0.5cm处止,以减少日后发生宫颈口狭窄的可能性。若经检查宫颈裂口已达穹窿涉及子宫下段时,特别是3点、9点部位的裂伤,可伤及子宫动脉,若勉强盲目缝合,还可能伤及输尿管和膀胱,此时应剖腹探查,结合腹部、阴道行裂伤修补术。

4.阔韧带、腹膜后血肿

凡分娩后及剖宫产术后出现阴道出血正常、子宫收缩正常、按压子宫无明显血液流出,进行性贫血和剧烈腹痛伴腹部包块者应考虑本病的可能。超声波能检查出膀胱后由于出血形成的暗区或反光团块,并可探及子宫破裂处子宫壁不完整,该处可见到血肿暗区或中强反光团块及条索状反光带。较大的或伴有感染的血肿,需待血肿部分吸收或感染控制后才可见到此征象。阔韧带、后腹膜血肿的处理:

(1)保守治疗:监测生命体征,4～6h复查血常规、凝血功能。B超检查动态观察血肿有无进行性增大。快速补充足够的血容量,抗休克治疗。

(2)急诊剖腹探查:腹膜后血肿是否需切开探查,须按其血肿范围、血流动力学相关指标变化情况来决定,不可以盲目地剖腹探查,增加手术的风险性。腹膜后血肿多由盆壁静脉丛、骨盆小血管出血形成,由于血肿能在腹膜后产生填塞及压迫作用,出血可能自行停止,此种血肿若切开,破坏后腹膜完整性,可引起无法控制出血的危险。若动态观察见血肿属稳定型,范围不大,张力小,无搏动等,无须切开探查。反之,观察见血肿属扩张型,范围大,张力高,有搏动,应及时切开探查并作相应处理。阔韧带血肿一般行剖腹探查止血。若由剖宫产术后所致的腹膜后血肿可拆除子宫下段切口可吸收缝线,从新全层连续缝合子宫下段切口,缝合子宫下段切口时超过子宫下段切口两侧1.5～2cm,观察切口无出血,阔韧带、后腹膜血肿无增大后,常规关闭腹腔;若子宫破裂合并感染则切除子宫。另外,清理腹腔时不要彻底清理干净血肿,因为血肿可起到压迫作用,防止继续出血,如彻底清理,剥离面渗血更难处理。

(3)介入治疗:选择性子宫动脉栓塞术适用于阔韧带血肿难以找出子宫动脉者。可寻找出血部位,直接进行出血部位栓塞。

(4)术后加强抗感染对症治疗。

【预防】

预防软产道损伤,应于产前综合评估胎儿大小及产道情况,及时发现巨大儿、畸形胎儿及发育异常的产道。及时正确处理产程,产妇临产后应密切观察宫缩情况,产程进展,勿使第一产程延长。提高接产技术,第二产程宫口开全,接产者在胎头拨露时帮助胎头俯屈,不可使胎头和胎肩娩出过快,并注意保护会阴,及时做会阴切开,防止会阴组织过度扩张,导致盆底组织破损,软产道撕裂出血。提高阴道手术助产技术,正确操作,减少助产对软产道的损伤。手术过程中动作轻柔,精确止血,尽可能避免因软产道损伤造成的产后出血。

四、凝血功能障碍

凝血功能障碍指任何原发或继发的凝血功能异常,均能导致产后出血。其抢救失败,是导致孕产妇死亡的主要原因。

【病因与发病机制】

特发性血小板减少性紫癜、再生障碍性贫血、白血病、血友病、维生素 K 缺乏症、人工心脏瓣膜置换术后抗凝治疗、严重肝病等产科并发症可引起原发性凝血功能异常。胎盘早剥、死胎、羊水栓塞、重度子痫前期、子痫、HELLP 综合征等产科并发症,均可引起弥散性血管内凝血(DIC)而导致继发性凝血功能障碍。

正常凝血功能的维持依赖于凝血与抗凝血、纤溶与抗纤溶、血小板功能和血管内皮细胞功能四大系统的相互协调。正常妊娠时,若出现明显的血管内皮损伤、血小板活化增强、凝血酶原活性增加、高凝状态导致继发性纤溶亢进和抗纤溶活性增强,而这四个方面相互影响相互渗透,从而维持正常妊娠处于凝血与抗凝血、纤溶与抗纤溶的动态平衡中,即所谓的生理性高凝状态。当存在产科并发症或并发症时打破了这种平衡而出现凝血功能障碍。其主要机制如下:

1.血管内皮细胞损伤、激活凝血因子Ⅻ,启动内源性凝血系统。

2.组织严重破坏使大量组织因子进入血液,启动外源性凝血系统:创伤性分娩、胎盘早期剥离、死胎等情况下均有严重的组织损伤或坏死,大量促凝物质入血,其中尤以组织凝血活酶(即凝血因子Ⅲ,或称组织因子)为多。

3.促凝物质进入血液:羊水栓塞时一定量的羊水或其他异物颗粒进入血液可以通过表面接触使因子Ⅻ活化,从而激活内源性凝血系统。急性胰腺炎时,蛋白酶进入血液能促使凝血酶原变成凝血酶。抗原抗体复合物能激活因子Ⅻ或损伤血小板引起血小板聚集并释放促凝物质(如血小板因子等)。补体的激活在 DIC 的发生发展中也起着重要的作用。

4.血细胞大量破坏:正常的中性粒细胞和单核细胞内有促凝物质,在大量内毒素或败血症时中性粒细胞合成并释放组织因子;在急性早幼粒细胞性白血病患者,此类白血病细胞胞质中含有凝血活酶样物质,当白血病细胞大量坏死时,这些物质就大量释放入血,通过外源性凝血系统的启动而引起 DIC。内毒素、免疫复合物、颗粒物质、凝血酶等都可直接损伤血小板,促进它的聚集。微血管内皮细胞的损伤,内皮下胶原的暴露是引起局部血小板黏附、聚集、释放反应的主要原因。血小板发生黏附、释放和聚集后,除有血小板凝集物形成,堵塞微血管外,还能进一步激活血小板的凝血活性,促进 DIC 的形成。

5.凝血因子合成和代谢异常:重症肝炎、妊娠脂肪肝、HELIP 综合征等疾病可导致凝血因子在肝脏的合成障碍,致使凝血因子缺乏,进而导致凝血功能障碍。

6.血小板的减少:特发性血小板减少性紫癜和再生障碍性贫血,循环中血小板的减少,是导致凝血功能障碍的主要原因。

【临床表现】

凝血功能障碍的主要临床表现为出血以及出血引起的休克和多器官功能衰竭。出血的发生时间随病因和病情进展情况而异,可在胎盘娩出前,亦可在胎盘娩出后。大多发现时已处于消耗性低凝或继发性纤溶亢进阶段,临床上可出现全身不同部位的出血,最多见的是子宫大量出血或少量持续不断的出血。开始还可见到血凝块,但血块很快又溶解,最后表现为血不凝。此外,常有皮下、静脉穿刺部位、伤口、齿龈、胃肠道出血或血尿。大量出血时呈现面色苍白、脉搏细弱、血压下降等休克的表现,呼吸困难、少尿、无尿、恶心、呕吐、腹部或背部疼痛、发热、黄疸、低血压、意识障碍(严重者发生昏迷)及各种精神神经症状等多器官功能衰竭的表现。

【诊断及实验室检查】

凝血功能障碍,主要依靠临床表现结合病因及各种实验室检查来确诊。

1.特发性血小板减少性紫癜

多见于成年女性,主要表现为皮肤黏膜出血。轻者仅有四肢及躯干皮肤的出血点、紫癜及瘀斑、鼻出血、牙龈出血,严重者可出现消化道、生殖道、视网膜及颅内出血。实验室检查,通常血小板 $<100\times10^9/L$,骨髓检查,巨核细胞正常或增多,成熟型血小板减少,血小板相关抗体(PAIg)及血小板相关补体(PAC_3)阳性,血小板生存时间明显缩短。

2.再生障碍性贫血

主要表现为骨髓造血功能低下,全血细胞减少和贫血、出血、感染综合征。呈现全血细胞减少,正细胞正色素性贫血,网织红细胞百分数 <0.01,淋巴细胞比例增高。骨髓多部位增生低下,幼粒细胞、幼红细胞、巨核细胞均减少,非造血细胞比例增高,骨髓小粒空虚。

3.血友病

是一组因遗传性凝血活酶生成障碍引起的出血性疾病。分为血友病 A、血友病 B 及遗传性因子 XI 缺乏症。其中血友病 A 最常见。血友病 A 发病基础是由于 $FⅧ$ 缺乏,导致内源性途径凝血障碍。血友病 B 是由于缺乏 $FⅨ$,引起内源性途径凝血功能障碍。实验室检查,凝血时间(CT)通常正常或延长,活化部分凝血活酶时间(APTT)延长,简易凝血活酶生成实验(STGT)异常;凝血酶原生成实验(TGT)异常。可通过 TGT 纠正实验、$FⅧ$、$FⅨ$ 活性及抗原测定进行分型。也可以行基因诊断确诊。

4.维生素 K 缺乏症

一般情况下,维生素 K 缺乏症的发生率极低,其和长期摄入不足、吸收障碍、严重肝病及服用维生素 K 拮抗剂有关。由于人体内的凝血因子 $FⅩ$、$FⅨ$、$FⅦ$、凝血酶原及其调节蛋白 PC、PS 等的生成,都需要维生素 K 参与。实验室检查,PT 延长、APTT 延长;$FⅩ$、$FⅨ$、$FⅦ$、凝血酶原活性低下。

5.重度肝病

肝脏是除 Ca^{2+} 和组织因子外,其他凝血因子合成的场所,重度肝病时,实验室检查多表现为肝损害的一系列生化改变、凝血酶原时间(PT)、APTT 延长和多种凝血因子的异常,甚至出现 DIC。

6.DIC

是胎盘早剥、死胎、羊水栓塞、重度子痫前期、HELLP综合征等产科并发症引起产后出血的共同病理改变。通常血小板$<100\times10^9/L$或进行性下降;血浆纤维蛋白原含量$<1.5g/L$或进行性下降;3P实验阳性或血浆FDP$>20mg/L$,或D-二聚体水平升高或阳性;PT缩短或延长3s以上,或APTT缩短或延长10s以上。

【治疗】

凝血功能障碍的处理原则为:早期诊断和动态监测,积极处理原发病,同时改善微循环,纠正休克,补充耗损的凝血因子,保护和维持重要脏器的功能。

1.早期诊断和动态监测

及早诊断和早期合理治疗是提高凝血功能障碍所致产后出血救治成功率的根本保证。临床有凝血功能障碍高发的产科并发症和并发症或发生各种原因所致的产后出血,都应该及时进行相关出凝血指标的测定。同时在治疗过程中动态监测血小板、纤维蛋白原、纤维蛋白降解物、D-二聚体、PT、APTT、凝血酶时间(TT)的变化,可以监控病情的演变情况指导临床治疗。

2.积极治疗原发病

病因治疗是首要治疗原则,只有去除诱发因素,才有可能治愈凝血功能障碍所致的产后出血。

3.纠正休克

出血隐匿时休克症状可能为首发症状。

4.补充凝血因子

各种病因引起的凝血功能障碍中,大都有凝血因子的异常。因此积极补充凝血因子和血小板是治疗的一项重要措施。可通过输注新鲜冰冻血浆、凝血酶原复合物、纤维蛋白原、冷沉淀(含Ⅷ因子和纤维蛋白原)、单采血小板、红细胞等血制品来解决。

(1)血小板:血小板低于$(20\sim50)\times10^9/L$或血小板降低出现不可控制的渗血时使用。可输注血小板10U,有效时间为48h。

(2)新鲜冰冻血浆:是新鲜抗凝全血于6~8h内分离血浆并快速冰冻,几乎保存了血液中所有的凝血因子、血浆蛋白、纤维蛋白原。使用剂量10~15ml/kg。

(3)冷沉淀:输注冷沉淀主要为纠正纤维蛋白原的缺乏,如纤维蛋白原浓度高于1.5g/L不必输注冷沉淀。冷沉淀常用剂量1~1.5U/10kg。

(4)纤维蛋白原:输入纤维蛋白原1g可提升血液中纤维蛋白原25mg/dl,1次可输入纤维蛋白原2~4g。

(5)凝血酶原复合物,含因子Ⅴ、Ⅶ、Ⅸ、Ⅹ,可输注400~800U/d。

(6)近年研究发现,重组活化凝血因子Ⅶa(rFⅦa)可用于治疗常规处理无效的难治性妇产科出血性疾病,并取得了满意疗效。产后出血患者应用rFⅦa的先决条件是:①血液指标:血红蛋白$>70g/L$,国际标准化比率(INR)<1.5,纤维蛋白原$\geq1g/L$,血小板$\geq50\times10^9/L$。②建议用碳酸氢钠提升血液pH至≥7.2(pH≤7.1时,rFⅦa有效性降低)。③尽可能恢复体温至

生理范围。rFⅦa 应用的时机是:①无血可输或拒绝输血时。②在代谢并发症或器官损伤出现之前。③在子宫切除或侵入性操作前。推荐的用药方案是:初始剂量是 $40\sim60\mu g/kg$,静脉注射;初次用药 $15\sim30min$ 后仍然出血,考虑追加 $40\sim60\mu g/kg$ 的剂量;如果继续有出血,可间隔 $15\sim30min$ 重复给药 $3\sim4$ 次;如果总剂量超过 $200\mu g/kg$ 后效果仍然不理想,必须重新检查使用 rFⅦa 的先决条件,只有实施纠正措施后,才能继续给 $100\mu g/kg$。

5.肝素的应用

在 DIC 高凝阶段主张及早应用肝素,禁止在有显著出血倾向或纤溶亢进阶段应用肝素。

6.抗纤溶药物的应用

在 DIC 患者中,可以在肝素化和补充凝血因子的基础上应用抗纤溶药物,如:氨基己酸、氨甲环酸、氨甲苯酸等。

总之,凝血功能障碍性产后出血是产后出血处理中最难治的特殊类型,除了按常规的产后出血处理步骤和方法进行外,更要注重原发病因素的去除和 DIC 的纠正,同时要注重重要脏器功能的保护,才能提高抢救的成功率,降低孕产妇死亡率。

五、稀释性凝集病所致的产科出血

【概述】

稀释性凝集病是指大失血时由于只补充晶体及红细胞导致血小板缺失及可溶性凝集因子的不足,引起的功能性凝集异常。在妊娠期(如胎盘早剥时),更常见于产后期(如子宫收缩乏力性继发性出血),可由于大量汹涌出血,输血、输液不能止血反而造成稀释性凝集病,其原因是储存的血液和红细胞制品缺乏 Ⅴ、Ⅷ、Ⅺ 因子、血小板和全部可溶血液凝固因子,故严重的出血不输注必要的血液成分止血因子,将会导致低蛋白血症、凝血酶原和凝血激酶时间延长。

【临床特点】

一般认为,失血时输入不含凝血因子的液体和红细胞达 1 个循环血量时,血浆中凝血因子和血小板浓度会下降至开始值的 37%,在交换 2 个循环血量之后会降低至基础浓度的 14%,便发生稀释性凝集病。在这种情况下第一个下降的凝血因子是纤维蛋白原(FIB),因此,稀释性凝集病的严重程度可以从纤维蛋白原浓度估计,但要除外纤维蛋白原下降的其他原因(如弥漫性血管内凝血,DIC)。研究显示,大量输血使凝血酶原标准单位(INR)和部分凝血活酶时间比率(APTT 比率)增高到 $1.5\sim1.8$ 时,血浆因子 Ⅴ 和 Ⅷ 通常降低到 30% 以下。故有人将 INR 和 APTT 比率增加到对照值 $1.5\sim1.8$ 成为稀释性凝血障碍的诊断和实施治疗干预的临界值。由于对大量输血所致稀释性凝血障碍一直未有一致的诊断标准,目前多以 INR 和 APTT 比率增加到 $1.5\sim1.8$、FIB<1g/L,同时伴创面出血明显增加作为诊断依据。

如果失血量超过 1 个血容量以上就可以发生消耗性凝血障碍如 DIC 或稀释性凝集病,但 DIC 并不常见。DIC 的诊断依据是全部凝血参数均明显异常。DIC 可出现低纤维蛋白血症,血小板减少症和部分凝血活酶时间(APTT)、凝血酶原时间(PT)延长。由于 DIC 继发产生纤溶,可以检出纤维蛋白崩解后散落的亚单位——栓溶二聚体(D-Dimers),对 DIC 最特异的试验是 D-Dimers,稀释性凝集病虽也表现血小板减少症,低纤维蛋白血症及 APTT、PT 延长,但

D-Dimers 试验阴性。DIC 的纤维蛋白原降解产物(FDP)比稀释性凝集病高,对 DIC 也较敏感,但不如 D-Dimers 特异。

【处理】

纠正稀释性凝集病主要是补充新鲜冰冻血浆(FFP)、冷沉蛋白、新鲜血或浓缩血小板。目前临床上最容易得到的是 FFP,当凝血障碍伴 APTT 和 PT 显著延长或 FIB 明显减少时应首选 FFP。因为 FFP 含有生理浓度的所有凝血因子,70kg 成人输入 1U FFP(250ml)通常可改善 PT 5%～6% 和 APTT 1%,按 15ml/kg 输入 FFP 可使血浆凝血因子活性增加 8%～10%。为了获得和维持临界水平以上的凝血因子,推荐短期内快速输入足够剂量的 FFP 如 5～20ml/kg。发生稀释性凝集病时第一个下降的凝血因子是纤维蛋白原,如果单独输入 FFP 不足以提供所需纤维蛋白原时应考虑采用浓缩纤维蛋白原 2～4g,或含有纤维蛋白原、因子Ⅷ和Ⅻ及 von Willebrand 因子的冷沉淀。在治疗稀释性凝集病的过程中,血细胞比容(Hct)下降会增加出血危险,尤其是有血小板减少症时,因此不要推迟红细胞的输注,有建议稀释性凝血障碍时应设法提高 Hct 到高于 70～80g/L 的氧供临界水平。多数大出血患者在交换了 2 个血容量之后会出现血小板减少症,故血小板计数如果低于 $50×10^9/L$,应当输用血小板治疗。输 1 个单位血小板一般可升高血小板$(5～10)×10^9/L$。重组的Ⅶ激活因子(rⅦa,诺七)与组织因子(TF)相互作用能直接激活凝血,产生大量的凝血酶,因为 TF 全部表达在破损血管的内皮,促凝作用不会影响全身循环。因此在严重稀释性凝集病中,应早期给予 rⅦa。

综上所述,妊娠期(如胎盘早剥时)及产后期(如子宫收缩乏力性继发性出血)大量汹涌出血的患者,要防止稀释性凝集病的发生。如果 FIB<1g/L,INR 和 APTT 比率>1.5～1.8 及创面出血增加,应考虑稀释性凝血障碍。处理首选 FFP,必要时给予 FIB、血小板或其他凝血因子制品。

第二节　子宫破裂

子宫破裂是指在分娩期或妊娠晚期子宫体部或子宫下段发生破裂,是产科极严重的并发症,直接危及母儿生命,应尽量避免发生。

子宫破裂多发生于分娩期,为逐渐发展过程,多数分为先兆子宫破裂和子宫破裂。按破裂程度分为完全破裂和不完全破裂。

【主诉】

产妇下腹部剧痛难忍、烦躁不安、阴道少量出血。

【临床特点】

(一)主要症状

1.先兆子宫破裂

下腹压痛、胎心改变、血尿出现、病理缩复环形成为四大主要表现。

2.子宫破裂

（1）不完全破裂：缺乏先兆破裂症状，仅在不全破裂处有明显压痛。

（2）完全破裂：下腹有撕裂样剧痛，子宫收缩停止或消失，腹痛稍缓和后出现全腹持续性疼痛。

（二）次要症状

1.先兆子宫破裂

（1）产妇烦躁不安和下腹疼痛，排尿困难、血尿及少量阴道出血。

（2）检查产妇心率、呼吸加快，子宫收缩频繁，子宫下段拒按，出现病理性缩复环，并逐渐上移。

（3）胎动频繁，胎心加快或减慢，胎心监护出现重度变异或晚期减速。

2.子宫破裂

产妇面色苍白，呼吸紧迫，脉细快，血压下降。全腹压痛、反跳痛，腹壁下可扪及胎体，胎心、胎动消失。阴道检查有鲜血流出，胎先露部升高，宫口缩小。部分产妇可触及宫颈及子宫下段裂口。

（三）体征

1.先兆子宫破裂

检查发现子宫下段膨隆拒按；菲薄的子宫下段与增厚的子宫体之间出现一凹陷称为病理性缩复环，并逐渐上移，可达脐平或脐上，整个子宫为葫芦形，胎心率改变或听不清。由于胎头压迫，小便常不能自解，导尿可见血尿。

2.子宫破裂

（1）不完全破裂：子宫仍保持原有外形，破裂处压痛明显，并可在腹部一侧触及逐渐增大的血肿。阔韧带血肿亦可向上延伸而成为腹膜后血肿。

（2）完全破裂：全腹有压痛、反跳痛，在腹壁可清楚的触及胎儿肢体，胎心音消失，子宫体外形扪不清，有时在胎体的一侧可扪及缩小的宫体，若出现腹腔内出血多，可出现移动性浊音。阴道检查可发现胎先露上升或消失，宫口缩小，有时可扪及宫颈及子宫下段裂口。

（四）鉴别诊断

1.胎盘早剥

常因其发病急、剧烈疼痛、内出血、休克等症状与子宫破裂症状相似而误诊，但胎盘早剥患者多有妊娠期高血压疾病或慢性高血压等病史。患者多有产前阴道流血；隐性出血时，宫底高度远远大于停经月份，阴道流血量与贫血程度不成正比；子宫板样硬，有压痛，胎位不清，B超检查可见胎盘后血肿；人工破膜有血性羊水。

2.难产并发感染

个别难产病例，经多次阴道镜检查后感染，发生腹痛及腹膜刺激征时与子宫破裂有类似之处。尤其是产程长、子宫下段菲薄，双合诊检查手指相触，犹如只隔腹壁，容易误诊为子宫破裂。然而此类病例宫颈口不会回缩，胎儿先露不会上升，子宫不会缩小，更触不到位于腹腔内的胎体。

3.妊娠合并急性阑尾炎

当阑尾炎穿孔出现剧烈腹痛时也可与子宫破裂相似,但急性阑尾炎多有转移性右下腹痛,常有高热,血白细胞及中性粒细胞明显升高,多无内出血症状。行 B 超检查有助于明确诊断。

【辅助检查】

(一)首要检查

1.宫体触诊

有固定的压痛点。

2.腹部触诊

腹壁下可扪及胎体。

(二)次要检查

1.胎心

胎心加快、减慢或消失。

2.阴道检查

胎先露上升,宫口缩小,有时可扪及宫颈及子宫下段裂口。

3.B 超检查

协助确定子宫破口部位及胎儿与子宫关系。

(三)检查注意事项

1.先兆子宫破裂

常见于产程长、有梗阻性难产因素的产妇。宫体触诊可有固定的压痛点,出现病理性缩复环。孕妇心率、呼吸加快,胎儿胎动频繁,胎心加快或减慢,出现血尿。

2.不完全破裂

多见于子宫下段剖宫产切口瘢痕破裂,常缺乏先兆破裂症状,仅在不全破裂处有明显压痛,腹痛等急性破裂症状及体征不明显。若子宫肌层破裂口累及两侧子宫血管可导致急性大出血或形成阔韧带内血肿。查体可扪及子宫一侧包块,压痛常伴胎心变化。若为子宫体部切口瘢痕破裂,其先兆破裂征象可不明显,破裂后仅出现疼痛加重。

3.完全破裂

继先兆子宫破裂症状后,产妇可感下腹撕裂样剧痛,子宫收缩停止或消失。全腹压痛、反跳痛,腹壁下可清楚扪及胎体,子宫位于侧方,胎心、胎动消失。阴道检查发现有鲜血流出,胎先露部升高或消失,宫口缩小。部分产妇可扪及宫颈及子宫下段裂口。

【治疗要点】

(一)治疗原则

治疗原则为早诊断、早手术、早输血。

(二)具体治疗方法

1.术前准备

明确为先兆子宫破裂,立即哌替啶 100mg,肌内注射,或静脉全身麻醉,尽快行剖宫产,并做好抢救新生儿的准备。

2.手术治疗

子宫已破裂者,胎儿多已死亡。手术应根据破裂时间长短,子宫裂口整齐与否,有无感染,以及当时当地条件,决定行修补术,次全子宫或全子宫切除术。破口整齐,时间短,无感染及全身情况差者行修补术;破口大,不整齐,有感染者行子宫次全切;破口大,裂伤超过宫颈者行子宫全切。

3.术后治疗

采用大量广谱抗生素治疗。

4.严重休克者

应就地抢救,需转院者,应输血、输液,包扎腹部后方可转送。

(三)治疗注意事项

1.重视子宫破裂的高危因素,加强对残角子宫破裂的认识

对有子宫手术的高危妊娠,要加强监护,并可通过 B 超了解子宫伤口的愈合情况,认真评估其自然分娩的可能性和风险,告知患者和其家属有关子宫破裂的早期表现,提前住院待产,以便早期诊断和及时治疗。对于停经 12 周左右,子宫与孕月不符或子宫旁扪及包块与停经月份相符者,应高度警惕残角子宫的可能。常规行 B 超检查,必要时行腹腔镜检查明确诊断。

2.注意子宫破裂的早期临床表现

对妊娠合并腹痛的患者要警惕子宫破裂的可能,尤其有子宫手术史者。切不可一味地认为正常的子宫收缩痛或简单地用其他疾病来解释,而忽略子宫破裂的可能。注意观察患者有无出现子宫强直性收缩、病理性缩复环、血尿、烦躁不安等先兆子宫破裂的症状。

3.合理使用缩宫素

严格掌握引产、助产的适应证和禁忌证。

第三节　羊水栓塞

羊水栓塞(AFE),是指在分娩过程中羊水进入体循环中引起的急性缺氧、血流动力学衰竭和凝血的妊娠期过敏反应综合征。是严重的分娩并发症,死亡率高达 60%～70%。

一、流行病学

1989～1991 年我国孕产妇死亡的资料中羊水栓塞占孕产妇死亡的 4.7%,是孕产妇死亡的第 3 位原因。据北京市 20 世纪 90 年代统计,羊水栓塞占孕产妇死亡的 15.5%,在美国、澳大利亚,羊水栓塞是孕产妇死亡的第 2 位原因,占孕产妇死亡的 10%,在英国占 7%。上海新华医院刘棣临、周致隆报道我国上海地区从 1958～1983 年资料统计羊水栓塞发生率为 1∶14838。Clark 等报道,羊水栓塞的发病率在美国为 1∶(8000～80000);最近,美国两个大样本调查研究表明,羊水栓塞在经产妇和初产妇的发生率分别是 14.8/10 万和 6.0/10 万。在澳大利亚近 27 年致命性羊水栓塞的发病率为 1.03/10 万。据报道,羊水栓塞引起死亡的孕产妇占孕产妇死亡的 10%～20%。羊水栓塞孕产妇死亡率高达 60%～70%,在不同的文献报道中,羊水栓塞的母亲死亡率有很大的不同。在美国国家登记资料 5 年统计羊水栓塞孕产妇死亡率

是 61%;英国国家登记统计资料羊水栓塞孕产妇死亡率是 37%。张振钧报道上海市 1985～1995 年间的 75 例羊水栓塞患者中死亡 54 例,死亡率为 68%。虽然急救技术迅速发展,仍有约 25%病例可即时或发病后 1 小时内死亡。大部分幸存者又都存在因缺氧导致的永久性神经损害。胎儿死亡率约为 21%,羊水栓塞发生在分娩前,胎儿的预后是差的,胎儿的存活率大概是 40%,在幸存的新生儿中 29%～50%存在神经系统损害。

羊水栓塞绝大部分发生在妊娠晚期,尤以第一产程多见,罕有在产后 48 小时发病的。1995 年 Stevent Clark 所分析的 46 例羊水栓塞患者中,70%发生在产程中,胎儿娩出之前;11%发生在阴道分娩,胎儿刚刚娩出后;19%发生在剖宫产中。

二、发病机制

早期研究,在产科因循环衰竭死亡后的尸体解剖中发现肺组织有羊水成分,经电子扫描图像显示在母体子宫下段局部,子宫颈内膜血管和胎盘着床部的血管中发现微血栓。因此,传统的观点认为,羊水栓塞是羊水内容物进入母血循环,导致肺部血管机械性梗阻,引起肺栓塞、肺动脉高压、急性肺水肿、肺心病、左心衰、低血压、低氧血症、凝血以致产生全身多器官功能障碍。

近期,Clark 等研究认为与栓塞相比,AFE 更可能是母体对胎儿成分的过敏反应,并建议称其为孕期过敏反应综合征。羊水或羊水内容物如鳞状上皮、黏液、毳毛及胎脂等,在子宫收缩下从子宫下段或宫颈内膜破裂的静脉进入母血循环,在胎盘早剥、子宫破裂、剖宫产、妊娠中期钳刮术、引产术或羊膜腔穿刺注药引产术时,羊水可直接由开放血管进入母血循环后,在某些妇女激发了一系列复杂的与人类败血症及过敏相似的病理反应;内毒素介质的释放是继发病理生理过程的核心。

(一)有关羊水栓塞的发病机制

目前认为羊水栓塞是由于羊水活性物质进入母血循环引起的"妊娠过敏样综合征"。引起羊水栓塞的羊水中的活性物质有:花生四烯酸的代谢产物、白三烯、前列腺素、血栓素及血小板活性因子、过敏因子、组织样促凝物质。这些活性物质进入血循环后可引起肺支气管痉挛、血小板聚集、血管内凝血,主要表现为心肺功能障碍、肺动脉高压、缺氧,继而发生多脏器损害等综合征。

1.AFE 时血流动力学的变化

既往的观点认为,AFE 导致肺部血管机械性梗阻,引起肺动脉高压、急性肺水肿、肺心病、左心衰、低血压、低氧血症,最终产生全身多器官功能障碍。而近来 Clark 等认为,正常羊水进入母血循环可能并无危害。余艳红等用全羊水灌注兔的离体肺,未产生由于机械性栓塞而引起的肺动脉高压和肺水肿,但在镜下检查发现有胎儿毛发及上皮细胞沉着在血管内,也无明显的血管痉挛发生;而用不含羊水有形成分的羊水样血浆灌注离体肺,虽无机械样栓塞现象,但能立即使肺动脉压升高,产生肺水肿。这些结果证明 AFE 致心肺循环障碍的原因不完全是羊水中有形成分引起的机械栓塞,而是由于羊水入血后多种活性物质释放所引起的病理变化。

2.白三烯在羊水栓塞发病中的作用机制

白三烯是一组具有多种作用的生物活性物质,参与炎症和变态反应,又称为慢反应物质。当机体受到各种刺激和抗原抗体反应,会引起白三烯释放,它是过敏反应的重要介质,可导致过敏性哮喘或过敏性休克。白三烯能使支气管平滑肌强烈持久的收缩,增加毛细血管通透性和促进黏膜分泌,具有收缩肺血管的作用。可导致严重的低氧血症并产生低氧性肺动脉高压反应。另外,白三烯还具有强大的中性粒细胞、单核细胞和巨细胞趋化聚集作用,使肺血管膜和肺泡上皮损伤,引起肺水肿。此外,白三烯有负性肌力作用,影响心脏动力,使心排血量显著下降,再加上白三烯使血管通透性增高,血浆漏出,导致循环血量下降。

3.前列腺素在羊水栓塞发病中的作用

前列腺素是花生四烯酸的代谢产物,大剂量的花生四烯酸使血小板产生血栓素烷（TXA_2）,从而使血管收缩,增加毛细血管的通透性;还可使血小板聚集,促使血栓形成。目前,一些动物实验提供了羊水栓塞的发生与前列腺素之间的紧密联系,认为羊水栓塞对肺部的病理改变如肺动脉高压、肺水肿,是由前列腺素及其代谢物血栓素所致。另外,呼衰和低氧血症时前列环素（PGI_2）与血栓素烷（TXA_2）比例失去平衡,促使血小板聚集 DIC 形成。

4.羊水栓塞与肥大细胞类胰蛋白酶

羊水栓塞由于异体抗原在母血中的暴露,会引起一种过敏反应,在此反应发生时,T 细胞和肥大细胞释放的颗粒中有一种肥大细胞类胰蛋白酶参与体内过敏反应。补体在激活羊水栓塞的发病机制中有重要的作用,在羊水栓塞的患者,补体 C_3 和 C_4 水平比正常妊娠低 $2\sim3$ 倍。Benson 等研究 9 例羊水栓塞患者中 7 例胎儿抗原升高,补体 C_3 平均水平 44.0mg/dl,C_4 平均水平 10.7mg/dl 显著低于自然分娩产后的对照组 117.3mg/dl 和 29.4mg/dl,C_3、C_4 水平分别降低 8% 和 5%。

5.血管内皮素-1 与羊水栓塞发病的关系

Khong 在 1998 年发现羊水栓塞死亡者的肺泡,细支气管内皮,肺血管内皮均有内皮素-1 表达,而羊水中胎儿上皮细胞-1 十分丰富,内皮素-1 与羊水栓塞时血流动力学及肺动脉高压的病理机制有密切关系,它可使肺血管及气道系统收缩。

（二）羊水栓塞发病的高危因素

1.宫缩过强

宫缩过强使宫内压增高,羊水易被挤入已破损的小静脉内。正常情况下羊膜腔内压力为 $0\sim15$mmHg,与子宫内肌层、绒毛间隙压力相似。临产后,第一产程内,子宫收缩时羊膜腔内压力上升为 $40\sim70$mmHg,第二产程时可达 $100\sim175$mmHg,而宫腔内静脉压力为 20mmHg,羊膜腔内压力超过静脉压,羊水易被挤入已破损的小静脉血管内。此外,宫缩过强使子宫阔韧带牵拉,宫底部举起离开脊柱,减轻对下腔静脉的压力,回心血量增加,有利于羊水进入母血循环。多数学者认为羊水栓塞与过强子宫收缩,不恰当使用宫缩剂有关。我院分析广州市羊水栓塞死亡病例中,85% 有过量使用催产素或前列腺素制剂催产、引产的病史。而 1995 年 Clark 等认为当宫内压超过 $35\sim40$mmHg 时子宫血流完全停止,静脉血流已被阻断,羊水与子宫血流之间的交流也被阻断,因而认为羊水栓塞不一定与过强宫缩有关。

2.其他因素

子宫体或子宫颈有病理性或人工性开放血窦,如在前置胎盘、胎盘早剥、胎盘边缘血管破裂、胎盘血管瘤、人工胎膜、宫颈扩张术、引产、剖宫产术等各种原因造成的子宫体或宫颈血窦开放均是羊水栓塞发生的高危因素。2008 年 HaimA 等对美国多家医院近 3 百万个分娩病例进行分析,显示羊水栓塞发生率是 7.7/10 万。分析其基础资料见羊水栓塞发病率较高的因素有:年龄大于 35 岁,发病率为 15.3/10 万;高龄初产妇 21.4/10 万;前次剖宫产 8.0/10 万;糖尿病 28.1/10 万;双胎 9.0/10 万;前置胎盘 231.9/10 万;胎盘早剥 102.5/10 万、妊娠高血压 11.5/10 万;先兆子痫 65.5/10 万;子痫 197.6/10 万;胎膜早破 7.8/10 万;人工破膜 5.4/10 万;引产 11.3/10 万;绒毛膜、羊膜炎 15.3/10 万;胎儿窘迫 15.5/10 万;难产 6.2/10 万;产钳 18.3/10 万;胎头吸引器 7.3/10 万;剖宫产分娩 15.8/10 万。其中以母亲年龄、前置胎盘、胎盘早剥、子痫和剖宫产是最突出的有关因素。

三、病理生理

羊水栓塞是由于羊水进入母体循环而引起的一系列严重症状的综合征。基本病理生理学是由于微循环中的外来物质和激活的继发的内源性介质相互作用引起的急性过敏性反应综合征。开始于肺血管紧张收缩,导致严重的低血氧,血流动力学的改变,包括心肺功能衰竭、急性右心衰竭、左心衰竭、休克等,继而出现凝血及出血。临床表现主要为急性呼吸困难、急性进行性心肺功能衰竭,在许多病例迅速出现凝血功能障碍。其主要死亡原因为突发性心肺功能衰竭,难以纠正的休克,大量出血或多脏器功能衰竭。最近,根据国际羊水栓塞登记资料分析认为羊水栓塞主要临床表现在血流动力学,血液学和特殊的过敏性休克三方面。

羊水进入子宫静脉,经下腔静脉回心→右心房→右心室→肺动脉→肺循环→体循环。羊水中的胎儿抗原进入母体循环引起急性过敏反应及一系列的病理生理学变化,主要的病理生理变化有以下几方面:

(一)急性过敏反应

羊水中的胎儿抗原进入母体循环引起一系列急性过敏反应,激活一些过敏反应的因素和介质,主要有花生四烯酸代谢产物:白三烯(LT)、前列环素 I_2(PGI_2)、血栓素(TXA_2)和肥大细胞脱颗粒释放类胰蛋白酶(MCT)、组胺等。这些过敏反应介质,特别是白三烯可导致过敏性哮喘和过敏性休克,患者产生过敏性休克样反应,出现寒战、严重休克状态,休克程度与出血量不成正比例。

(二)急性肺动脉高压

羊水中的抗原物质引起的过敏反应、各种介质、细胞因素以及有形成分可引起肺动脉痉挛和栓塞,产生急剧的血流动力学改变。当羊水进入肺血管时,羊水中的 $PGF_{2\alpha}$ 等可引起肺血管痉挛,血管阻力升高,产生急性肺动脉高压。肺换气功能受影响,出现低血氧。肺动脉高压大约在羊水栓塞后 10~30min 发生。

羊水栓塞时肺动脉高压使右心前负荷加重,引起急性右心衰竭;肺血管痉挛使肺静脉缺血;左心回心血量减少,左心功能衰竭;心排血量下降,体循环血压降低。左心功能衰竭的原因可能与低氧对心肌损害、冠状动脉血流下降至心肌缺血及羊水对心肌的直接影响因素有关。

当母体受到胎儿抗原的刺激可产生抗原抗体反应,白三烯、前列腺素的释放直接影响肺血管完整性,并具有强大的中性粒细胞、单核细胞和巨噬细胞的趋化聚集作用,使肺血管和肺泡上皮损伤,支气管黏膜分泌增加,引起肺水肿。羊水栓塞时肺动脉高压、肺水肿还与羊水中的前列腺素及其代谢物血栓烷有关。羊水能诱发白细胞产生前列腺素,大剂量的花生四烯酸使血小板产生血栓素(TXA_2),从而使血管收缩,增加毛细血管的通透性。介质白三烯有收缩肺血管及增加肺毛细血管通透性的效应。有学者在动物实验中观察到注入碳环 TXA_2 入猫体内后,引起全身血管阻力升高,心排血量显著下降,因此认为血栓烷参与羊水栓塞的病理生理改变。

另外,羊水内容物可阻塞肺小动脉和毛细血管,形成广泛微小栓子,使肺血循环产生机械性阻塞,使肺泡失去换气功能。肺栓塞后严重影响肺内毛细血管氧的交换,微血管内血液灌注失调而发生缺氧和肺水肿。同时迷走神经兴奋引起反射性肺血管痉挛和支气管分泌亢进,亦加重肺动脉高压的病理改变。

(三)急性缺氧

羊水栓塞时各种因素引起肺动脉高压及支气管痉挛,导致血流淤滞和阻塞,以及血流通气比例失调。肺血管床面积减少 50% 以上,肺动脉压平均上升超过 20mmHg。肺动脉高压使肺血液灌注量明显减少,即肺高压。低灌注而出现急性呼吸衰竭,引起急性缺氧。明显的一过性氧饱和度下降,常在开始阶段出现,并在许多幸存者中引起神经系统的损伤。肺缺氧时,肺泡及微血管通透性增加;羊水中的抗原性物质及一些细胞活化因素、内毒素、介质等引起过敏样反应,使肺毛细血管通透性增加,血浆部分渗出,导致肺间质及肺泡内水肿,进一步加重缺氧。白三烯类化合物能使支气管平滑肌强烈持久地收缩,增加毛细血管通透性和促进黏膜分泌;具有收缩肺血管的作用,可导致严重的低氧血症,并产生低氧性肺动脉高压反应。肺局部缺氧可使肺血管内皮损伤,血小板聚集,肺血管内微血栓形成,肺出血,肺功能进一步损害。缺氧还可使肺泡表面活性物质的产生减少,分解增多,肺泡下塌,无效腔增加致难治性进行性缺氧。最终导致急性呼吸衰竭,成人呼吸窘迫综合征等一系列肺部疾患。羊水栓塞发生急性缺氧的原因可归纳为:①肺血管痉挛,肺动脉高压致换气障碍;②支气管痉挛,通气障碍;③肺水肿、成人呼吸窘迫综合征使通气、换气障碍;④心力衰竭、呼吸衰竭、DIC 等进一步加重缺氧。根据美国国家登记统计资料分析,羊水栓塞中有 83% 的患者有实验检测异常和临床缺血缺氧表现。

(四)弥漫性血管内凝血

在妊娠后期,无论正常妊娠或病理妊娠均有凝血因子的增加,从血液学角度来说都是处于高凝状态。其血中的凝血因子如纤维蛋白原,凝血酶原Ⅷ、Ⅶ、Ⅴ 因子等一个或多个凝血因子处于高水平。羊水栓塞作为一个启动因素可加速凝血,造成弥散性血栓形成发生 DIC。约有 50% 的羊水栓塞患者会发生继发性的 DIC。不管分娩的方式如何,50% 的病例 DIC 发生在发病 4h 以内,起始症状常在发病 20~30min。尽管适当的积极治疗,仍有 75% 的患者死于严重的出血和凝血功能障碍。

羊水栓塞造成 DIC 的原因是多方面的:①羊水进入体循环后激活母体凝血系统,造成凝血功能障碍。启动凝血过程,羊水中含有大量的凝血因子Ⅹ、Ⅱ、Ⅶ 等,并且还含有外源性凝血系统的组织因子。组织因子可能是羊膜细胞合成的。另外,胎儿皮肤、呼吸道、生殖上皮的组织因子可能也是羊水中该成分的主要来源。羊水进入母体循环后,促凝物质即可激活外凝血系统,形成复合物即凝血酶原,使凝血酶原形成凝血酶,后者使纤维蛋白原转化为纤维蛋白。同时羊水中凝血活酶样物质可直接促使血液凝固,使血液呈暂时性高凝状态。血管内微血栓形成,迅速消耗大量凝血因子,纤维蛋白原减少。②促进血小板聚集及活化;羊水内颗粒物质具有促血小板聚集和血小板破坏的作用,血小板聚集增加促进微血栓的形成。广泛的微血栓形成,会导致血小板的大量消耗,加重了血小板消耗性减少的程度。③激活纤溶系统同时羊水中又有活化因子(纤溶激活酶)可激活血浆素酶(纤维蛋白溶酶原,Pg)形成血浆素(纤维蛋白溶酶 P),对血浆中纤维蛋白原和纤维蛋白起水解作用,产生纤维蛋白降解产物 FDP,积聚于血中,FDP 有抗凝作用,使血液的高凝状态迅速进入纤溶活跃状态,迅速出现出血倾向和产后出血,血液不凝,引起出血性休克。④呼吸衰竭和低氧血症时前列环素(PIG$_2$)与血栓素烷(TXA$_2$)比例失去平衡,使血小板聚集,DIC 形成。肺血管内微血栓可加重肺动脉痉挛,肾血管内微血栓可使肾灌注量减少,造成急性肾衰竭。

(五)多脏器功能衰竭

羊水栓塞时由于急剧的心肺功能衰竭、严重缺氧及弥漫性血管内凝血导致脏器缺血缺氧,常引起多脏器功能衰竭。脑部缺氧可致抽搐或昏迷,造成神经系统损害的后遗症。由于低血容量、肾脏微血管栓塞,肾脏缺血缺氧可引起肾组织损害,导致急性肾衰竭。肺部缺氧可导致肺水肿、肺出血、成人呼吸窘迫综合征、呼吸衰竭等。多脏器功能衰竭是羊水栓塞死亡的重要原因之一,不少患者经紧急抢救虽然渡过了肺动脉高压、休克及 DIC 出血,但最终仍因多脏器功能衰竭而死亡。

四、临床表现

羊水栓塞多发生在分娩过程中,尤其在胎儿即将娩出前,或产后短时间内,极少超过产后48 小时。罕见的羊水栓塞发生在临产前,或妊娠中期手术,经腹羊膜腔穿刺术创伤和生理盐水羊膜腔灌注术,剖宫产术者多发生在手术过程中。Clark 所分析的羊水栓塞患者,70%发生在产程中胎儿娩出前,11%发生在阴道分娩胎儿刚刚娩出后,19%发生在剖宫产术中。

羊水栓塞典型的临床表现为突然发生的急性心肺功能障碍、肺动脉高压、严重低氧血症、深度低血压、凝血功能障碍和难以控制的出血。表现为呼吸困难、发绀、循环衰竭、凝血障碍及昏迷五大主要症状。

(一)急性心肺功能衰竭

主要是在产程中,尤其是在刚破膜后不久,或分娩前后短时间内,产妇突然发生烦躁不安、寒战、气急等先兆症状;继而出现呼吸困难、发绀、抽搐、昏迷、血压下降、肺底部啰音等过敏样反应和急剧的心肺功能障碍的症状。严重者发病急骤甚至没有先兆症状,仅惊叫一声或打一个哈欠,血压迅速下降或消失,产妇可在数分钟内迅速死亡。经肺动脉导管发现在羊水栓塞的患者,有瞬时的肺动脉压升高,左心功能不全,有一定程度的肺水肿或成人呼吸窘迫综合征。

(二)严重的低氧血症

由于肺动脉高压和休克,患者出现严重的低氧血症,出现发绀、呼吸困难,血氧分压及氧饱和度急剧下降,PaO$_2$ 可降至 80mmHg 以下,一般在 60~80mmHg 之间。

(三)休克

由肺动脉高压引起的心力衰竭、急性循环呼吸衰竭及变态反应引起心源性和过敏性休克。患者出现烦躁不安、寒战、发绀、四肢厥冷、出冷汗、心率快、脉速而弱、血压下降;DIC 高凝期的微血栓形成,使急性左心排血量低下,或心脏骤停致循环衰竭;凝血功能障碍凝血因子消耗致出血等均会引起急性循环衰竭、缺血、缺氧等休克的临床表现。

（四）凝血障碍

高凝期出现与出血不成比例的休克,此期持续时期很短,一般难以发现,凝血后期由于微血栓致脏器功能障碍。患者经过短暂的高凝期后,继之发生难以控制的全身广泛性出血,大量阴道流血,切口渗血、全身皮肤黏膜出血、消化道大出血甚至暴发性坏疽。有部分患者有急性严重的 DIC 而无心肺症状,在这部分患者以致命的消耗性凝血继发严重的广泛性出血表现为主,是羊水栓塞的顿挫型。

（五）急性肾衰竭与多脏器功能衰竭

羊水栓塞后期患者出现少尿或无尿和尿毒症的表现。这主要是由于循环功能衰竭引起的肾缺血及 DIC 高凝期形成的血栓堵塞肾内小血管,引起肾脏缺血、缺氧,导致肾脏器质性损害。羊水栓塞弥漫性血管内凝血可发生在多个器官系统,DIC 微血栓终末器官功能紊乱的发病率如下:皮肤 70%、肺 50%、肾 50%、垂体后叶 50%、肝脏 35%、肾上腺 30%、心脏 20%。

一般把呼吸困难、发绀、循环衰竭、凝血障碍及昏迷列为羊水栓塞五大主要症状。Clark 等于 1995 年根据美国国家登记统计资料分析 46 例羊水栓塞患者主要症状体征出现频率为:缺氧 100%、低血压 100%、胎儿窘迫 100%、肺栓塞或成人呼吸窘迫综合征 93%、心脏骤停 87%、发绀 83%、凝血 83%、呼吸困难 49%、支气管痉挛 15%、瞬时高血压 11%、抽搐 48%、弛缓失张 23%、咳嗽 7%、头痛 7%、胸痛 2%。同时报道超过 50% 的患者出现继发于凝血的产后出血。

五、诊断

（一）临床诊断

美国羊水栓塞临床诊断标准包括:①急性低血压或心脏骤停;②急性缺氧,表现为呼吸困难、发绀或呼吸停止;③凝血机制障碍,实验室数据表明血管内纤维蛋白溶解或无法解释的严重出血;④以上症状发生在子宫颈扩张、子宫肌收缩、分娩、剖宫产时或产后 30min 内;⑤对上述症状缺乏其他有意义的解释。

（二）实验室诊断

1.检测母亲外周血浆 Sialyl Tn 抗原浓度

Sialyl Tn 是一种存在于胎粪和羊水中的抗原物质,在出现羊水栓塞症状的患者,其血清中 Sialyl Tn 明显升高,羊水栓塞发生是因为母-胎屏障被破坏,使羊水及其有形成分入血。羊水和胎粪进入母血后使 Sialyl Tn 抗原出现在母血中,可用其敏感的单克隆抗体检测。有学者发现胎粪和羊水中的 Sialyl Tn 抗原能与单克隆抗体 TKH-2 特异性结合。羊水粪染的产妇血清中的 Sialyl Tn 抗原 20.3 ± 15.4 U/ml,略微高于羊水清亮产妇,而在羊水栓塞或羊水栓塞样综合征患者血清中 Sialyl Tn 抗原有明显升高 105.6 ± 59.0 U/ml,$P < 0.01$。该方法可以较为直接地证实胎粪或羊水来源的黏蛋白是否进入了母体循环,是一种简单、无创、敏感的诊断羊水栓塞的方法。

2.血涂片羊水有形成分的检查

取母亲中心静脉(下腔静脉、右心房、肺动脉)血,离心后分三层,下层为血细胞,上层为血浆,中层为一层薄的蛋白样组织,其中该层可查找到羊水中的毳毛、胎脂、鳞状上皮、黏液,如为阳性说明有羊水进入母体血循环中。亦有从气管分泌物中找中羊水角化细胞。有学者对血中羊水成分检查的方法进行改良;取外周血2～3ml于肝素抗凝管中、混匀、离心,从血浆液面1mm处取10～20μl血浆于载玻片上寻找脂肪颗粒及羊齿状结晶及羊水其他有形物质。将余下的全部血浆移到另一试管内,再离心,将沉淀物分别染成涂片、中等厚度片和厚片共3张,待干或酒精灯烘干、瑞氏染色,油镜下寻找角化上皮、羊齿状结晶等羊水成分,其中羊齿状结晶在涂片干后不经染色即可镜检。在18例羊水栓塞患者中15例找到羊水成分,11例找到脂肪颗粒,其中有9例为羊水结晶与脂肪颗粒均于同一标本内找到。可见羊水栓塞患者外周血中羊水的有形物质检出率为83.33%,而对照组正常产妇其外周血羊水有形成分检出率为11.11%,差异有显著性。对照组中未检出角化上皮及羊水结晶,仅见脂肪颗粒。

国外有学者对心脏病分娩时产妇进行Swan-Gang导管监测时,在肺动脉内也发现羊水成分,无任何AFE临床症状。因此认为血中有羊水成分不能确认为羊水栓塞。在我们多年的临床实践中,认为有羊水栓塞的典型临床症状,配合外周血羊水成分检测阳性,有利于羊水栓塞的早期诊断,早期处理。因方法简单、快速,在基层医院可进行检测,因此,目前在临床中仍有一定应用价值,特别是基层医院。

3.抗羊颌下腺黏液性糖蛋白的单克隆抗体(TKH-2)诊断羊水栓塞

TKH-2能检测到胎粪上清液中极低浓度的Siglyl Tn抗原,被TKH-2识别的抗原不但在胎粪中大量存在,同时也可出现在清亮的羊水中。用放射免疫检测法在胎粪污染的羊水和清亮的羊水中都可测到Siglyl Tn抗原。现发现Siglyl Tn抗原是胎粪和羊水中的特征成分之一。随着免疫组织技术的不断发展,通过羊水栓塞死亡的人体组织研究,用免疫组织方法诊断羊水栓塞,特别是抗羊颌下腺黏液性糖蛋白的单克隆抗体(TKH-2)诊断羊水栓塞是最敏感的方法之一,也是进一步研究的重点。

4.检测锌-粪卟啉(Znep-1)

Znep-1是胎粪的成分之一,可通过荧光测定法在高压液相色谱仪上测定,是一种快速无损、敏感的诊断方法,以35nmol/L作为临界值。在国外有将血清Znep-1和Sialyl Tn抗原测定作为羊水栓塞首选的早期诊断方法,亦可用于诊断不典型的羊水栓塞。

5.急性DIC的实验室诊断

(1)血小板计数:血小板减少是急性DIC的一个特征,发生羊水栓塞时,外凝系统被激活,在凝血酶的作用下,血小板聚集为微血栓存在于肺、肝、脾等内脏器官的微血管内,故外周血液中的血小板数减少,常低于$100 \times 10^9/L$,或进行性下降,甚至低于$50 \times 10^9/L$,血小板下降可作为DIC的基本指标之一。

(2)血浆纤维蛋白原含量<1.5g或呈进行性下降。

(3)3P试验阳性或血浆FDP>20ng/L,或血浆D-2聚体水平较正常增高4倍以上。

(4)PT延长或缩短3s以上,APTT延长或缩短10s以上。多数患者APTT在50～250s之间,甚至>250s。

(5)抗凝血酶Ⅲ(AT-Ⅲ)活性<60%。

(6)外周血破碎红细胞>2%～10%、进行性贫血、血红蛋白尿等。

(7)血浆内皮素-1(ET-1)水平>80mg/L。

由于DIC早期临床表现缺乏特异性,而常规检查项目在DIC的早期呈现阳性结果的很少,近年提出前 DIC(Pre-DIC)的主要诊断依赖分子标志物的检查。主要标志物有:凝血酶原片段 1 和 2(F1+2)、凝血酶.抗凝血酶复合物(TAT)、纤维蛋白肽 A(FPA)、可溶性纤维素单体复合物(SFMC)、抗凝血酶Ⅲ(AT-Ⅲ)、β-血小板球蛋白(β-TG)、纤维蛋白降解产物(FDP)、D-二聚体、纤溶酶-纤溶酶抑制复合物(PIC)等,这些项目目前在一般的医院尚未开展。DIC 的早期有血小板进行性下降、FDP 和 D-二聚体进行性增高。SFMC、TAT、PIC 增高或部分项目增高对确定 DIC 的存在有参考意义。羊水栓塞所致的 DIC 是来自羊水中组织因子进入血液及继发性缺氧激活凝血因子形成微血栓;纤溶系统也被激活。其临床表现为凝血因子的消耗所致的出血和微血栓所致的脏器功能不全。其实验室检查是凝固系统的抑制物 AT-Ⅲ 和纤溶系的抑制物同等程度被消耗。

(三)其他辅助诊断

1.胸部 X 线检查

90%以上的患者可出现肺部 X 线异常改变,主要表现为肺栓塞及肺水肿。肺水肿时可见双肺圆形或密度高低不等的片状影,呈非节段性分布。多数分布于两肺下叶,以右侧多见,一般数天内可消失。可伴有肺不张、右心影扩大。上腔静脉及其静脉增宽。但肺部 X 线正常也不能排除羊水栓塞。

2.超声心动图检查

超声心动图对提供心脏功能状态和指导治疗是需要的,在羊水栓塞的患者可见右心房扩大、房间隔移向左边,有时见左心变成 D 型,显示右心高压。三尖瓣关闭不全,显示严重的右心功能障碍。经食管超声心动图(TOE)检查最近用于羊水栓塞心肺功能的检测,常显示严重右心功能不全,包括右心扩大、舒张期室间隔平坦、三尖瓣反流和肺动脉高压,TOE 检查并可排除大的肺血栓。

3.血气分析

主要表现是严重低氧血症,并是进行性下降,血氧饱和度常在 80%以下;严重缺氧时可≤40mmHg。动脉血气分析显示代谢性酸中毒或呼吸性酸中毒,常呈现混合性酸中毒。$PaCO_2$ > 40mmHg, BE、HCO_3^-浓度降低。

4.心电图

可显示窦性心动过速, ST-T 变化,心脏缺血缺氧的心电图改变。

5.放射性核素扫描或肺动脉造影

放射性核素[131]碘肺扫描有显影缺如,充填缺损。此方法简单、快速及安全。肺动脉造影可诊断肺栓塞, X 线征象可见肺动脉内充盈缺损或血管中断、肺段血管纹理减少。肺动脉造影还可以测量肺动脉楔压,对辅助诊断有帮助,但其方法并发症较多,目前很少应用。

6.死亡后诊断及病理论断

(1)取右心室血液检查:患者死亡后,取右心血置试管内离心,取沉淀物上层作涂片,找羊水中的有形成分,发现羊水中的有形成分如角化物、胎脂、毳毛等可作诊断。但因在非羊水栓塞死亡的产妇肺中亦有发现羊水有形成分,因而此法只能做参考。

(2)肥大细胞类胰蛋白酶的免疫组化检测:在过敏反应时,T 细胞和肥大细胞释放的颗粒中有一种肥大细胞类胰蛋白酶(Met)参与体内过敏反应,过敏休克和羊水栓塞死亡的尸体,检测其血液和肺组织,其 Met 含量增多。Met 是一种中性蛋白酶,参与过敏反应过程,在血清中相当稳定,是肥大细胞脱颗粒易于观察的一种标识。用免疫组化法检测体内组织 Met 增多,可提示体内存在过敏反应,结合病理形态改变,可增加过敏性休克诊断的可靠性。

(3)羊水中角蛋白的检测:在尸解病例中取肺脏组织,在肺脏的小血管内出现角化物、胎脂、胎粪、毳毛等可做出羊水栓塞的诊断。传统的 HE 染色染出的脱落的角化上皮和血管内脱落的上皮很难鉴别,特异性不强。中国医科大学法医学系用曲苯利蓝-2B 染液,在羊水吸入死亡的胎儿肺脏及羊水栓塞死亡的产妇肺脏的小血管内,均检出条索状蓝色均匀一致的角化上皮,此种方法对脱落的角化上皮染色具有特异性,而对血管内皮不染色,因此能区别血管内皮,具有很强的特异性和准确性。

(4)羊水栓塞主要的病理改变:在肺小动脉和肺毛细血管中发现角化鳞状上皮、无定形碎片,胎脂、黏液或毳毛等所组成的羊水栓子,可诊断为羊水栓塞。羊水成形物质多见于肺、肾,也可见于心、脑、子宫、阔韧带等,最特征性的改变是肺小动脉和毛细管内见羊水有形成分。特殊免疫组化抗羊颌下腺黏液性糖蛋白的单克隆抗体(TKH2)标记羊水成分中的神经氨酸 2N2 乙酰氨基半乳糖抗原(Sialyl Tn)、肺肥大细胞类胰蛋血酶等可以协助诊断。

目前早期诊断羊水栓塞仍然比较困难,临床上仍是依靠典型的临床表现、体征及从中心静脉或动脉插管中找到胎儿鳞状上皮或碎片和相应的辅助检查,协助诊断。确诊羊水栓塞主要依据是病理尸体解剖。

(四)鉴别诊断

羊水栓塞应与肺血栓、过敏性反应、休克、产后出血、子痫抽搐、胎盘早剥、心肌梗死、急性肺水肿、充血性心力衰竭、空气栓塞、气胸等作鉴别诊断。

1.肺血栓

妊娠晚期,血黏度增加,血液处于高凝状态,偶有因下肢深静脉或盆腔静脉血栓脱落致肺血栓,其症状与羊水栓塞相似。肺血栓多见于阴道产后或剖宫产后数天,下地活动时突然发病;突发性胸痛、呼吸困难、发绀、休克、突然死亡。根据无羊水栓塞诱因,发病经过与羊水栓塞不同,血液学检查无 DIC 改变。胸部 X 线表现及 CT 对肺栓塞的诊断有很大帮助。

2.过敏反应

羊水栓塞早期症状常见过敏样反应、寒战,需与过敏反应鉴别。过敏反应患者常有或在输液中发生症状,少见发绀、缺氧、呼吸困难等症状。血液检查无 DIC 改变,无严重的缺氧,X 线肺部无羊水栓塞的表现。用抗过敏药地塞米松推注症状迅速好转。

3.子痫

羊水栓塞常有昏迷、抽搐,应与子痫鉴别。子痫时血压明显升高,有蛋白尿,出现典型的子痫抽搐。根据发病经过临床症状、体征、辅助检查常可鉴别。

4.急性充血性心力衰竭

羊水栓塞呼吸困难、缺氧须与急性充血性心力衰竭相鉴别。后者常见有心脏病的病史、心界扩大、奔马律、双肺弥漫性湿啰音,少见休克。血液学检查无 DIC 改变。

5.出血性休克

患者出现出血症状,伴休克;常有面色苍白、出冷汗,其症状与延缓型羊水栓塞相似。而产后出血性休克常有出血原因存在如宫缩乏力、子宫破裂、胎盘因素、软产道损伤、血液病等；休克时伴中心静脉压下降。根据病史、体征、血液 DIC 检查、胸片等可以鉴别。羊水栓塞的休克常有呼吸困难及发绀、中心静脉压上升，临床上两者有时难以完全区别。然而在治疗上有相同之处。

6. 心肌梗死

是冠状动脉急性闭塞，血流中断，心肌因严重而持久缺血以致局部坏死所致。患者常剧烈胸痛、胸部紧缩感，有冠心病或心肌病病史，少数见于梅毒性主动脉炎。无肺部啰音，心绞痛发作时心电图有特殊改变，示 ST 段明显抬高，或胸前导联出现 T 波高耸，或缺血图形。

7. 脑血管急症

脑血管瘤或脑血管畸形破裂，常见突然昏迷、抽搐、缺氧、休克、瞳孔散大等。根据神经系统检查有病理反射定位体征、偏瘫、CT 检查可以鉴别。

8. 气胸

系肺泡和脏层胸膜破裂，肺内气体通过裂孔进入胸腔所致，在产程中用力屏气可发生突发性气胸，常见症状有胸痛、伴刺激性咳嗽、呼吸困难、发绀、肺部呼吸音低。叩诊鼓音。患侧胸部或颈部隆起，有捻发感。X 线见患侧透明度增高，纵隔偏移，血压常正常。

六、治疗

羊水栓塞患者多数死于急性肺动脉高压、呼吸循环衰竭、心脏骤停及难以控制的凝血功能障碍。急救处理原则包括生命支持、稳定产妇的心肺状态、正压供气、抗休克、维持血管的灌注、纠正凝血功能障碍等措施。

（一）纠正呼吸循环衰竭

心肺复苏及高级生命支持羊水栓塞时由于急剧血流动力学的变化致心脏骤停、心肺衰竭，如不能及时复苏，大部分患者可在 10min 内死亡。产科急救医师必须熟练掌握心肺复苏（CPR）技术，包括基础生命支持（BLS）和高级生命支持（ACLS），熟悉妊娠期间母体生理改变对复苏效果的影响。基础生命支持采用初级 CABD 方案：①进行胸外按压、心前区叩击复律（Cir-culation.C），必要时心脏电击除颤；②开放气道（Airway.A）；③提供正压呼吸（Breathing.B）；④评估（Defibrillation.D）。目标是针对恢复气道通畅、建立呼吸循环。高级生命支持采用高级 ABCD 方案，包括：①尽快气管插管（A）；②确定气管套管位置正确、确定供氧正常、高流量正压供氧（B）；③建立静脉通道，检查心率并监护，使用合适药物（C）；④评估，鉴别诊断处理可逆转的病因（D）。

复苏用药包括：①肾上腺素 0.5～1mg 静推，可重复用药，隔 3～5min 重复一次。②碳酸氢钠，复苏早期不主张用碳酸氢钠纠正酸中毒，主要通过 ABCD 方案以改善通气换气及血液循环。多主张经历一段时间 CPR 后临床无明显改善，才考虑用碳酸氢钠，并根据血气分析指导用量。③心率缓慢可用阿托品，每次 0.5～1mg 静推。④用药途径，近 10 多年来已放弃使用心腔注射，改用静脉注射或气管内给药，用 0.9% NaCl 10ml 稀释，经导管注入气管内。但多次气管内给药可致动脉氧分压下降，一次注射中断 CPR 的时间不能超过 10 秒。

（二）正压供氧，改善肺内氧的交换

羊水栓塞的起始症状是由于肺动脉痉挛和栓塞，血管阻力升高，产生急性肺动脉高压；出

现严重的呼吸困难、发绀和低氧,应立即行气管内插管呼气末正压供氧,以改善肺泡毛细血管缺氧,减少肺泡渗出液及肺水肿,从而改善肺呼吸功能,减轻心脏负担及脑缺氧,有利于昏迷的复醒。充分吸氧可最大限度地缓解脑和心肌缺血及酸中毒引起的肺动脉痉挛,改善缺氧,避免由于缺氧造成的心、脑、肾缺氧而致的多脏器功能衰竭。

(三)抗过敏

患者出现寒战,咳嗽、胸闷与出血量不成比例的血压下降时,可给地塞米松 20mg 静脉缓注。临床诊断为羊水栓塞者再给地塞米松 20mg 加入 10% 葡萄糖液 250～500ml 静脉滴注;或氢化可的松 200mg 静脉推注,然后以 100～300mg 置于葡萄糖液中静脉点滴,每日可用 500～1000mg。在美国国家羊水栓塞登记册中已认可用高剂量的类固醇治疗羊水栓塞,但并无统一的用量标准。目前,临床上以用地塞米松较多,较少使用氢化可的松。

(四)抗休克

休克主要因过敏反应、心肺功能衰竭、肺动脉高压、迷走神经反射、DIC 高凝期及消耗性低凝期出血所致。补充血容量、恢复组织血流灌注量是抢救休克的关键。应立即开放两条输液通道,放置中心静脉导管,测定中心静脉压;必要时也可作输液用。休克早期以补充晶体液及胶体液为主,常选用乳酸钠林格溶液(含钠 130mmol/L,乳酸 28mmol/L),各种平衡盐液。胶体液常用右旋糖酐 70、羟乙基淀粉(706 羧甲淀粉)、全血、血浆等。最好选用新鲜冰冻血浆,因内含有纤维蛋白原及抗凝血酶Ⅲ(AT-Ⅲ);在补充血容量的同时可有利于改善凝血功能障碍。伴有出血时,如血红蛋白低于 50～70g/L、红细胞低于 $1.8×10^{12}$/L、血细胞比容低于 24% 时,应补充全血。补液量和速度最好以血流动力学监测指标做指导,当 CVP 超过 $18cmH_2O$ 时,应注意肺水肿的发生。有条件的应采用 Swan-Gan2 导管行血流动力学监测。血液循环恢复灌注良好的指标为:尿量＞30ml/h,收缩压＞100mmHg,脉压＞30mmHg,中心静脉压为 5.1～$10.2cmH_2O$。

对于由于急性呼吸循环衰竭而致的休克,及经补充血容量仍不能纠正的休克可使用正性心肌药物,常用多巴胺。多巴胺是体内合成肾上腺素的前体,具有 β 受体激动作用,也有一定 α 受体激动作用,低浓度时有增强 α 受体兴奋作用,能增强心肌收缩力,增加心排出量,对外周血管有轻度收缩,高浓度时 β 受体兴奋作用,对内脏血管(肾,肠系膜,冠状动脉)有扩张作用,可增加心、肾的血流量。多巴胺用量一般 40～100mg 加入 5% 葡萄糖溶液 250ml 静滴,根据血压调节用量,起始剂量 0.5～1.0μg/(kg·min)可逐渐增加至 2～10μg/(kg·min)。多巴酚丁胺 20mg 加入 5% 葡萄糖液 100ml 中,按 5～10μg/(kg·min)静脉滴注。每日总量可达 240～480mg,但滴速不宜过快。抗休克的另一个选择药物为去甲肾上腺素,它可以升压并同时增加心肌输出量和肾灌注量。

(五)解除肺血管及支气管痉挛,减轻肺动脉高压

解除肺血管及支气管痉挛降低肺动脉高压的药物有:①盐酸罂粟碱:可阻断迷走神经反射引起的肺血管及支气管平滑肌的痉挛,促进气体的交换,解除迷走神经对心脏的抑制,对冠状动脉、肺及脑血管均有扩张作用。用盐酸罂粟碱 30～60mg 加入 5% 葡萄糖 250ml 静滴,可隔 12h 重复使用,每天总量不超过 300mg,是解除肺动脉高压的首选药物。②血管扩张剂:酚妥拉明为 α 肾上腺素受体阻滞剂,直接扩张小动脉和毛细血管解除肺动脉高压,起始剂量 0.

1mg/min,维持剂量 0.1～0.3mg/min。可将酚妥拉明 10～20mg 加入 5% 葡萄糖液 250ml 内缓慢滴注,用静脉泵控制滴速。不良反应有低血压,心动过速,停药后消失。血管扩张剂可抑制肺动脉收缩,可降低肺动脉压力,从而降低右心室后负荷,增加右心排出量,改善通气,改善肺气体弥散交换功能,减轻心脏前负荷。常用药物除酚妥拉明外还可选用肼屈嗪、前列环素静脉滴注。最近有应用一氧化氮吸入,气管内滴入硝普钠的;用 0.9% 生理盐水稀释的硝普钠液少量分次气管内滴入。血管扩张剂与非洋地黄类增强心肌收缩力的药物合用更合理更有效。在临床上对肺动脉高压、肺水肿或伴休克患者多采用多巴胺和酚妥拉明联合静脉滴注,有较好的效果。血管扩张剂常见的不良反应有体循环血压下降,用药过程中应特别注意初始用药剂量,密切观察患者血压的变化。③氨茶碱能解除血管痉挛,舒张支气管平滑肌,降低静脉压与右心负担,可兴奋心肌,增加心搏出量,适用于急性肺水肿。每次 250mg 加入 10% 葡萄糖溶液 20ml 静脉缓慢滴注。④阿托品能阻断迷走神经对心脏的抑制,使心率加快,改善微循环,增加回心血量,减轻肺血管及支气管痉挛,增加氧的交换。每次 0.5～1mg 静脉注射。心率减慢者可使用。

（六）处理凝血功能障碍

羊水栓塞 DIC 的发生率约 50%,往往造成严重的难以控制的出血,是羊水栓塞患者死亡的主要原因之一。凝血功能障碍表现为微血管病性溶血,低纤维蛋白原血症、凝血时间延长、出血时间延长及纤维蛋白降解产物增加。处理方面包括抗凝、肝素的应用、补充凝血因子等。

1.抗凝治疗肝素的应用

由于羊水栓塞并发 DIC 其原发病灶容易去除,是否应用肝素治疗似有争议。大多数学者认为应在羊水栓塞的早期应用肝素。羊水进入母体循环后血高凝状态一般发生在起始症状 4min 至 1h 之间,在此段期间应该及时应用肝素,早期用肝素是抢救成功的关键。肝素具有强大的抗凝作用,它能作用于血液凝固的多个环节,抑制凝血活酶的生成,对抗已形成的凝血活酶,阻止纤维蛋白的形成,其作用是通过加速抗凝血酶Ⅲ（AT-Ⅲ）对凝血酶的中和作用,阻止凝血酶激活因子Ⅷ,影响纤维蛋白单体的聚合和加速 AT-Ⅲ 中和激活的因子Ⅸ、Ⅺ 和 Ⅹ。阻止血小板及各种凝血因子的大量耗损,并能阻止血小板凝集和破坏,防止微血栓形成,肝素主要用于抗凝,对已形成的血栓无溶解作用,故应用宜早。在羊水栓塞病因已祛除,在 DIC 凝血因子大量消耗期,以出血为主的消耗性低凝期不宜使用肝素;或在小剂量肝素使用下补充凝血因子。现广州地区使用肝素的方法一般是:肝素剂量用 0.5～1mg/kg（每 1mg 肝素相当于 125U）,先用肝素 25mg 静脉推注,迅速抗凝,另 25mg 肝素稀释于 5% 葡萄糖 100～250ml,静脉点滴。亦可采用间歇静脉滴注法,肝素 50mg 溶于 5% 葡萄糖 100～150ml,在 30～60min 内滴完,以后根据病情每 6～8h 用药一次,24h 总量不超过 200mg。在我们的临床实践中,处理过的羊水栓塞患者,多在短期由高凝期进入消耗性低凝期,且病因（妊娠）多已祛除,羊水栓塞在病因祛除后 DIC 过程可自然缓解,一般不必多次,反复使用肝素,更不必达肝素化。故很少用间歇静脉滴注法。一般以在羊水栓塞起始高凝期用肝素 50mg,检查有凝血因子消耗,即及时补充凝血因子和新鲜冰冻血浆。新鲜冰冻血浆除血小板外,含有全部凝血因子,还含有 AT-Ⅲ 成分,可加强肝素的作用,又有防止 DIC 再发的作用。在应用肝素过程中应密切监测,应做凝血时间（试管法）,监测凝血时间在 25～30min 为肝素适量;<12min 为肝素用量不足;

>30min出血症状加重考虑为肝素过量。肝素过量时应立即停用肝素,需用鱼精蛋白对抗,1mg鱼精蛋白可中和100U(1mg)普通肝素。临床上用药剂量可等于或稍多于最后一次肝素的剂量。一般用量为25～50mg,每次剂量不超过50mg。经静脉缓慢滴注,约10min滴完。肝素有效的判断包括:①出血倾向改善;②纤维蛋白原比治疗前上升400mg/L以上;③血小板比治疗前上升$50×10^9$/L以上;④FDP比治疗前下降1/4;⑤凝血酶原时间比治疗前缩短5s以上;⑥AT-Ⅲ回升;⑦纤维蛋白肽A转为正常。停用肝素的指征:①临床上病情明显好转;②凝血酶原时间缩短至接近正常,纤维蛋白原升至1.5g以上,血小板逐渐回升;③凝血时间超过肝素治疗前2倍以上或超过30min;④出现肝素过量症状,体征及实验室检查异常。

低分子肝素(LMWH)有显著的抗Ⅹα和抗Ⅱα(凝血酶)作用。与普通肝素相比,因肽链较短,而保留部分凝血酶活性。抗因子Ⅹα与抗凝血酶活性之比为3.8:1,在拥有较强抗Ⅹα作用的同时对Ⅱα影响较小,较少引起出血的危险。主要用于血栓栓塞性疾病。近年有报道用于治疗早、中期DIC,但羊水栓塞DIC发病急促,用广谱的抗凝药物普通肝素为宜。

2.凝血因子的补充

DIC在高凝状态下,消耗了大量凝血因子和血小板,迅速转入消耗性低凝期,患者出现难以控制的出血,血液不凝,凝血因子减低,血小板减少,纤维蛋白原下降,在这种情况下必须补充凝血因子。新近的观点认为在活动性未控制的DIC患者,输入洗涤浓缩红细胞,浓缩血小板,AT-Ⅲ浓缩物等血液成分是安全的。临床上常用的凝血因子种类有:①新鲜冰冻血浆(FFP):除血小板外,制品内含有全部凝血因子,其浓度与新鲜全血相似。一般200ml一袋的FFP内含有血浆蛋白60～80g/L,纤维蛋白原2～4g/L,其他凝血因子0.7～1.0U/ml,及天然的抗凝血物质如AT-Ⅲ、蛋白C及凝血酶。一般认为,若输注FFP的剂量10～20ml/kg体重,则多数凝血因子水平将上升25%～50%。由于大多数凝血因子在比较低的水平就能止血,故应用FFP的剂量不必太大,以免发生循环超负荷的危险,通常FFP的首次剂量为10ml/kg,维持剂量为5ml/kg。②浓缩血小板:当血小板计数<$50×10^9$/L,应输注血小板,剂量至少1U/10kg体重。③冷沉淀:一般以400ml全血分离的血浆制备的冷沉淀为1袋,其容量为20～30ml。每袋冷沉淀中含有因子Ⅷ约100U,含约等于200ml血浆中的von Willebrand因子(vWF),此外,还含有250～500ml/L的纤维蛋白及其他共同沉淀物,包含各种免疫球蛋白等。④纤维蛋白原:当纤维蛋白原<1.5g/L可输注纤维蛋白原或冷沉淀,每天用2～4g,使血中纤维蛋白原含量达到1g/L为适度。⑤AT-Ⅲ浓缩剂的应用:肝素的抗凝作用主要在于它能增强AT-Ⅲ的生物学活性。如血中AT-Ⅲ含量过低,则肝素的抗凝作用明显减弱。只有AT-Ⅲ浓度达到正常时,肝素的疗效才能发挥出来。因此,有人主张对AT-Ⅲ水平较低的患者,应首先应用AT-Ⅲ浓缩剂,然后再用肝素抗凝,往往会收到更好的疗效。在肝素治疗开始时,补充AT-Ⅲ既可以提高疗效,又可以恢复正常的凝血与抗凝血的平衡。现国内已有AT-Ⅲ浓缩剂制剂,但未普及,可用正常人血浆或全血代替。冻干制品每瓶含AT-Ⅲ1000U,初剂量为50U/kg,静注,维持剂量为每小时5～10U/kg。⑥凝血酶原复合物(pec):每瓶pec内约含有500U的因子Ⅸ和略低的因子Ⅱ、Ⅶ和Ⅹ,由于该制品内含有不足量的活化的凝血因子,所以有些制品内已加入肝素和(或)抗凝血Ⅲ(AT-Ⅲ)以防止应用后发生血栓栓塞。使用pec特有的危险是发生血栓性栓塞并发症;虽然在制剂中添加少量肝素后血栓栓塞并发症大为减少。

　　羊水栓塞所致的弥漫性血管内凝血(DIC)的处理原则是积极祛除病因,尽早使用肝素抗凝治疗。当病情需要时可输注血制品做替代治疗,但所有的血制品必须在抗凝的基础上应用。在采用血制品进行替代治疗之前,最好先测定抗凝血酶Ⅲ(AT-Ⅲ)的含量。若 AT-Ⅲ 水平显著降低,表明 DIC 的病理过程仍在继续,此时只能输注浓缩红细胞、浓缩血小板、AT-Ⅲ 浓缩剂,或输含 AT-Ⅲ 成分的新鲜冰冻血浆,避免应用全血、纤维蛋白原浓缩剂及冷沉淀。AT-Ⅲ含量恢复正常是 DIC 病理过程得到控制的有力证据,此时补充任何所需要的血液制品都是安全的。补充凝血因子应在成功抗凝治疗及 DIC 过程停止后仍有持续出血者(DIC 过程停止的指征是观察 AT-Ⅲ 水平被纠正),则凝血因子缺乏具有高度可能性,此时补充凝血因子既必要又安全。凝血因子补充的量应视病情而定,一般认为成功抗凝治疗以后,输注血小板及凝血因子的剂量,应使血小板计数$>80\times10^9$/L,凝血酶原时间$<20s$,纤维蛋白原$>1.5g/L$。若未达到上述标准,应继续补充凝血因子和输注血小板。

　　3.抗纤溶治疗

　　最近多数学者再次强调,抗纤溶药物如六氨基己酸,抗血纤溶芳酸,氨甲环酸等使用通常是危险的,其可以延长微血栓存在的时间,加重器官功能的损害。因此,抗纤溶治疗,绝对不能应用于 DIC 过程高凝状态在继续的患者,因为此时仍需要纤溶活性以便尽快地消除微血栓,改善脏器的血流,恢复脏器功能。抗纤溶治疗只有在原发病及激发因素治疗、抗凝治疗、补充凝血因子 3 个治疗程序已经采用,DIC 过程已基本停止,而存在纤维蛋白原溶解亢进的患者。

(七)预防感染

　　常规预防性使用抗生素。使用对肝肾功能损害较小的抗生素。

(八)纠正酸碱紊乱

　　羊水栓塞患者常有代谢性酸中毒或呼吸性酸中毒,常呈现混合性酸中毒。羊水栓塞时治疗代谢性酸中毒通过加强肺部通气,以排出 CO_2 和肾排出 H^+,使 H^+-Ha^+ 交换增加,保留 Na^+ 和 HCO_3^-,以调节酸碱平衡。轻症酸中毒者,清除病因、纠正脱水后,能自行纠正,一般无须碱剂治疗,而重症者则需补充碱剂。

(九)产科处理原则

　　羊水栓塞发生后,原则上应先改善母体呼吸循环功能,纠正凝血功能障碍,病情稳定后即应立刻终止妊娠,祛除病因,否则病情仍会继续恶化。产科处理几个原则为:①如在第一产程发病,经紧急处理,产妇血压、脉搏平稳后,胎儿未能立即娩出,应行剖宫产术结束分娩;②如在第 2 产程发病,则应及时行产钳助产结束分娩;③产后如大量出血,凝血功能障碍应及时输注新鲜血、新鲜冰冻血浆、补充凝血因子、浓缩纤维蛋白原抑肽酶等。若经积极处理仍未能控制出血时即行子宫切除术,可减少胎盘剥离面大血窦的出血,又可阻断残留子宫壁的羊水及有形物质进入母血循环。子宫切除后因凝血功能障碍手术创面渗血而致的腹腔内出血,一般情况下使用凝血因子能奏效;若同时伴有腹膜后血肿、盆腔阔韧带血肿等可在使用凝血因子的同时行剖腹探查止血。亦有使用髂内动脉介入栓塞术,阻止子宫及阴道创面的出血,疗效未肯定;④关于子宫收缩剂的应用,可常规的应用适量的缩宫素及前列腺素,但不可大量应用,加大宫缩剂的用量未能达到减少出血的效果,同时可能将子宫血窦中的羊水及其有形物质再次挤入母体循环而加重病情。

（十）预防

羊水栓塞尚无特殊的预防方法,提出以下几点应注意的问题:①做好计划生育工作。②不行人工剥膜引产,人工破膜应避开宫缩,需引产或加强宫缩者,在人工破膜后2h再决定是否采用催产素静脉滴注。1991年Beischer认为需行引产而人工破膜等待4～6h仍未引产则采用静脉滴注催产素,避免宫缩过程及胎儿宫内缺氧。③掌握催产素使用指征及常规,专人看护观察,以防宫缩过强,必要时应用镇静剂及宫肌松弛药物。④严格掌握剖宫产指征,宫壁切口边缘出血处用钳夹后缝合,减少羊水进入母血循环。⑤中期妊娠钳刮术,先破膜后再用宫缩药。采用羊膜腔内注药引产,应选用细针穿刺,在B超指引下避开胎盘,争取一次成功,避免胎盘血窦破裂而发生羊水栓塞。用水囊引产者,注入量不要过多,速度不要过快,避免子宫破裂而引起羊水栓塞。对晚期妊娠活胎引产,不适宜应用米非司酮、卡孕栓及各种不规范的引产方法,因其可诱发强烈宫缩而发生羊水栓塞。米索前列醇用于孕晚期引产的适宜剂量仍未明确,宜用最低有效剂量,剂量过大易引起宫缩过强致羊水栓塞及子宫破裂。

【羊水栓塞治疗新方法介绍】

1.一氧化氮的吸入

2006年McDonnell报道使用一氧化氮迅速改变一例临产期羊水栓塞的血流动力学变化:患者35岁,G_2PO,孕41周+6天在硬膜外麻醉下自然分娩,阴道检查时见粪染羊水。在分娩过程中突发心血管功能衰竭,出现呼吸困难、发绀,心脏骤停、无呼吸和脉搏。即给胸部按压、心肺复苏、气管插管、紧急给麻黄碱6mg静注。2分钟后心率在140～160/min,呼吸速,胎心60/min。当时诊断为局部麻醉反应和心血管神经系统的并发症。即在全身麻醉下行剖宫产结束分娩,关腹后产妇出现新鲜的阴道出血和身体多个部位出血。当时考虑羊水栓塞。在心脏骤停初始症状1h后,患者的凝血功能显示:PR 1.7,APTT 78s,血浆纤维蛋白原0.9g/L,血红蛋白12.2g/dl,血小板计数$169×10^8$/L。已输晶体液2000ml,2U红细胞,2U的新鲜冰冻血浆。手术后转入ICU,患者仍然低氧,X-ray显示肺部广泛浸润,给正性肌力药物及血管活性药物(去甲肾上腺素)。血液呈现不凝状况。PR 2.8,APTT>250s,纤维蛋白原0.3g/L,血红蛋白7.3g/L,血小板计数$51×10^9$/L。

在起始症状出现45min后,行经食管超声心动图(TOE)检查,TOE显示严重的右心功能不全,包括右心扩大、舒张期室间隔平坦,严重的三尖瓣反流和肺动脉高压(68mmHg),在肺循环没有发现血栓物质。患者持续的心血管功能衰竭,发绀、低氧、凝血功能障碍和急性右心衰竭。在急性右心衰竭和肺功动脉高压的情况下,使用一氧化氮的吸入,一氧化氮吸入控制在40ppm)。结果血流动力学有显著的改善,在吸入NO治疗2h以后正性肌力药物需要量明显减少,配合其他综合治疗,约一天后FiO_2从100%降至40%:在第2天成功拔管,第4天撤离ICU。

在1999年Tanus-Santos and Moreno报道过使用NO作为选择性的血管扩张剂用于治疗羊水栓塞。鉴于羊水栓塞时肺动脉高压是血流动力学变化的关键,因此,使用NO是一种合乎逻辑的选择。吸入NO的浓度40ppm是在常用剂量的上限,但仍是安全剂量的范围。我们认为NO应用于羊水栓塞的治疗是一种有益的,是应该考虑的新的羊水栓塞综合治疗方法之一。

2.连续性血液透析滤过在羊水栓塞引起的 DIC 患者中的应用

2001 年 Yuhko Kaneko 等撰文讨论连续性血液透析滤过(CHDF),在羊水栓塞中的应用,并报道一例成功的病例。患者 27 岁,孕 38 周行剖宫产术。手术后半小时子宫出血、阴道出血没有血块。B 超发现腹腔内出血。术后 4h 患者休克,血红蛋白由 10.7g/dl 降至 3.4g/dl,BP 46/22mmHg,P 140 次/min。诊断为心血管功能衰竭所致的休克。使用浓缩 RBC、平衡液、静滴多巴胺。实验室检查有 DIC 存在,PT 20.2s,纤维蛋白原 35mg/dl,FDP>40μg/ml,AT-Ⅲ 58.0%,血小板 82000/μl,血氧分析呈代谢性酸中毒,BE 8.4MEq/L。用新鲜冰冻血浆、富集血小板、AT-Ⅲ治疗 DIC。发病大约 9h 患者使用连续性静脉滤过。使用高通量聚丙烯纤维膜 APF-06s,由细胞外液交换人工细胞外液(置换液)每小时 200ml,在使用连续性静脉滤过 24h 以后,患者 PT 降为 11s、APTT 47.7s,纤维蛋白原 460mg/dl,FDP 20~40μg/dl,AT-Ⅲ 103%,血小板 133.000/μl。患者一般情况显著改善;盐酸多巴胺用量由 15μg/(kg·min)降至 5μg/(kg·min)。随后患者情况一天天好转,住院 24 天后母婴痊愈出院,母亲和胎儿没有任何并发症。

CHDF 是用人工细胞外液(置换液)连续的置换患者血液中存在的羊水物质,包括那些含在羊水中的胎粪。CHDF 可以清除分子量从 30kD 的物质;包括细胞因子 IL-6、(MW21kD)和 IL-8(mw8kD)。CHDF 在临床上应用于清除炎性细胞因子,由于血滤器允许滤出 50kD 以下的中分子量物质,而主要的炎症因子如 TNT-a、1L-1、1L-6、1L-8、1L-2 和 IL-10 的分子量均在 50kD 以下,血滤可将它们从血液中清除。因此 CHDF 可以清除 AFE 患者血液中超量的细胞因子,可防止过度炎症反应。

AFE 使用 CHDF 和血液滤过是有益的,血滤对清除高分子重量的物质比 CHDF 好,而 CHDF 对清除中分子量物质和合并代谢性的中毒、多脏器功能衰竭的患者较好。持续时间为 10 余小时至 7 天不等,AFE 漏入母体血液中的羊水是短暂、可限的,因此对 AFE 患者短时间的 CHDF 可见效。血滤对血流动力学影响远较血液透析为小,对过度炎症反应综合征的治疗有较明显的效果,目前已广泛用于危重病抢救。

3.重组活化凝血因子Ⅶa(rFⅡa)在 AFE 合并 DIC 中的应用

目前把血浆置换、体内膜肺(ECMO)、重组激活因子Ⅶa 的联合应用认为是治疗凝血功能障碍的新方法。羊水栓塞时,羊水中含有促凝物质,具有组织因子(组织凝血活酶)的活性,羊水进入母体循环后,促凝物质即可激活外凝血系统,因子Ⅳ与因子Ⅶ结合,在钙存在的条件下激活因子(Ⅹa),形成复合物即凝血酶原,使凝血酶原形成凝血酶,后者使纤维蛋白原转化为纤维蛋白。rFⅦa 最初用于治疗血友病患者,近年来已成功地用于治疗和预防非血友病的严重出血,常用于伴有 DIC 的难治性出血。用于羊水栓塞合并 DIC 可减少凝血因子用量,治疗效果显著。文献报道,当使用常规的方法未能控制严重产后出血时,应用 rFⅦa 是非常有效和安全的。产后出血患者应用 rFⅦa 的先决条件是:血红蛋白>70g/L,国际标准化比率(INR)<1.5,纤维蛋白≥1g/L,血小板≥50×10⁹/L。推荐的用药初始剂量是 40~60μg/kg,静脉注射初次用药 15~30min 后仍然出血,考虑追加 40~60μg/kg 的剂量;如果继续出血,可间隔 15~30min 重复给药 3~4 次。最近 Franchiai 等总结 118 例患者,rFⅦa 的平均用量为 716μg/kg,90%的患者能有效地停止或减少出血。

第七章　产褥期疾病

第一节　产褥感染

产褥感染是指分娩和产褥期生殖道受病原体侵袭而引起局部或全身的感染。产褥病率是指分娩 24h 以后的 10d 内,每日用口表测 4 次体温,每次间隔 4h,其中有 2 次体温达到或超过 38℃。产褥病率多由产褥感染所引起,亦可由泌尿系统感染、呼吸系统感染及乳腺炎等引起。产褥感染是常见的产褥期并发症,其发病率为 6% 左右。至今产褥感染对产妇仍构成严重威胁,目前产褥感染、产后出血、妊娠合并心脏病、重度妊娠高血压综合征仍是导致孕产妇死亡的四大原因。1997 年 Koonin 等根据国立孕妇死亡监护系统的数据进行分析,发现 1990~1997 年美国 1500 例孕产妇死亡中产褥感染占 13%,占死亡原因的第四位。随着抗生素预防性的应用,产褥感染的发生率正在有所下降。

(一)病因

女性生殖道对细菌的侵入有一定的防御功能,其对入侵病原体的反应与病原体的种类、数量、毒力及机体的免疫力有关。妇女阴道有自净作用,羊水中含有抗菌物质。妊娠和分娩通常不会给产妇增加感染机会。在机体免疫力、细菌毒力和细菌数量三者之间的平衡失调,则会增加产褥感染的机会,导致感染发生。

(二)高危因素

1.破膜时间较长、产程长、阴道检查多次、胎儿宫内监测等产褥感染的发生率较高,可达 6%。如果合并宫内绒毛膜羊膜炎,则感染的危险可上升到 13%。

2.2000 年 Tran 等的研究证明多胎妊娠、年轻初产妇剖宫产术后易发生产褥感染。

3.1998 年 Bahn 等发现引产时间长的产妇也易发生产褥感染。

4.产前阴道支原体感染增加产褥感染的危险性。

5.体重指数每增加 5 个单位,感染的危险性增加 2 倍。

6.Rotmensch 等 1999 年报道为预防早产而使用地塞米松治疗≥3 个疗程者产褥感染的危险性增加。

7.社会经济状况比较差的与经济条件中上等的相比更易发生产褥感染,具体原因不清,但可以肯定与卫生习惯无关。

(三)病原体

正常妇女阴道寄生大量细菌,包括需氧菌、厌氧菌、真菌及衣原体、支原体。细菌可分为致病菌和非致病菌。有些非致病菌在一定条件下可以致病称为条件致病菌。即使是致病菌也需要达到一定数量或在机体免疫力下降时,才会致病。

1.需氧菌

（1）链球菌：以 β-溶血性链球菌致病性最强,能产生多种外毒素和溶组织酶,使病变迅速扩散,引起严重感染,需氧链球菌可以寄生在正常妇女阴道中,也可以通过医务人员或产妇其他部位感染而进入生殖道。

（2）杆菌：以大肠杆菌、克雷伯菌属、变形杆菌属多见,这些细菌平时可寄生在阴道中,能产生内毒素,引起菌血症或感染性休克。因此,产褥感染若出现菌血症或感染性休克,则多考虑杆菌感染。

（3）葡萄球菌：主要为金黄色葡萄球菌和表皮葡萄球菌,多为外源性感染传播给产妇。金黄色葡萄球菌引起的感染一般较严重,且可产生青霉素酶,易对青霉素产生耐药性。表皮葡萄球菌多见于混合感染。

2.厌氧菌

厌氧菌感染通常为内源性,来源于宿主全身的菌群,厌氧菌感染的主要特征为化脓,有明显的脓肿形成及组织破坏。厌氧菌感染一般始于皮肤黏膜屏障的损害。

（1）球菌：以消化球菌和消化链球菌最常见。当有产道损伤、局部组织坏死时,消化球菌和消化链球菌可迅速繁殖而致病,厌氧性链球菌多与需氧菌混合感染。厌氧菌感染者,阴道分泌物可出现恶臭味。

（2）杆菌属：常见的厌氧性杆菌有脆弱类杆菌。这类杆菌多与需氧菌和厌氧性球菌混合感染,形成局部脓肿,产生大量脓液,有恶臭味。感染还可引起化脓性血栓静脉炎,形成感染血栓,脱落后随血液循环到达全身各器官形成器官脓肿,如肺、脑、肾、肝脓肿。

（3）梭状芽孢杆菌：主要是产气荚膜杆菌,可以产生两种毒素,一种毒素可溶解蛋白质而产气,另一种毒素可引起溶血,因此,产气荚膜杆菌引起的感染,轻者为子宫内膜炎、腹膜炎、败血症,重者可引起溶血、黄疸、血红蛋白尿、急性肾衰竭、循环衰竭、气性坏疽而死亡。

3.支原体与衣原体

支原体和衣原体均可在女性生殖道内寄生,可引起生殖道的感染。有致病作用的支原体是解脲支原体和人型支原体。衣原体主要为沙眼衣原体,其感染多无明显症状,临床表现多较轻微。

（四）感染途径

1.内源性感染

寄生于产妇阴道内的细菌,在一定的条件下,细菌繁殖能力增加或机体抵抗力下降,使原本不致病的细菌转化为致病菌引起感染。

2.外源性感染

外界的病原菌进入产道所引起的感染,其细菌可以通过医务人员、消毒不严或被污染的医疗器械及产妇临产前性生活等途径侵入机体。

（五）临床表现及病理

1.急性外阴、阴道、宫颈炎

会阴裂伤及侧切部位是会阴感染的最常见部位,会阴部可出现疼痛、肿胀,使产妇活动受限,局部伤口充血、水肿,并有触痛及波动感,严重者伤口边缘可裂开。阴道若有感染,可出现阴道部疼痛,严重者可有畏寒、发热、阴道黏膜充血、水肿,甚至出现溃疡坏死。宫颈裂伤引起的炎症,症状多不明显,若深度达穹窿部及阔韧带底部,又未及时缝合,则病原体可直接上行或通过淋巴播散引起盆腔结缔组织炎。

2.子宫感染

产后子宫感染包括急性子宫内膜炎、子宫肌炎。细菌经胎盘剥离面侵入,先扩散到子宫蜕膜层引起急性子宫内膜炎,一般发病率为2%左右,炎症可继续侵犯浅肌层、深肌层乃至浆膜层,导致子宫肌炎。由于子宫内膜充血、坏死,阴道内有大量脓性分泌物且有臭味。若表现为子宫肌炎,则子宫复旧不良,体检腹部有压痛,尤其是宫底部,这些患者还出现高热、头痛、白细胞增多等感染征象。

3.急性盆腔结缔组织炎和急性附件炎

感染沿淋巴管播散引起盆腔结缔组织炎和腹膜炎,可波及输卵管、卵巢,形成附件炎,如未能有效地控制炎症,炎症可继续沿阔韧带扩散,直达侧盆壁、髂窝、直肠阴道隔。患者可出现持续高热、寒战、腹痛、腹胀,检查下腹部有明显压痛、反跳痛及腹肌紧张,宫颈蒂组织增厚,有时可触及肿块,肠鸣音减弱甚至消失。患者白细胞持续升高,中性粒细胞明显升高。

4.急性盆腔腹膜炎及弥漫性腹膜炎

炎症扩散至子宫浆膜,形成急性盆腔腹膜炎,继而发展为弥漫性腹膜炎,出现全身中毒症状,病情危重。

5.血栓静脉炎

多由厌氧性链球菌引起。炎症向上蔓延可引起盆腔内血栓静脉炎,可累及子宫静脉、卵巢静脉、髂内静脉、髂总静脉,盆腔静脉炎向下扩散可形成下肢深静脉炎。这些患者早期表现为下腹痛,而后向腹股沟放射。当下肢血栓静脉炎影响静脉回流时,可出现肢体疼痛、肿胀、变粗,局部皮肤温度上升,皮肤发白,习称"股白肿"。若小腿深静脉有栓塞,可以有腓肠肌和足底部压痛,小腿浅静脉炎症时,可以出现水肿和压痛,若患侧踝部、腓肠肌部和大腿中部的周径大于健侧2cm时,则可做出诊断。血栓静脉炎可表现为反复高热、寒战、下肢持续性疼痛。

6.脓毒血症和败血症

感染血栓脱落进入血循环,可引起脓毒血症。若细菌大量进入血循环并繁殖形成败血症,可危及生命。

(六)诊断与鉴别诊断

1.详细询问病史及分娩经过

对产后发热者,应首先考虑为产褥感染,并作相应的检查以排除上呼吸道感染、急性乳腺炎、泌尿系统感染等其他系统的感染。

2.全身及局部体检

通过仔细检查腹部、盆腔及会阴伤口,可以基本确定感染的部位和严重程度。辅助检查如B型超声、彩色超声多普勒、CT、磁共振成像等检测手段,能够对感染形成的炎性包块、脓肿做出定位及定性诊断,其中CT的敏感性和特异性较高。

3.实验室检查

确定病原体,对宫腔分泌物、脓肿穿刺物、后穹窿穿刺物作涂片镜检。必要时,需作血培养和厌氧菌培养。

4.鉴别诊断

主要应与上呼吸道感染、急性乳腺炎、泌尿系统感染相鉴别。

（七）治疗

1.一般治疗

加强营养,给予足够的维生素,若有贫血或患者虚弱可输血或人血白蛋白,以增加抵抗力。产妇宜取半卧位,有利于恶露引流和使炎症局限于盆腔内。

2.抗生素治疗

轻度的感染者可以口服给药,中、重度感染的患者应静脉用药。开始必须根据临床表现及临床经验选用广谱抗生素,有待细菌培养和药敏试验结果再作调整。抗生素使用原则:应选用广谱抗生素,同时能作用革兰阳性菌和阴性菌、需氧菌和厌氧菌的抗生素或联合应用作用于需氧菌和厌氧菌的抗生素;给药时间和途径要恰当;给药剂量充足,要保持血药有效浓度。对于中毒症状严重的患者,可以短期给予肾上腺皮质激素,以提高机体应激能力。

3.引流通畅

会阴部感染应及时拆除伤口缝线,有利引流。每日至少坐浴 2 次。若经抗生素治疗 48～72h,体温仍持续不退,腹部症状、体征无改善,应考虑感染扩散或脓肿形成。如疑盆腔脓肿,可经腹或后穹隆切开引流。若会阴伤口或腹部切口感染,则行切开引流术。

4.血栓静脉炎的治疗

(1)肝素 1mg/(kg·d)加入 5% 葡萄糖液 500ml,静脉滴注,每 6 小时 1 次,连用 4～7d。

(2)尿激酶 40 万 U 加入 0.9% 氯化钠液或 5% 葡萄糖液 500ml 中,静脉滴注 10d,用药期间监测凝血功能。同时还可口服双香豆素、阿司匹林或双嘧达莫等。

（八）预防

1.加强孕期保健及卫生宣传教育工作

临产前 2 个月内避免盆浴和性生活,积极治疗贫血等内科并发症。

2.待产室、产房及各种器械均应定期消毒

严格无菌操作,减少不必要的阴道检查及手术操作,认真观察并处理好产程,避免产程过长及产后出血。产后应仔细检查软产道,及时发现和处理异常情况。产褥期应保持会阴清洁,每日擦洗 2 次。加强对孕产妇的管理,避免交叉感染。

3.预防性应用抗生素

对于阴道助产及剖宫产者,产后应预防性使用抗生素,对于产程长、阴道操作次数多及胎膜早破、有贫血者,也应预防性应用抗生素。

第二节　晚期产后出血

晚期产后出血是指分娩 24h 后,在产褥期内发生的子宫大量出血。多见于产后 1～2 周,亦可迟至产后 2 个月左右发病者。临床表现为持续或间断阴道流血,有时是突然阴道大量流血,可引起失血性休克。晚期产后出血多伴有寒战、低热。

(一)病因

1.胎盘、胎膜残留

这是最常见的病因,多发生于产后10d左右。黏附在子宫腔内的小块胎盘组织发生变性、坏死、机化,可形成胎盘息肉,当坏死组织脱落时,基底部血管受损,引起大量出血。

2.蜕膜残留

产后1周内正常蜕膜脱落并随恶露排出,若蜕膜剥离不全或剥离后长时间残留在宫腔内诱发子宫内膜炎症,影响子宫复旧,可引起晚期产后出血。

3.子宫胎盘附着部位复旧不全

胎盘娩出后,子宫胎盘附着部位即刻缩小,可有血栓形成,随着血栓机化,可出现玻璃样变,血管上皮增厚,管腔变窄、堵塞,胎盘附着部位边缘有内膜向内生长,内膜逐渐修复,此过程需6~8周。如果胎盘附着面复旧不全,可使血栓脱落,血窦重新开放,导致子宫大量出血。

4.感染

以子宫内膜炎为多见,炎症可引起胎盘附着面复旧不全及子宫收缩不佳,导致子宫大量出血。

5.剖宫产术后子宫切口裂开

多见于子宫下段剖宫产横切口两侧端,其主要原因为:

(1)子宫切口感染:造成切口感染的原因有①子宫下段与阴道口距离较近,增加感染机会,细菌易感染宫腔;②手术操作过多,尤其是阴道检查频繁,增加感染机会;③产程过长;④无菌操作不严格。

(2)切口选择过低或过高

①过低:宫颈侧以结缔组织为主,血液供应较差,组织愈合能力差。

②过高:切口上缘宫体肌组织与切口下缘子宫下段肌组织厚薄相差大,缝合时不易对齐,影响愈合。

(3)缝合技术不当:出血血管未扎紧,尤其是切口两侧角未将回缩血管结扎形成血肿;有时缝扎组织过多过密,切口血循环供应不良,均影响切口愈合。

6.肿瘤

产后滋养细胞肿瘤,子宫黏膜下肌瘤等均可引起晚期产后出血。

(二)诊断

1.病史

产后恶露不净,有臭味,颜色由暗变红,反复或突然阴道流血,若为剖宫产术后,应注意剖宫产指征及术中特殊情况及术后恢复情况,尤其应注意术后有无发热等情况,同时应排除全身出血性疾病。

2.症状和体征

除阴道流血外,一般可有腹痛和发热,双合诊检查应在严密消毒、输液、备血等及有抢救条件下进行。检查可发现子宫增大、软、宫口松弛,子宫下段剖宫产者,应以食指轻触切口部位,注意切口愈合情况。

3.辅助检查

血、尿常规,了解感染与贫血情况,宫腔分泌物培养或涂片检查,B 型超声检查子宫大小,宫腔内有无残留物,剖宫产切口愈合情况等。

（三）治疗

1.少量或中等量阴道流血,应给予足量广谱抗生素及子宫收缩药。

2.疑有胎盘、胎膜、蜕膜残留或胎盘附着部位复旧不全者,应行刮宫术。刮宫前做好备血、建立静脉通路及开腹手术准备,刮出物送病理检查,以明确诊断,刮宫后应继续给予抗生素及子宫收缩药。

3.剖宫产术疑有子宫切口裂开,少量阴道流血可先给予广谱抗生素及支持疗法,密切观察病情变化;阴道流血多量,可作剖腹探查。若切口周围组织坏死范围小,炎症反应轻微,可作清创缝合及髂内动脉、子宫动脉结扎止血或行髂内动脉栓塞术,若组织坏死范围大,酌情作低位子宫次全切除术或子宫全切术。

4.若因肿瘤引起的阴道流血,应作相应处理。

（四）预防

1.产后应仔细检查胎盘、胎膜,注意是否完整,若有残缺应及时取出。在不能排除胎盘残留时,应行宫腔探查。

2.剖宫产时子宫下段横切口应注意切口位置的选择及缝合技巧,避免子宫下段横切口两侧角部撕裂。

3.严格按无菌操作要求做好每项操作,术后应用抗生素预防感染。

第三节　剖宫产术后腹部伤口感染

感染高危因素包括:高龄、肥胖、糖尿病、营养不良、手术止血不良、血肿形成、缝线过密、异物残留、贫血、破膜时间长（>24h）、产程延长（>12h）、羊膜腔感染、手术时间过长、应用糖皮质激素或免疫抑制药,急诊剖宫产手术。

感染细菌种类常常与剖宫产手术中从羊水中培养的细菌相似,主要包括金黄色葡萄球菌、粪链球菌和大肠埃希菌,少数有 A 组链球菌、拟杆菌、芽孢梭菌等。

剖宫产后临床常见腹部伤口感染类型如下:

1.腹部切口脓肿

是最常见的感染类型,由 A 组溶血性链球菌以外的细菌感染所致。

2.腹部切口蜂窝织炎

常由 A 组溶血性链球菌感染所致。

3.腹部切口坏死性感染

是最严重的感染类型,由芽孢梭菌感染所致,其可释放大量外毒素导致正常组织特别是肌肉发生坏死。

【诊断与鉴别诊断】

1.腹壁切口蜂窝织炎

常在术后 24h 出现,患者表现为高热、心率增快,炎症范围可迅速扩大,发展为典型的蜂窝织炎。

2.腹壁切口脓肿

多在术后 4d 出现,患者常合并子宫感染,患者体温持续升高,腹壁切口疼痛、局部红肿、压痛,严重感染时局部组织坏死或切口裂口。

3.腹壁切口坏死性感染

最早出现的症状为进行性加重的疼痛。早期表现为切口局部水肿、压痛,局部引流液为污浊、有臭味的血清样液。伤口局部存有气体,在水肿部位可出现捻发音,随着伤口肿胀,邻近皮肤变为黄色或青铜色。可出现体温升高,但多低于 38.3℃。此类型感染目前已较少见,但一旦出现,则感染十分严重,病死率较高,需及时有效应用抗生素。

腹部切口感染的诊断依据:局部红肿、压痛、流脓等。部分表现不典型的感染可以进行超声检查或穿刺检查,对穿刺液进行涂片革兰染色和细菌培养。

【治疗方案及选择】

治疗前首先要对感染伤口进行需氧菌和厌氧菌培养,同时取伤口分泌物涂片进行革兰染色初步确定致病菌为革兰阴性、阳性菌或混合感染。

1.腹壁切口脓肿

拆除伤口缝线,预防感染进一步扩散。抗微生物治疗常需联合应用抗生素或选用广谱抗生素,抗生素选择原则同子宫感染。

2.腹壁切口蜂窝织炎

此类型感染无须切开伤口和引流,关键为诊断和抗生素应用。临床多选择广谱抗生素,如氨苄西林/舒巴坦、头孢西丁、头孢唑肟等。

3.坏死性感染

对于芽孢梭菌感染者首选大剂量青霉素,过敏者则选用红霉素或氯霉素。怀疑非芽孢梭菌感染者,则加用克林霉素和氨基糖苷类抗生素。同时应尽早清创处理,切除被感染的组织。

4.感染类切口

不主张局部抗生素应用,建议全身应用抗生素。

【病情与疗效评价】

体温正常 24～48h;脉率正常 24～48h;手术切口部位无红肿、压痛及流脓;肠道功能恢复,可以常规进食;行动自如,可予出院。

第四节　血栓性静脉炎

产后血栓性静脉炎多发生在产褥感染的同时或之后,分为盆腔内血栓性静脉炎和下肢血栓性静脉炎。与血栓形成的因素有静脉内血流缓滞、静脉壁损伤和高凝状态。病原菌多为厌氧菌。

子宫胎盘附着面的血栓感染向上蔓延可引起盆腔内血栓性静脉炎,可累及卵巢静脉、子宫静脉、髂内静脉、髂总静脉及阴道静脉,尤以卵巢静脉最常见。病变常为单侧,左侧卵巢静脉炎可扩展至左肾静脉甚至左侧肾,右侧卵巢静脉炎则扩展至下肢静脉。子宫静脉炎可扩展至髂总静脉。下肢血栓性静脉炎系盆腔静脉炎向下扩展或继发于周围结缔组织炎症所致。

血栓性静脉炎的病程常持续较久,最后炎症消退,血栓机化。感染血栓脱落进入血液循环,引起脓毒血症、感染性休克及脓肿形成,其中以肺脓肿、胸膜炎及肺炎最为常见。其次为肾脓肿,也可累及皮肤和关节引起局部脓肿。

【诊断与鉴别诊断】

（一）临床表现

1.盆腔血栓性静脉炎

患者多于产后1～2周继子宫内膜炎后,连续出现寒战、高热。常在严重的寒战后体温急剧上升,达到甚至超过40℃,1～2h又下降至36℃左右。如此反复发作,持续数周。同时可伴有下腹部持续疼痛,疼痛可放射至腹股沟或肋脊角。由于病变部位较深,多无肯定的阳性体征。下腹软,但有深压痛。子宫活动受到限制,移动宫颈时可引起病侧疼痛,有时可扪及增粗及触痛明显的静脉丛。有少数人表现为急性腹痛,剖腹探查后方能确诊。

2.下肢血栓性静脉炎

下肢血栓性静脉炎的临床症状随着静脉形成部位而有所不同。患者多产后1～2周出现持续发热和心动过速。髂静脉或股静脉栓塞时,可影响下肢静脉回流,出现下肢疼痛、肿胀、皮肤发白、局部温度升高及栓塞部位压痛,有时可触及硬索状有压痛的静脉。小腿深静脉栓塞时出现腓肠肌及足底部疼痛和压痛。血栓感染化脓时形成脓毒血症,导致感染性休克、肺脓肿、胸膜炎、肺炎和肾脓肿等,出现相应的症状和体制,也可累及皮肤、关节引起局部脓肿,或因过度消耗、全身衰竭而死亡。

（二）辅助检查

1.下肢静脉压测定

正常人站立时下肢静脉压为$130cmH_2O$,踝关节伸曲活动时,压痛下降为$60cmH_2O$,停止活动20s后压力回升。下肢主干静脉有血栓形成阻塞时,无论患者休息或活动,下肢静脉压力均明显升高,停止活动后压力回升时间一般为10s。

2.其他

下肢静脉照影和超声多普勒下肢静脉血流图测定,下肢静脉造影对诊断有确诊价值,另可选择 CT 和 MRI。

【治疗方案及选择】

1.一般治疗:抬高患肢,不建议卧床休息,即便没有不适,一旦发现肿胀迹象即可穿着弹力袜或间断充气压迫装置。下肢静脉栓塞时可局部敷中药活血化瘀。

2.积极控制感染,选择对需氧菌和厌氧菌均有较强作用的抗生素。

3.剂量抗生素治疗后体温仍持续不降者,可加用肝素治疗。

(1)初始治疗:静脉给予肝素 5000～1 万 U 作为负荷量,后以 1000～2000U/h 维持;或用低分子肝素(达肝素 5000U/次,3/d 皮下注射)。用药期间检测凝血功能并动态进行血小板计数。

(2)维持治疗:肝素 1 万 U/次或低分子肝素 5000U/次,3/d 皮下注射。24~48h 体温可下降,肝素需继续治疗 10d。如肝素治疗无效,则需进一步检查有无脓肿存在。

考虑化脓性血栓播散,可结扎发生栓塞性静脉炎的卵巢静脉或下肢静脉。

鼓励产妇产后早下床活动,不能离床活动者可在床上活动下肢;预防和积极治疗产褥感染。

第五节　产褥期抑郁症

产褥期抑郁症是指产妇在产褥期内出现抑郁症状,是产褥期精神疾病常见的一种类型。其病因不明,可能与遗传因素、心理因素、内分泌因素和社会因素等有关。

【诊断与鉴别诊断】

(一)临床依据

临床主要表现为抑郁,多在产后 2 周内发病,产后 4~6 周症状明显。产妇多表现为:心情压抑、情绪低落、思维缓慢和意志行为降低,症状具有晨重夕轻的变化。有些产妇还可表现为对生活、家庭缺乏信心,"提不起精神",主动性兴趣减退、愉快感缺乏,思维活动减慢、言语减少,多数有食欲、性欲下降,某种程度的睡眠障碍。患者流露出对生活的厌倦,容易产生自卑、自责、绝望,某些产妇有思维障碍、迫害幻想,甚至出现伤婴或自杀举动。

目前无统一的诊断标准。1994 年美国《精神疾病的诊断与统计手册》中制定了产褥期抑郁症的诊断标准。

1.产后 4 周内出现下列 5 项或 5 项以上的症状,其中必须具备下列 1、2 两项:情绪抑郁;对全部或多数活动明显缺乏兴趣或愉悦;体重显著下降或增加;失眠或睡眠过度;精神运动性兴奋或阻滞;疲劳或乏力;遇事皆感毫无意义或自责感;思维力减退或注意力涣散;反复出现死亡想法。

2.在产后 4 周内发病,排除器质性精神障碍,或精神活性物质和非成瘾物质所致。

(二)检查项目及意义

针对抑郁障碍尚无特异性检查,除了进行全面的体格检查外,包括神经系统检查、妇科检查外,还需进行辅助检查及实验室检查如血糖、甲状腺功能、心电图等。另以下的检查具有一定的意义:

1.地塞米松抑制试验

在晚 11 点给患者口服地塞米松 1mg,次日清晨 8 时、下午 4 时及晚上 11 时各取血一次测量皮质醇含量,如含量下降表明功能正常为试验阴性;如皮质醇含量不下降,则为地塞米松抑制试验阳性。然该试验临床的敏感性及特异性均不高,但可用于预测产褥期抑郁症的复发。

2.甲状腺素释放激素抑制试验

先测定基础促甲状腺素,再静脉注射 500mg 促甲状腺素释放激素,15、30、60、90min 后均测定促甲状腺素。抑郁症患者促甲状腺素上升低于 7mU/ml,其异常率可达 25%～70%。如将此试验与地塞米松抑制试验联合检查可能对抑郁症的诊断更有意义。

3.临床量表的应用

临床量表较多,使用较广泛的为由 Zung 编制的抑郁自评表(SDS)和属于他评的汉密尔顿抑郁量表。

【治疗方案及选择】

通常需要治疗,包括心理治疗和药物治疗。

1.药物治疗

(1)氟西汀(百忧解):选择性抑制中枢神经系统 5-羟色胺地再摄入,延长和增加 5-羟色胺的作用,从而产生抗抑郁作用。具有高效、副作用较小、安全性高的特点。剂量:每次 20mg,分 1～2 次口服,根据病情可增加至每日 80mg。

(2)帕罗西汀:通过阻止 5-羟色胺的再吸收而提高神经突触间隙内 5-羟色胺的浓度,从而产生抗抑郁作用。每日 20mg,一次口服,连续用药 3 周后,根据病情增减剂量,1 次增减 10mg,间隔不得少于 1 周。舍曲林的作用机制同帕罗西汀,每日 50mg,一次口服,数周后可增加到每日 100～200mg。

(3)阿米替林:为常用的三环类抗抑郁药,抗抑郁效果好,价格低,同时兼有抗焦虑和帮助睡眠的作用,但副作用较大。每日 50mg,分 2 次口服,逐渐增加到每日 150～300mg,分 2～3 次口服。维持剂量 50～150mg/d。

2.心理治疗

关键在于根据患者的个性特征、心理状态、发病原因给予足够的社会和心理支持,同时设计和选择个体化的心理治疗方法。

3.婚姻家庭治疗

是以夫妻或家庭为基本单元,夫妻、家庭成员共同参与作为治疗对象的一种治疗方式,对抑郁症产妇缓解症状及预防复发具有良好的疗效。

第六节　产褥中暑

产褥中暑是指产褥期间产妇在高温、高湿和通风不良的环境中体内余热不能及时散发,引起以中枢性体温调节功能障碍为特征的急性疾病,表现为高热,水、电解质代谢紊乱,循环衰竭和神经系统功能损害等。本病起病急骤,发展迅速,处理不当可遗留严重的后遗症,甚至死亡。

(一)病因

产褥中暑的易感因素有:①外界气温＞35℃、相对湿度＞70%时,机体靠汗液蒸发散热受到影响;②居住条件差,居室通风不良且无降温设备;③产妇分娩过程中体力消耗大且失血多致产后体质虚弱,产后出汗过多又摄盐不足;④产褥感染患者发热时,更容易中暑。在产褥期尤其是产褥早期除尿量增多外,经常出现大量排汗,夜间尤甚,习称"褥汗"。若产妇受风俗旧习影响在产褥期为"避风"而紧闭门窗、衣着严实,使身体处在高温、高湿环境中,严重影响机体的散热机制,出现一系列的病理改变。

(二)临床表现

1.中暑先兆

起初多表现为口渴、多汗、皮肤湿冷、四肢乏力、恶心、头晕、耳鸣、眼花、胸闷、心悸等前驱症状。此时体温正常或略升高,一般在 38℃ 以下。若及时将产妇移至通风处,减少衣着,并补充盐与水分,症状可迅速消失。

2.轻度中暑

中暑先兆未能及时处理,产妇体温可逐渐升高达 38.5℃ 以上,症状亦明显加重。出现剧烈头痛,颜面潮红,恶心胸闷加重,脉搏和呼吸加快,无汗,尿少,全身布满"痱子",称为汗疹。此期经及时治疗多可恢复。

3.重度中暑

体温继续上升,达 40℃ 以上。出现嗜睡、谵妄、抽搐、昏迷等中枢神经系统症状,伴有呕吐、腹泻、皮下及胃肠出血。检查时可见面色苍白,脉搏细数,心率加快,呼吸急促,血压下降,瞳孔缩小然后散大,各种神经反射减弱或消失。若不及时抢救可因呼吸循环衰竭、肺水肿、脑水肿等而死亡,幸存者也常遗留严重的中枢神经系统后遗症。

(三)诊断和鉴别诊断

根据发病季节,患病产妇居住环境和产妇衣着过多,结合典型的临床表现,一般不难诊断。但应注意与产后子痫和产褥感染败血症等相鉴别。夏季罹患产褥感染的产妇若有旧风俗旧习惯常易并发产褥中暑,患严重产褥中暑的患者亦易并发产褥感染,这些在诊断时应引起重视。

(四)治疗

产褥中暑的治疗原则是迅速改变高温、高湿和通风不良的环境,降低患者的体温,及时纠正脱水、电解质紊乱及酸中毒,积极防治休克。迅速降低体温是抢救成功的关键。

1.降温

(1)环境降温:迅速将产妇移至凉爽通风处,脱去产妇过多衣着。室内温度宜降至 25℃。

(2)物理降温:鼓励多饮冷开水、冷绿豆汤等;用冰水或乙醇擦浴;在头、颈、腋下、腹股沟、腘窝浅表大血管分布区放置冰袋进行物理降温。

(3)药物降温:氯丙嗪 25~50mg 加入 0.9% 氯化钠液或 5% 葡萄糖液 500ml 中静脉滴注,1~2h 内滴完,必要时 6h 重复使用。氯丙嗪可抑制体温调节中枢,降低基础代谢,降低氧消耗,并可扩张血管,加速散热。高热昏迷抽搐的危重患者或物理降温后体温复升者可用冬眠疗法,常用冬眠 I 号(哌替啶 100mg、氯丙嗪 50mg、异丙嗪 50mg)。使用药物降温时需监测血压、心率、呼吸等生命体征。如血压过低不能用氯丙嗪时,可用氢化可的松 100~200mg 加入 5% 葡萄糖液 500ml 中静脉滴注。另外,可同时用解热镇痛类药物,如阿司匹林和吲哚美辛等。

药物降温与物理降温具有协同作用,两者可同时进行,争取在短时间内将体温降至 38℃ 左右。降温过程中必须时刻注意产妇体温的变化,每隔 30min 测量一次体温,体温降至 38℃ 左右时应立即停止一切降温措施。

2.对症处理

（1）保持呼吸道通畅，及时供氧。

（2）患者意识尚未完全清醒前应留置导尿，并记录 24h 出入量。

（3）周围循环衰竭者应补液，可输注晶体液、血浆、羧甲淀粉或右旋糖酐-40 等，但 24h 内液体入量需控制于 2000～3000ml，输液速度宜缓慢，16～30 滴/分，以免引起肺水肿。

（4）纠正水、电解质紊乱和酸中毒，输液时注意补充钾盐和钠盐，用 5% 碳酸氢钠纠正酸中毒。

（5）脑水肿表现为频繁抽搐，血压升高，双瞳孔大小不等，可用 20% 甘露醇或 25% 山梨醇 250ml 快速静脉滴注，抽搐患者可用地西泮 10mg 肌注，或用 10% 水合氯醛 10～20ml 保留灌肠。

（6）呼吸衰竭可给予呼吸兴奋药，如尼可刹米、洛贝林等交替使用，必要时应行气管插管。

（7）心力衰竭可给予洋地黄类制剂，如毛花苷 C 0.2～0.4mg 缓慢静注，必要时 4～6h 重复。

（8）应用广谱抗生素预防感染。

（五）预防

产褥中暑可以预防，且应强调预防。关键在于对产妇及其家属进行卫生宣教，让他们了解并熟悉孕期及产褥期的卫生，破除旧的风俗习惯，使卧室凉爽通风和衣着被褥适宜，避免穿着过多影响散热。另外，可饮用一些清凉饮料。积极治疗和预防产褥期生殖道及其他器官的感染，也是预防产褥中暑的主要环节。此外，还应让产妇了解产褥中暑的先兆症状，一旦察觉有中暑先兆症状时能够应急对症处理。

参考文献

[1]兰丽坤,王雪莉.妇产科学(第四版).北京:科学出版社,2016

[2]郑勤田,刘慧姝.妇产科手册.北京:人民卫生出版社,2015

[3]曹泽毅.中华妇产科学.北京:人民卫生出版社,2014

[4]冯琼,廖灿.妇产科疾病诊疗流程.北京:人民军医出版社,2014

[5]华克勤,丰有吉.实用妇产科学.北京:人民卫生出版社,2013

[6]马丁.妇产科疾病诊疗指南.第三版.北京:科学出版社,2013

[7]林寒梅,李善霞.妇产科中西医结合诊疗手册.北京:化学工业出版者,2015

[8]朱晶萍.实用妇产科疾病诊疗常规.西安:西安交通大学出版社,2014

[9]薛敏.实用妇科内分泌诊疗手册(第3版).北京:人民卫生出版社,2015

[10]李亚里,姚元庆.妇产科聚焦:新理论新技术新进展与临床实践.北京:人民军医出版社,2011

[11]李立.简明妇产科学.北京:人民军医出版社,2008

[12]马惠荣.妇科疾病.北京:中国中医药出版社,2009

[13]魏丽惠.妇产科诊疗常规.北京:中国医药科技出版社,2012

[14]黄艳仪.妇产科危急重症救治.北京:人民卫生出版社,2011

[15]谢辛.妇科疾病临床诊疗思维.北京:人民卫生出版社,2009

[16]贺晶.产科临床工作手册.北京:人民军医出版社,2013

[17]徐杰,蔡昱.妇科病中西医实用手册.北京:人民军医出版社,2014

[18]刘琦.妇科肿瘤诊疗新进展.北京:人民军医出版社,2011

[19]朱兰.妇产科常见疾病的临床用药.北京:人民卫生出版社,2011

[20]王子莲.妇产科疾病临床诊断与治疗方案.北京:科学文化出版社,2010

[21]王立新,姜梅.妇产科疾病护理及操作常规.北京:人民军医出版社,2012

[22]于传鑫,李儒芝.妇科内分泌疾病治疗学.上海:复旦大学出版社,2009

[23]李祥云.实用妇科中西医诊断治疗学.北京:中国中医药出版社,2005

[24]付金荣.中西医结合妇科临床手册.北京:科学出版社发行部,2016